Die Wirbelsäule in Forschung und Praxis, Band 107
K.-P. Schulitz und W. Winkelmann
Die instrumentierte Fusion von Wirbelsäulenfrakturen
und -erkrankungen

Die Wirbelsäule in Forschung und Praxis

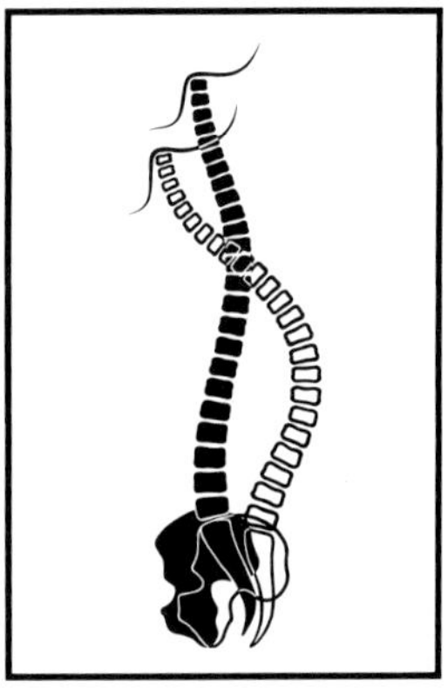

Begründet 1955 von Herbert Junghanns
Herausgegeben von
Professor Dr. med. Klaus-Peter Schulitz

Band 107

Die instrumentierte Fusion von Wirbelsäulenfrakturen und -erkrankungen

Herausgegeben von
Klaus-Peter Schulitz und Winfried Winkelmann

Mit Beiträgen von

K. Abumi, M. Aebi, H. D. Been, M. Blauth, S. Breitner, W. Dick, H. K. Dunn, Ch. Etter, G. Exner,
R. L. Ferguson, R. W. Gaines, R. Ganz., H. J. Gerner, S. D. Gertzbein, J. Gummel, N. Haas,
H. Hähnel, J. Harms, T. Hashimoto, Ch. Hurm, H. A. C. Jacob, R. R. Jacobs, K. Kaneda, P. Kluger,
W. Köppl, J. P. Kostuik, K. Kunze, R. Louis, D. Lührs, F. Magerl, K. A. Matzen, F.-W. Meinecke,
G. O. Munson, E. Nitzschke, L. P. Nolte, B. N. Rana, R. Reinig, R. Roy-Camille, M. Saita,
G. von Salis-Soglio, S. Satoh, P. Schermuly, E. Schmitt, O. Schmitt, J. Schüepp, K.-P. Schulitz,
G. H. Slot, H.-H. Springer, Y. Suezawa, H. Tscherne, Ch. Ulrich, N. Walker, D. R. Wenger,
W. Winkelmann, O. Wörsdorfer, H. Zippel

141 Abbildungen, 31 Tabellen

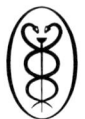

Hippokrates Verlag Stuttgart

CIP-Kurztitelaufnahme der Deutschen Bibliothek

Die instrumentierte Fusion von Wirbelsäulenfrakturen und
-erkrankungen / hrsg. von Klaus-Peter Schulitz u. Winfried
Winkelmann. Mit Beitr. von K. Abumi ... – Stuttgart :
Hippokrates-Verl., 1988. – 188 S. : Ill. ; 27 cm
    (Die Wirbelsäule in Forschung und Praxis ; Bd. 107)
    ISBN 3-7773-0881-1 Gb. : DM 98.00
    [Erscheint: April 1988]
NE: Schulitz, Klaus-Peter [Hrsg.]; Abumi, K. [Mitverf.]; GT

Anschrift der Herausgeber:
Prof. Dr. med. Klaus-Peter Schulitz   Prof. Dr. med. Winfried Winkelmann
Orthopädische Klinik und Poliklinik   Orthopädische Klinik und Poliklinik
der Universität Düsseldorf   der Universität Düsseldorf
Moorenstraße 5   Moorenstraße 5
4000 Düsseldorf   4000 Düsseldorf

Anschrift des Herausgebers der Reihe:
Prof. Dr. med. Klaus-Peter Schulitz (Adresse wie oben)

Wichtiger Hinweis
Medizin als Wissenschaft ist ständig im Fluß. Forschung und klinische Erfahrung erweitern unsere Kenntnisse, insbesondere was Behandlung und medikamentöse Therapie anbelangt. Soweit in diesem Werk eine Dosierung oder eine Applikation erwähnt wird, darf der Leser zwar darauf vertrauen, daß Autoren, Herausgeber und Verlag größte Mühe darauf verwandt haben, daß diese Angabe genau dem **Wissensstand bei Fertigstellung** des Werkes entspricht. Dennoch ist jeder Benutzer aufgefordert, die Beipackzettel der verwendeten Präparate zu prüfen, um in eigener Verantwortung festzustellen, ob die dort gegebene Empfehlung für Dosierungen oder die Beachtung von Kontraindikationen gegenüber der Angabe in diesem Buch abweicht. Das gilt nicht nur bei selten verwendeten oder neu auf den Markt gebrachten Präparaten, sondern auch bei denjenigen, die vom Bundesgesundheitsamt (BGA) in ihrer Anwendbarkeit eingeschränkt worden sind.
Geschützte Warennamen (Warenzeichen) werden nicht besonders kenntlich gemacht. Aus dem Fehlen eines solchen Hinweises kann also nicht geschlossen werden, daß es sich um einen freien Warennamen handele.

ISBN 3-7773-0881-1
ISSN 0510-5315

© Hippokrates Verlag GmbH, Stuttgart 1988

Jeder Nachdruck, jede Wiedergabe, Vervielfältigung und Verbreitung, auch von Teilen des Werkes oder von Abbildungen, jede Abschrift, auch auf fotomechanischem Wege oder im Magnettonverfahren, in Vortrag, Funk, Fernsehsendung, Telefonübertragung sowie Speicherung in Datenverarbeitungsanlagen, bedarf der ausdrücklichen Genehmigung des Verlages.

Printed in Germany 1988
Satz und Druck: Wagner GmbH, Nördlingen
Grundschrift: 9,5/10,5 Garamond, System Linotype

Inhaltsverzeichnis

Autorenverzeichnis 7
Einleitung 11
K.-P. Schulitz

I Die stabile und instabile Wirbelsäule 15

The Static and Dynamic Function of the Stable Spine 15
R. Louis

Die Instabilität bei Wirbelsäulentumoren 22
K.-P. Schulitz, W. Winkelmann

II Biomechanische Untersuchungen 25

Biomechanische Untersuchungen zu den verschiedenen Techniken der dorsalen und ventralen
Stabilisierung im Bereich der thorakolumbalen und lumbalen Wirbelsäule 25
O. Wörsdorfer, Ch. Ulrich, F. Magerl

Laboratory Testing of Segmental Spinal Instrumentation versus Traditional Harrington
Instrumentation 36
D. R. Wenger

Biomechanische Untersuchungen bei der polysegmentalen Wirbelsäulenstabilisierung mit der
Original-Luque- und einer eigenen modifizierten Technik 43
W. Winkelmann

Ein Computer-Simulationsmodell zur Abbildung der Biomechanik verschiedener Wirbelfusionen
der Lendenwirbelsäule 49
E. Nitzschke, L. P. Nolte

III Frakturen und degenerative Wirbelsäulenerkrankungen 55

A. PLATTENSYSTEME

Die operative Versorgung der instabilen Frakturen der Halswirbelsäule 55
K. A. Matzen, W. Köppl, H.-H. Springer

Die operative Behandlung von Wirbelsäulenfrakturen und degenerativen Erkrankungen unter
Verwendung der Autokompressionsplatte 60
O. Schmitt, Ch. Hurm

Ergebnisse der operativen Stabilisierung frischer und veralteter Verletzungen der Brust- und
Lendenwirbelsäule 70
M. Blauth, H. Tscherne, N. Haas

Posterior Plate Stabilization in the Treatment of Spine Fractures and Degenerative Diseases 75
R. Roy-Camille

Roy-Camille-Plate-Spondylodesis in Degenerative Instability of the Lumbar Spine 81
B. N. Rana, N. Walker, D. Lührs

Erfahrungen mit segmentalen Wirbelsäulenstabilisierungen nach Roy-Camille bei
Wirbelsäulenfrakturen 84
K. Kunze, P. Schermuly

Erfahrungen mit der postoperativen Frühmobilisation bei traumatisch Querschnittgelähmten . . 90
G. Exner, F.-W. Meinecke

B. STABSYSTEME

Der Gebrauch des USI-Systems in der Behandlung von Wirbelsäulenfrakturen 93
J. Harms

Indications, Technics and Results of the Surgical Treatment of Thoracolumbar Spine-Fractures with the Slot-Zielke-System 96
H. D. Been, G. H. Slot

The Anterior Kostuik-Harrington-Fixation Device in Treatment of Fractures of the Thoracic and Lumbar Spine 105
J. P. Kostuik

Anterior Instrumentation and Spinal Stabilization in Treating Fractures and Degenerative Diseases of the Thoracolumbar Spine 113
K. Kaneda, T. Hashimoto, M. Saita, S. Sato, K. Abumi

Die operative Versorgung instabiler Frakturen der Brust- und Lendenwirbelsäule unter Verwendung des Harrington-Instrumentariums 118
K. A. Matzen, W. Köppl, H.-H. Springer, S. Breitner

The Locking Hook Spinal Rod: Current Status and Future Development 122
R. R. Jacobs, S. D. Gertzbein

Stabilization of Thoracic and Thoracolumbar Fracture-Dislocations with Harrington Rods and Sublaminar Wires 127
G. O. Munson, R. W. Gaines

The Evolution of the Use of Segmentally Fixed Instrumentations to Treat Unstable Thoracolumbar Spinal Fractures 130
R. L. Ferguson

C. FIXATEUR INTERNE

Der Fixateur interne in der Behandlung von Wirbelfrakturen und degenerativen Instabilitäten . . 135
W. Dick

Ein modifizierter Fixateur interne für die lumbosakrale Wirbelsäule 141
M. Aebi, Ch. Etter, R. Ganz

Klinische Erfahrungen mit dem Fixateur interne und seine Weiterentwicklung 145
P. Kluger, H. J. Gerner

Transpedicular Spinal Fusion with the Balgrist Fixation Device 153
Y. Suezawa, J. Schüepp, H. A. C. Jacob

D. VERSCHIEDENES

Anterior Stabilization of Thoracolumbar Injuries with a New Instrumentation System 157
H. K. Dunn

Memory-Implantate zur ventralen Defektüberbrückung und Spondylodese 164
G. Frh. v. Salis-Soglio

IV Wirbelsäulentumoren 169

Die Instabilität der Halswirbelsäule durch Tumorbefall 169
E. Schmitt, R. Reinig

Wirbelresektion und Wirbelersatz 171
H. Zippel, H. Hähnel, J. Gummel

Die dorsale Stabilisierung im Rahmen der Behandlung von Wirbelsäulenmetastasen 179
W. Winkelmann, K.-P. Schulitz

Sachverzeichnis 183

Autorenverzeichnis

Abumi, K., M.D.
Department of Orthopedic Surgery
Hikkaido University School of Medicine
Kita-14 Nishi-5 Kita-Ku, 060
Sapporo, Japan

Aebi, M., Dr.
Klinik für Orthopädische Chirurgie
der Universität Bern
Inselspital
CH-3010 Bern

Been, H. D., M.D.
Academisch Medisch Centrum
University of Amsterdam
Meibergdreef 9
NL-1105 AZ Amsterdam Zuidoost

Blauth, M., Dr.
Medizinische Hochschule Hannover
Unfallchirurgische Klinik
Zentrum Chirurgie
Konstanty-Gutschow-Str. 8
3000 Hannover 61

Breitner, S., Prof. Dr.
Orthopädische Klinik I der
Hofrat Friedrich Hessing'sche Stiftung
Hessingstr. 17
8900 Augsburg

Dick, W., Dr.
Kinderspital
Kinderorthopädische Abteilung
Römergasse 8
CH-4000 Basel

Dunn, H. K., M.D., Prof.
Division of Orthopedic Surgery
The University of Utah
Salt Lake City 84132, USA

Etter, Ch., Dr.
Klinik für Orthopädische
Chirurgie
der Universität Bern
Inselspital
CH-3010 Bern

Exner, G., Dr.
Querschnittgelähmten-Zentrum des BG
und Unfallkrankenhauses Hamburg
Bergedorfer Str. 10
2050 Hamburg 80

Ferguson, R. L., M.D., Prof.
The University of Texas-Medical Branch
Child Health Center
Galveston, Texas 7750-2776, USA

Gaines, R. W., M.D.
Jewett Orthopedic Clinic
1285 Orange Avenue
Winter Park, Florida 32789, USA

Ganz, R., Prof. Dr.
Klinik für Orthopädische Chirurgie
der Universität Bern
Inselspital
CH-3010 Bern

Gerner, H. J., Dr.
Zentrum für Rückenmarkverletzte
Werner-Wicker-Schwerpunktklinikum
3598 Bad Wildungen-West

Gertzbein, S. D., M.D.
Division of Orthopedic Surgery
Sunnybrook Medical Center
University of Toronto
2075 Bayview Ave.
Toronto, Ontario M4N 3M5, Canada

Gummel, J., Prof. Dr.
Orthopädische Klinik und Poliklinik
der Humboldt-Universität Berlin
Schumannstr. 20/21
DDR-1040 Berlin

Haas, N., Dr.
Medizinische Hochschule Hannover
Unfallchirurgische Klinik
Zentrum Chirurgie
Konstanty-Gutschow-Str. 8
3000 Hannover 61

Hähnel, H., Prof. Dr.
Orthopädische Klinik und Poliklinik
der Humboldt-Universität Berlin
Schumannstr. 20/21
DDR-1040 Berlin

Harms, J., Prof. Dr.
Rehabilitations-Krankenhaus
Orthopädie-Traumatologie I
7516 Karlsbad-Langensteinbach

Hashimoto, T., M. D.
Department of Orthopedic Surgery
Hokkaido University School of Medicine
Kita-14 Nishi-5 Kita-Ku, 060
Sapporo, Japan

Hurm, Ch., Dr.
Orthopädische Universitätsklinik
und Poliklinik
6650 Homburg/Saar

Jacob, H. A. C., Dr.
Orthopädische Universitätsklinik
Balgrist
Forchstr. 340
CH-8008 Zürich

Jacobs, R. R., M. D., Prof.
Kansas University Surg. Ass.
Rainbow Boulevard at 39th St.
Kansas City, Kansas 66 103, USA

Kaneda, K., M. D.
Department of Orthopedic Surgery
Hokkaido University School of Medicine
Kita-14 Nishi-5 Kita-Ku, 060
Sapporo, Japan

Kluger, P., Dr.
Arzt für Orthopädie-Chirotherapie
Zentrum für Rückenmarkverletzte
3590 Bad Wildungen-West

Köppl, W., Dr.
Orthopädische Klinik I
Hofrat Friedrich Hessing'sche Stiftung
Hessingstr. 17
8900 Augsburg

Kostuik, J. P., M. D., Prof.
Toronto General Hospital
101 College Street
Toronto, Ontario, M5G 1L7, Canada

Kunze, K., Dr.
Unfallchirurgische Klinik
der Justus-Liebig-Universität Gießen
Klinikstraße 29
6300 Gießen

Louis, R., M. D., Prof.
Assistance Publique à Marseille
Hotel-Dieu 6, Place Daviel
F-13224 Marseille-Cedex 1

Lührs, D., Dr.
Klinik Markgröningen
Rehabilitations-Krankenhaus
7145 Markgröningen

Magerl, F., Dr.
Klinik für Orthopädische Chirurgie
Kantonsspital St. Gallen
CH-9007 St. Gallen

Matzen, K. A., Prof. Dr.
Orthopädische Klinik I der
Hofrat Friedrich Hessing'sche Stiftung
Hessingstr. 17
8900 Augsburg

Meinecke, F.-W., Dr.
Querschnittgelähmten-Zentrum des BG
und Unfallkrankenhauses Hamburg
Bergedorfer Str. 10
2050 Hamburg 80

Munson, G., M. D.
Jewett Orthopedic Clinic
1285 Orange Avenue
Winter Park, Florida 32789, USA

Nitzschke, E., Dr.
Orthopädische Universitätsklinik
St. Josef-Hospital
Gudrunstr. 56
4630 Bochum 1

Nolte, L. P., Dr.
Orthopädische Universitätsklinik
St. Josef-Hospital
Gudrunstr. 56
4630 Bochum 1

Rana, B. N., Dr.
Klinik Markgröningen
Rehabilitations-Krankenhaus
7145 Markgröningen

Reinig, R., Dr.
Orthopädische Universitätsklinik
Friedrichsheim
Abt. für Wirbelsäulenerkrankungen
Marienburgstr. 2
6000 Frankfurt a.M.-Niederrad 71

Roy-Camille, R., M.D., Prof
Hôpital de la Pitié
83, Boulevard de l'Hôpital
F-75651 Paris Cedex 13

Saita, M., M.D.
Department of Orthopedic Surgery
Hokkaido University School of Medicine
Kita-14 Nishi-5 Kita-Ku, 060
Sapporo, Japan

Salis-Soglio von, G., Prof. Dr.
Klinik für Orthopädie
Medizinische Hochschule Lübeck
Ratzeburger Allee 160
2400 Lübeck 1

Satoh, S., M.D.
Department of Orthopedic Surgery
Hokkaido University School of Medicine
Kita-15 Nishi-5 Kita-Ku, 060
Sapporo, Japan

Schermuly, P., Dr.
Unfallchirurgische Klinik
der Justus-Liebig-Universität Gießen
Klinikstraße 29
6300 Gießen

Schmitt, E., Prof. Dr.
Abt. für Wirbelsäulenerkrankungen
Orthopädische Universitätsklinik
Marienburgerstr. 2
6000 Frankfurt a.M.-Niederrad 71

Schmitt, O., Dr.
Orthopädische Universitätsklinik
und Poliklinik
6650 Homburg/Saar

Schüepp, J., Dr.
Orthopädische Universitätsklinik
Balgrist
Forchstr. 340
CH-8080 Zürich

Schultiz, K.-P., Prof. Dr.
Orthopädische Klinik und Poliklinik
der Universität Düsseldorf
Moorenstr. 5
4000 Düsseldorf

Slot, G. H., M.D.
Academisch Medisch Centrum
University of Amsterdam
Meibergdreef 9
NL-1105 AZ Amsterdam Zuidoost

Springer, H.-H., Dr.
Orthopädische Klinik I der
Hofrat Friedrich Hessing'sche Stiftung
Hessingstr. 17
8900 Augsburg

Suezawa, Y., Dr.
Orthopädische Universitätsklinik
Balgrist
Forchstr. 340
CH-8080 Zürich

Tscherne, H., Prof. Dr.
Medizinische Hochschule Hannover
Unfallchirurgische Klinik
Zentrum Chirurgie
Konstanty-Gutschow-Str. 8
3000 Hannover 61

Ulrich, Ch., Dr.
Klinikum der Universität Ulm
Abt. für Unfallchirurgie
Steinhövelstr. 9
7900 Ulm

Walker, N., Dr.
Klinik Markgröningen
Orthopädisches Rehabilitations-Krankenhaus
7145 Markgröningen

Wenger, D. R., M.D.
Pediatric Orthopedic & Scoliosis
Medical Group
8008 Frost St., Suite 308
San Diego, CA 92 123, USA

Winkelmann, W., Prof. Dr.
Orthopädische Klinik und Poliklinik
der Universität Düsseldorf
Moorenstr. 5
4000 Düsseldorf

Wörsdorfer, O., Dr.
Klinikum der Universität Ulm
Abt. für Unfallchirurgie
Steinhövelstr. 9
7900 Ulm

Zippel, H., Prof. Dr.
Orthopädische Klinik und Poliklinik
der Humboldt-Universität Berlin
Schumannstr. 20/21
DDR-1040 Berlin

Einleitung

K.-P. Schulitz, Düsseldorf

Die operative Behandlung instabiler Wirbelsäulenfrakturen, -erkrankungen und -deformitäten hat sich in den letzten zehn bis 15 Jahren erheblich gewandelt. Angesprochen werden sollen auf diesem Symposium nicht so sehr die instrumentelle Fusion der Wirbelsäule auf lange Strecken, wie man sie z. B. mit der Harrington-Methode erreicht, die schon früh (1961) für die Skoliose entwickelt wurde, und auch nicht so sehr das VDS- oder LUQUE-System, die allerdings auch in der letzten Zeit verschiedenen Veränderungen unterworfen waren. Es geht hier um die kurz-segmentale Stabilisierung von Tumoren, Frakturen und degenerativen Erkrankungen mit Platten, Stäben und dem Fixateur interne.

Vieles von dem, was wir heute tun, entspricht nicht mehr dem, was unsere Altmeister gutheißen, wenn wir an die konservativen Konzepte von BÖHLER (1) für die Frakturen und an die Überlegungen von GUTMANN (5) für die Paraplegien denken. Das ist normal. Degenerative Instabilitäten wurden in situ ausschließlich mit Knochenspänen fusioniert oder Wirbeltumoren mit Lähmungen unter Verzicht auf innere Stabilisierung laminektomiert.

Dabei hatte HADRA (6) aus Galveston schon 1895 anscheinend erstmals eine interne Metallfixation verwendet, indem er eine zervikale Luxationsfraktur mit Drähten fixierte. Seitdem sind Zelluloidstäbe, Platten, Schrauben, Federn usw. verwendet worden. KING (12) propagierte 1944 die Verschraubung der kleinen Wirbelgelenke; WILSON (21) entwickelte 1947 eine Platte, die an die Dornfortsätze angelegt wurde; KNODT (13) vertrat seit 1961 seine Distraktionsfusion an der Lendenwirbelsäule, WEISS (19) seine Feder und HARRINGTON (7) berichtete 1967 über die Anwendung seiner Implantate bei der isthmischen Spondylolisthese.

Man wurde sich bewußt, was die Technik zu leisten vermag; man sah aber auch, daß die Implantatchirurgie Grenzen hat und manche Vorstellung nicht zu verwirklichen vermag oder sogar die Heilung stören konnte. Über diese technischen Möglichkeiten und Grenzen geht es in diesem Symposium.

Aus welchem Grunde bediente man sich der Implantate und was will man oder was würde man gern mit ihnen erreichen?

Zum Beispiel erstens:
die *Position eines Wirbelabschnittes ändern*, wenn dies anders nicht möglich ist. So u. a., um

- instabile Frakturen und Tumoren über die Extension und Lordosierung zu reponieren oder
- den Querschnitt von Wurzel- und Rückenmarkskanal durch Distraktion und Flexion zu vergrößern – so zum Beispiel bei Wirbelkanalstenosen und Nervenwurzelentrapment, oder
- Fehlstellungen zu beseitigen, die aufgrund degenerativer Instabilitäten entstanden sind, d. h. rotationale, translationale oder retrolisthetische Instabilitäten, die zu einer Irritation neuralen Gewebes geführt haben. Dies kann bei dem Drehgleiten (im anglo-amerikanischen Schrifttum: Die Skoliose der Älteren) oder bei der Spondylolisthese der Fall sein.

Zum Beispiel zweitens:
die Rigidität oder *Stabilität von Wirbelsäulenabschnitten erhöhen*, die fusioniert werden sollen, um die Fusionsrate zu verbessern und zu versuchen, um eine externe Immobilisation herumzukommen.

Es kann hier eine Liste von Vorteilen aufgestellt werden.

Wir sehen uns aber auch einer Reihe von Problemen gegenüber, die sich zwar nicht unbedingt nur auf die Implantatanwendung beschränken, die aber auch bei der Implantatinstabilisierung überwunden werden müssen, wenn instabile Frakturen, Tumoren und degenerative Instabilitäten versorgt werden müssen.

Das *erste Problem* betrifft die Indikation. Wie soll die *Instabilität*, die als Voraussetzung zur Operation und in diesen Fällen der Implantatchirurgie zu gelten hat, bestimmt werden? Kommt man mit der im ersten Moment so bestechenden Definition der klinischen Instabilität als dem »Verlust der Fähigkeit, Beziehungen aufrecht zu erhalten, die unter physiologischer Belastung gewährleisten, daß kein negativer Einfluß auf Nerven und Rückenmark oder

Neigung zu Deformitäten ausgeübt wird« (A. A. WHITE und PANJABI (20)) aus? Kann die so definierte Instabilität auch die Indikation zum operativen Handeln sein? Gibt es alternative therapeutische Aspekte? Und vor allen Dingen, wie erkennt man den Stabilitätsverlust und wo sind die physiologischen Grenzen? Und eine Menge mehr an Fragen drängt sich auf. Es fehlt eine klare Definition der Instabilität, die für jeden Patienten zutrifft. Da es keine individuelle Entscheidung gibt, müssen wir uns auf allgemeine Parameter zurückziehen.

Für die *Frakturbehandlung* liegen noch die am besten umrissenen Vorstellungen vor. HOLDSWORTH (8, 9), LOUIS (15), WHITE u. PANJABI (20) und FERGUSON und ALLEN (4) haben hier verschiedene Konzepte aufgestellt. DENIS (2) und McAFFEE u. Mitarb. (16, 17) stellten unabhängig ein 3-Säulen-Konzept der Wirbelsäuleninstabilität auf und ersetzten damit HOLDSWORTHS (8, 9) 2-Säulen-Konzept.

Wenn man sieht, daß primär stabile Frakturen, wie die Kompressionsfrakturen des thorakolumbalen Überganges zu einem späteren Zeitpunkt zu neurologischem Defizit, Spinaldeformitäten und mechanischem Rückenschmerz führen können und eine späte Instabilität erzeugen, wenn man an die unstabilen Thoraxfrakturen denkt, die sonst als stabil gelten, wie sie NASH u. Mitarb. (18) beschrieben haben und die Crush-Cleavage-Frakturen mit einbezieht, wie LINDAHL u. Mitarb. (14) angeführt haben, so begreift man, wie verwaschen die Grenzen zwischen Stabilität und Instabilität sind.

Ähnliche Schwierigkeiten begegnen uns auch bei den *Tumoren*; unübersichtlicher wird das Problem noch bei den Instabilitäten *degenerativer Erkrankungen*, da die wissenschaftlichen Ansätze schon für die einfachen Instabilitäten so unterschiedlich sind und die abnormalen Rotationsbewegungen in der horizontalen Ebene oder die gekoppelten abnormalen Bewegungen klinisch sehr schwer faßbar sind; insbesondere aber auch, da die physiologischen Grenzen der Beweglichkeit sehr verwaschen sind und nicht einmal die einfachen Instabilitäten mit den Schmerzen der Patienten korrelieren.

Das *zweite Problem* bei der segmentalen Stabilisierung betrifft die *Implantatwahl*. Welche Implantate sollen zur Korrektur verwendet werden und wie soll sich das Procedere gestalten?

Implantate kommen uns in der Behandlung von Frakturen und Tumoren eher entgegen – also dort, wo grobe Deformitäten zu beseitigen sind – als bei den degenerativen Leiden. Die offene Reposition unter Einbringung von Metall erlaubt bei Frakturen – evtl. auch bei Tumoren – eine primär anatomische Korrektur der angulären und translationalen Deformität. Sicher wird ein Verfahren nicht für alle Verletzungen bzw. Deformitäten anzuwenden sein. Jedes Verfahren hat klinische sowie biomechanische Vor- und Nachteile: Der Harrington-Stab arbeitet auf Distraktion über die posterioren Elemente, die bei Frakturen bereits zerrissen sind, oder ist an ein intaktes vorderes Längsband gebunden. Der Stab ist nicht rotationsstabil – hier bietet die Verdrahtung einen Ausweg. Der Luque-Stab hat wenig Einfluß auf die Entfaltung einer Wirbelfraktur, die Stabilität ist zufriedenstellend. Platten sind sicherlich zur Stabilisierung vorteilhaft, nachdem die Fraktur aufgerichtet wurde. Mit dem Fixateur externe sind die Erfahrungen limitiert, große Vorteile liefert der Fixateur interne. Es sind Richtlinien über diese oder jene Verfahren erarbeitet worden, die hier diskutiert werden sollen.

Das *dritte Problem* ist, wieweit man mit den verschiedenen Verfahren auf Dauer die erzielte Korrektur des Wirbelsäulenabschnittes aufrechterhalten kann.

Die Frage stellt sich, kann der frakturierte Wirbel, der lediglich aufgerichtet wurde, fest und stabil ausheilen, so daß er der Beanspruchung standhält, oder muß eine primäre Spongiosaauffüllung durchgeführt werden – sei es interpedunkulär oder sei es von vorn – oder genügt eine intertransversale bzw. posterolaterale Fusion und auf welche Strecke wird stabilisiert – als »Rod-long-fuselong«-Verfahren, wie es DICKSON u. Mitarb. (3) und McAFFEE (16, 17) vorgeschlagen haben, oder als »Rod-long-fuseshort«-Verfahren, wie es JACOBS (10) sieht, um eine bessere postoperative spinale Flexibilität zu erhalten? Wieweit reicht der Fixateur interne aus, der den Vorteil einer kurz-segmentalen Fusion bietet? Wird nicht dennoch durch eine länger andauernde Stabilisierung die Frakturkrankheit – die wir gerade verhindern wollen – unterstützt, wenn der Stab erst nach einem Jahr entfernt wird; KAHANOWITZ u. Mitarb. (11) haben schon nach zwei Monaten im Tierversuch und nach sechs Monaten beim Menschen Arthrosen der Gelenke gesehen. Stellt z. B. ein kombiniertes Stab-Platten-Verfahren mit interpedunkulärer Spongiosaauffüllung des Wirbels plus einer Fusion über nur ein Segment unter dem Gesichtspunkt der Frühstabilität und schmerzfreien Flexibilität eventuell ein Overtreatment dar? Bietet der Fixateur interne hier einen Ausweg bei Frakturen, degenerativen Erkrankungen oder sogar auch bei Tumoren?

Das Anwendungsspektrum der Implantate ist bei *Wirbeltumoren* schmaler, die Notwendigkeit zur Stabilisierung nicht weniger wichtig als bei Frakturen, wenn die lokalisierte Wirbeldestruktion solche Ausmaße annimmt, daß eine instabile Situation resultiert und eine Gefahr für das Rückenmark heraufbeschworen ist. Laminektomien allein haben sich als unbrauchbar erwiesen. Die Frage ist, ob man den Patienten – wie bei den inkompletten traumatischen Lähmungen – wegen der besseren Aussichten eine anteriore Dekompression zumuten soll oder ob nicht doch angesichts der geringen Lebenserwartungen eine dekompressive Laminektomie unter segmentaler Stabilisierung gerechtfertigt ist?

Im Gegensatz zur Stabilisierung von Frakturen und Tumoren mit Implantaten wird die segmentale Stabilisierung bei *degenerativen Leiden* der Wirbelsäule weit mehr kontrovers diskutiert. Es gehört zu den Erfordernissen, daß ein Gelenk – wie z. B. ein Knie- oder Hüftgelenk – in der Funktionsstellung versteift wird, und man soll in Betracht ziehen, ob diese Überlegungen nicht auch für die Wirbelsäule gelten, d. h. man sollte sich überlegen, wieweit eine Fehlstellung eines Bewegungssegmentes belassen wird oder nicht. Diese Frage ist nicht so sehr absurd für die Spondylolisthese, die mit Hilfe von Implantaten reponiert wird; für eine Rotationsdeformität bedeutet das eine Derotation – womit auch immer. Eine Retrolisthese impliziert eine Reposition durch Knodt-, Harrington-Stab oder Fixateur interne; eine Translationsdeformität sollte über die Hyperlordose vielleicht mit Platten oder L-rod ausgeglichen werden, da sie durch Flexion verstärkt wird. Vielleicht ist dies nur von theoretischem Interesse, wenn es nicht darum geht, ein Entrapment zu beseitigen, das durch eine Fehlstellung zementiert würde.

Wird eine Fraktur unzureichend stabilisiert und sind selbst noch geringe Bewegungen zwischen den Knochenenden vorhanden, muß mit einer Pseudarthrose gerechnet werden. Dies hat zur Entwicklung der stabilen Fixation von Frakturen mit Hilfe von Platten geführt. Dieses Prinzip kann auch auf die Wirbelsäule übertragen werden, wenn es gilt, eine feste Fusion zu erzeugen. Um eine primäre Stabilität bis zur Einheilung des Spanes zu gewährleisten, kann ein Implantat zusätzlich angelegt werden. Diese Entwicklung begann mit dem Harrington-Stab oder mit dem Knodt-rod; seitdem sind verschiedene Verfahren hinzugekommen.

Theorie und Praxis sind nicht ein- und dasselbe. Viele Systeme sind nicht rotationsstabil, wie alle doppelseitig eingelegten unverbundenen Implantate. Louis-Platten und L-rod schneiden bei der Testung noch am besten ab. Das Ziel, die Deformität zu beseitigen und den knöchernen Durchbau zu steigern, schlägt häufig fehl.

Es drängen sich eine Reihe von Fragen auf, das Symposium soll Wege aufzeigen und neue Anregungen bieten. Es soll aber auch ein Statement sein, was bisher auf diesem Gebiet geleistet wurde. Eine nationale Beschränkung in der Forschung und vor allen Dingen in der Medizin ist mit der heutigen Zeit nicht mehr vereinbar. Vertreter aus aller Welt werden sich an der Diskussion dieses Themas beteiligen.

Literatur

(1) *Böhler, J. L.:* Operative Treatment of Fractures of the Dorsal and Lumbar Spine. J. Trauma 10 (1970) 1119
(2) *Denis, F.:* The Three Column Spine and Its Significance in the Classification of Acute Thoracolumbar Spinal Injuries. Spine 8 (1983) 817
(3) *Dickson, J. H., P. R. Harrington and W. D. Erwin:* Results of Reduction and Stabilization of the Severely Fractured Thoracic and Lumbar Spine. J. Bone and Joint Surg. 60-A (1978) 798
(4) *Ferguson, R. L. and B. L. Allen jr.:* The Place for Segmental Instrumentation in the Treatment of Spine Deformity. Part 1. Scoliosis. Orthop. Trans. A.A.O.S., New Orleans, LA (1981) 433
(5) *Guttmann, L.:* Spinal Deformities in Traumatic Paraplegics and Tetraplegics Following Surgical Procedures. Paraplegia 7 (1969) 38
(6) *Hadra, B. D.:* Wiring of the Spinous Process in Potts Disease. Trans. Am Orthop. Assoc. 4 (1891) 206
(7) *Harrington, P. R.:* Instrumentation in Spine Instability Other Than Scoliosis. S. Afr. J. Surg. 5 (1967) 7
(8) *Holdsworth, F. W.:* Fractures, Dislocations and Fracture-Dislocations of the Spine. J. Bone Joint Surg. 45-B (1963) 6
(9) *Holdsworth, F.:* Fractures, Dislocations and Fracture-Dislocations of the Spine. J. Bone Joint Surg. 52-A (1970) 1534
(10) *Jacobs, R. R., M. A. Asher and R. K. Snider:* Thoracolumbar Spine Injuries. A Comparative Study of Recumbent and Operative Treatment in 100 Patients. Spine 5 (1980) 463
(11) *Kahanovitz, K., P. Bullough and R. Jacobs:* The Effect of Internal Fixation Without Arthrodesis on Human Facet Joint Cartilage. Clin. Orthop. 189 (1984) 204

(12) *King, D.:* Internal Fixation of Lumbosacral Spine Fusions. J. Bone Jt. Surg. 30-A (1948) 560
(13) *Knodt:* Distraction Fusion of Lumbar Spine Using Knodt Distraction Rods. Zimmer USA
(14) *Lindahl, S., J. Willen, A. Nordwall* and *L. Istam:* The Crush-Cleavage Fracture. A »New« Thoracolumbar Unstable Fracture. Spine 8 (1983) 559
(15) *Louis, R.:* Les théories de l'instabilité. Rev. Chir. Orthop. 63 (1977) 423
(16) *McAfee, P. C., A. Y. Hansen* and *N. A. Lasda:* The Unstable Burst Fracture. Spine 7 (1982) 365
(17) *McAfee, P. C., A. Y. Hansen, E. F. Bruce* and *J. P. Lubicky:* The Classification and Management of Thoracolumbar Injuries: An Analysis Based on 100 Consecutive Cases With Computed Tomography. Scientific Exhibit at the 50th Annual Meeting. American Academy of Orthopaedic Surgeons, Anaheim, Ca/USA 1983
(18) *Nash, C. L., L. H. Schatzinger, R. H. Brown* and *J. Brodkey:* The Unstable Stable Thoracic Compression Fracture. Spine 2 (1977) 261
(19) *Weiss, M.* and *Z. Bentkowski:* Biomechanical Study in Dynamic Spondylodesis of the Spine. Clin. Orthop. 103 (1974) 199
(20) *White, A. A.* and *M. M. Panjabi:* Clinical Biomechanics of the Spine. J. B. Lippincott, Philadelphia 1978
(21) *Wilson, P. D.* and *R. L. Straub:* Lumbosacral Fusion With Metallic Plate Fixation. The American Academy of Orthopaedic Surgeons Instructional Course Lectures 9. J. W. Edwards, Ann Arbor 1952

I Die stabile und instabile Wirbelsäule

The Static and Dynamic Function of the Stable Spine

R. Louis, Marseille

Stability of the spine is the quality by which the vertebral structures maintain their cohesion in all physiological positions of the spine.

Instability, or loss of stability is a pathological process which can lead to displacement of vertebrae beyond their normal physiological limits.

As compared to limb anatomy, spinal anatomy turns out to be more complex as regards joint morphology. This complexity in spinal morphology and architecture is the reason why its understanding is more difficult to gain. Following the first concept of spinal stability by NICOLL (5) in 1949, a lot of various stability theories have been proposed. DECOULX and RIEUNAU (1) in 1958 pointed out that the ›posterior vertebral body wall‹ was the mainstay of spine stability. RAMADIER and BOMBART (6, 7) in 1963 emphasized the role of the facet joint in stability. HOLDSWORTH (3) in 1963 described the ›posterior ligamentous complex‹ required to maintain spinal stability; the posterior ligament complex includes: supra- and interspinous ligaments, ligamenta flava, and posterior joint capsules. ROY-CAMILLE (8) in 1974 reported that spine stability was maintained by the ›middle segment‹ including the posterior wall of intervertebral disk and vertebral body, the pedicles and facets. KIRKALDY-WILLIS and FARFAN (4) in 1982 defined instability as ›the abnormal increased joint deformation with stress‹.

In 1975, I described a three-column spine concept, different from that of DENIS (2). This theory was proposed to explain comprehensively what the other theories appeared to do only in part.

Materials and Methods

Data from three separate disciplines support my concept of spinal stability. Firstly, morphological studies on dry skeletons, secondly biochemical studies on early taken cadaver spines without chemical fixation and finally, clinical data from various spinal diseases collected for twenty years.

Results:
The Three-Column Spine Concept

It is necessary to consider spinal stability in both the vertical axis and the horizontal plane situated at right angles to the vertical axis.

Vertical Axial Stability *(Fig. 1)*

In order to appreciate this, it is necessary to consider the morphology of the individual vertebral and the structure of the spine as a single unit.

Vertebral morphology: From the atlas to the sacrum it is possible to identify those structures in the complex morphology of the vertebrae that resist the forces of gravity. The atlas can be likened to two lateral masses joined by two arches. The axis can be reduced to three pillars, a vertical conical pillar lying medially and anteriorly (dens and body) and two lateral oblique pillars. These three pillars are fused above in the body of C2 and diverge below, with respect to stability. The axis does not have true pedicles and the structures referred to as such are actually isthmuses or partes interarticulares, since they are interarticular structures. The structural features of C3 to L4 are analogous of those of the axis, i.e., these vertebrae are composed of three pillars: the anterior pillar formed by the vertebral body and the two pillars formed by the articular processes lying posteriorly. The three pillars are reinforced by horizontal bars, namely the pedicles and laminae. A similar configuration is found at L5 except that the vertebra is wedge-shaped and the posterior pillars are angled at the isthmic zones. The sacrum provides three points of support for the three pillars, i.e. the sacral base and two sacral facets. The weight-bearing forces are then transferred

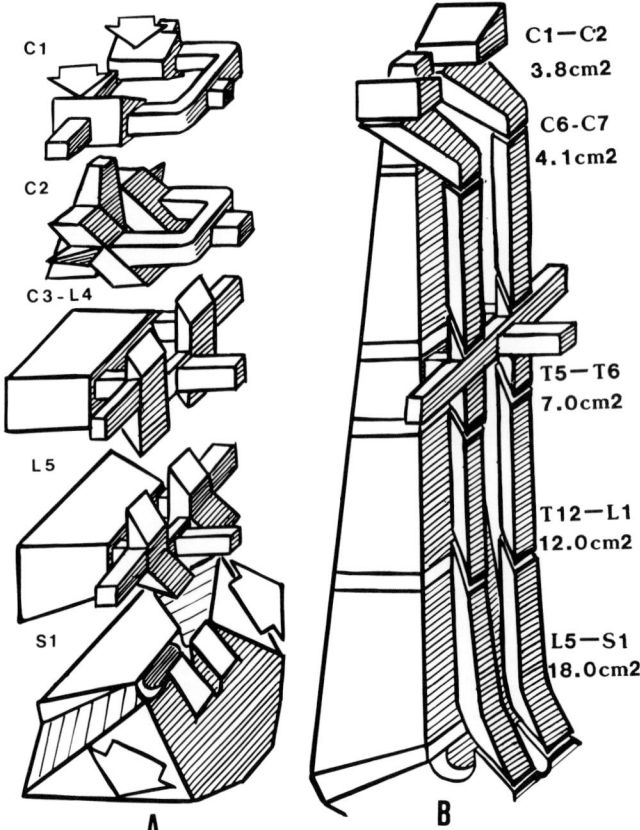

Fig. 1: Illustrations of morphology of vertebrae (A) and overall architecture of the spine (B) showing the vertical columns which are two at the C1/C2 level and three columns from C2 to the sacrum. The total joint surface of motion segment is increasing from the C1/C2 level to the L5/S1 segment (figures on the right).

from the sacrum to the pelvic girdle by the two auricular surfaces.

Overall architecture of the spine: The juxtaposition of the various vertebral structures makes it possible to follow the lines of load-bearing forces from the cranium to the pelvis. The cranium transfers its weight to the spine through the two pillars of the atlas lying in the same coronal plane. The two pillars become three columns in the body of the axis, which is thus a veritable cross-road for the transmission of the forces. The forces are then transferred down the three columns, which are arranged in a triangle with an anterior apex. The larger anterior column takes on the aspect of a quadrangular pyramid formed by the alternating vertebral bodies, and intervertebral disks down the sacral base. The two posterior columns lying in a coronal plane are composed of the successive articular processes. At C2 and L5 these columns present an isthmic angulation. This may be one reason for the occurrence of spondylolysis in this region. The sacrum also constitutes a cross-road of the descending forces, since it receives them at three points but transmits them to pelvis and lower limbs through two laterally placed sacroiliac joints. This vertical system of columns is reinforced by horizontal struts which, at the level of each vertebra solidly joint the columns to each other. The struts are the two arches of C1, the posterior arch of C2 and the pedicles and laminae of the vertebrae lying below C2. The spinous and transverse processes do not participate in the system of spinal stability. Under static and dynamic conditions the spinal curvatures modify the axis of the vertical columns but in no wax change the principles of axial stability. This three-column structure of the spine, like a three-legged stool, provide the simplest and most efficient system of stability. This system also provides protection for the spinal cord and permits the exit of the segmental nerves at the intervertebral foramen.

Transverse Stability *(Fig. 2)*

When the spine is subjected to forces perpendicular to its axis, the points of weakness are located in the intervertebral motion segments.

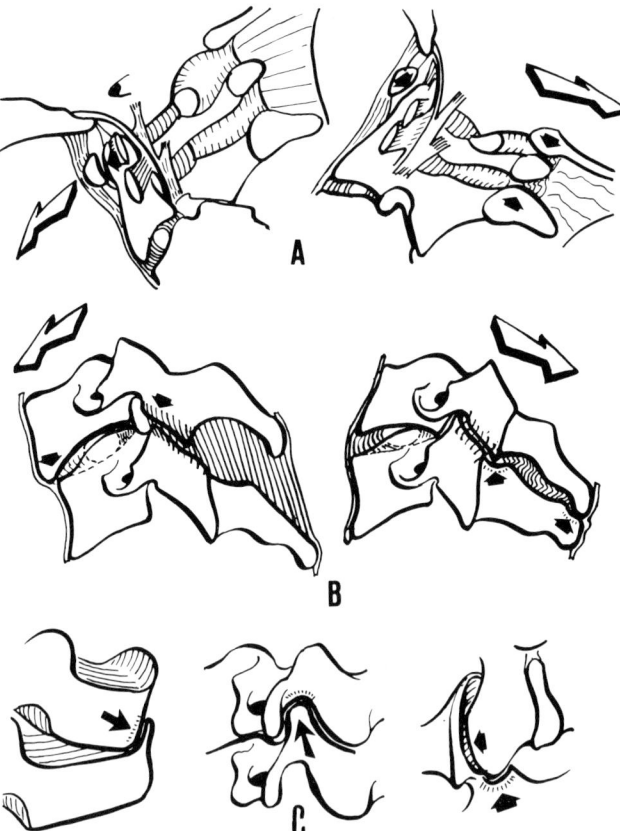

Fig. 2: Illustrations of the transverse instability of the spine during flexion-extension at the C1/C2 level (A) and the lower cervical region (B) and during inclination-rotation at the lower cervical region (C left and middle) and the lumbar area (C right). Dark arrows show the bony buttresses combined with ligamentous brakes for stabilising vertebrae during excessive motions.

At any spinal level there are the same mechanisms to stabilize the spine: the coupling of bony stops and ligamentous brakes or in other words the articular orthogonal triangulation.

The coupling of bony stops and ligamentous brakes: Any extreme intervertebral motion is stopped by the coupled action of bony stops and ligamentous brakes.

During flexion: the bony stops or buttresses are, in the C1/C2 motion unit – the dens against the anterior arch, between C2/C3 and L5/S1 motion units – the articular processes and the anterior edge of endplates against each others. The ligamentous brakes are in the C1/C2 motion unit – the transverse ligament, the posterior atlantoaxial membrane and the articular capsules of the lateral atlantoaxial joints; between C2/C3 and L5/S1 motion segments, the ligamentous brakes are all the ligaments located posterior to the nucleus pulposus, i.e. the posterior part of the anulus fibrosus, the posterior longitudinal ligament, the articular capsules, the ligamenta flava, and the inter- and supraspinous ligaments.

During extension: the bony stops lie at the three angles of a triangle, i.e. the most posterior parts of the articular and spinous processes coming into contact with each other and laminae. At the craniovertebral junction, the bony buttresses are the anterior arch against the dens, the posterior arches and the occipital bone. The ligamentous brakes brought into play are those situated anterior to the nucleus pulposus, i.e. the anterior longitudinal ligament and the anterior part of the anulus fibrosus. During inclination coupled with rotation: the bony stops are the articular processes, plus in the cervical spine the uncinate processes and the reciprocal pseudoarticulations between the lower surface of the cervical transverse processes and upper articular processes *(Fig. 2c)*. In the thoracic spine lateral inclination and rotation are considerably limited by the costovertebral joints, despite the facility of such movement afforded by the circular orientation of the articular facets in this region. In the lumbar region the sagittal aspect of the facets and the lateral margin of the end-plates are acting as bony stops. The ligamentous brakes are the intervertebral ligaments on the side opposite the tilt.

The articular orthogonal triangulation theory: Each mobile spinal segment is formed by a set of three joints located at each angle of a triangle and lying in nearly perpendicular planes. These three joints are the intervertebral disk and the two zygapophyseal joints. With the exception of the biarticular atlanto-occipital segment all the mobile spinal segments are triarticular. At each level the posterior articulations lie in a plane which opposes that of the intervertebral disk: this is approximately 45° in the cervical area, 60° in the thoracic region and 90° in the lumbar spine (Fig. 3). This concept also applies to the C1/C2 level where the median atlanto-axial joint is perpendicular to the lateral atlanto-axial joints. This configuration creates an orthogonal articular system whose mode of participation during effort differs according to the orientation of the axis of the spine relative to the forces acting upon it. In the vertical position the forces of gravity and weight-bearing coupled with opposing muscular forces produce a compressive effect on the disks and a shearing effect on the posterior articulations. Conversely, when lifting a weight with the trunk in the horizontal position the different forces produce essentially compression of the posterior articulations and a shearing effect on the disks, although the required rigidity of the spine is nevertheless accompanied by an accessory effect of axial compression of muscular origin. Consequently, during the movements and efforts exerted by the spine, the posterior articulations share with the disks the bearing of the constraints applied to the vertebrae, thus there exists a modulated system of leverage involving these different structures. Accordingly, the total area of the discal and zygapophyseal articular surfaces in each motion segment increases in the cranio-caudal direction to meet the increasing physical constraints. We calculated the mean total articular surface area

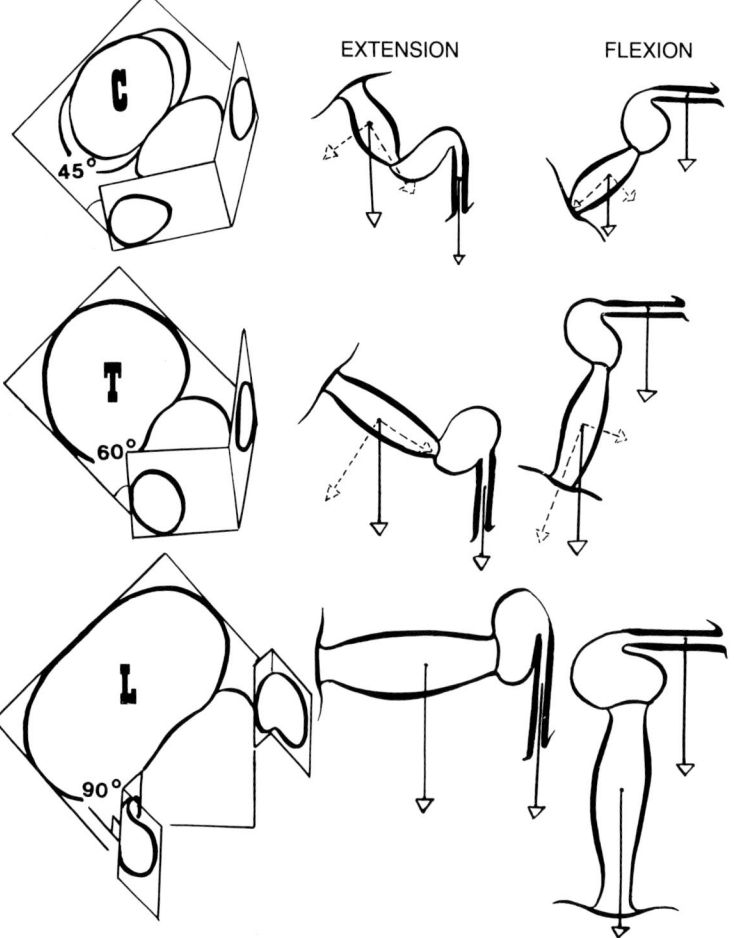

Fig. 3: Illustration of the articular orthogonal triangulation concept. On the left, upper view of the three joints of a cervical motion segment (C) a thoracic motion segment (T) and a lumbar motion segment (L). At each level the posterior articulations lie in a plane which opposes that of the intervertebral disk: this is approximately 45° in the cervical area, 60° in the thoracic region and 90° in the lumbar spine. On the right: the cervical (upper), thoracic (middle) and lumbar (lower) motion segments are shown during extension and flexion of the spine. Arrows indicate the direction of weight-bearing forces acting upon the disk and the posterior joint. When the disk resists compression forces the posterior facets resist shearing forces and vice-versa.

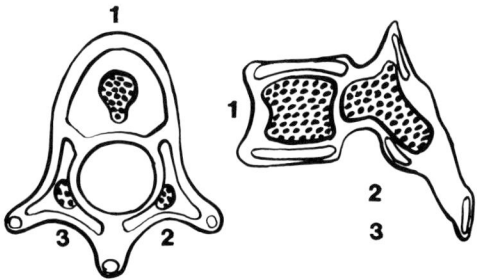

Fig. 4: Ossification pattern of vertebra. There are three single primary ossification centres: one for each vertical column of the three column spine concept.

at different spinal levels as follows: C1/C2 = 3.8 cm^2, C6/C7 = 4.1 cm^2, T5/T6 = 7 cm^2, T12/L1 = 12 cm^2, L5/S1 = 18 cm^2 *(Fig. 1)*. Furthermore, the caliber of the flexor and extensor muscles of the trunk similarly increases caudally down to the gluteal muscles. Consequently the zygapophyseal joints should not be considered merely as being involved in the orientation of spinal movements, but also as weight-bearing structures subject to the pathological alterations of effort (sprain, spondylosis).

Discussion and Clinical Relevance

In this part the various theories on spinal stability will be discussed and the clinical relevance will be considered in relation to the development of the spine, adaptations to wear and spinal instability.

The Three-Column Spinal Concept and Spinal Growth *(Fig. 4)*

As a result of the three column spinal concept we state that a normal axial spine growth needs an harmonious growth of each column. In fact, some congenital anomalies of the spine (hemivertebrae, incomplete spinal blocks, lateral spinal bars) or some surgical excisions with fusion limited to one column, produce further increasing deformities due to the asymmetric nature of spinal growth. The pathological region of the spine limits the growth rate of a column while the two other columns maintain their growth rate. Consequently the disturbance of growth leads to scoliosis, kyphosis or hyperlordosis. The ossification pattern of vertebrae supports my concept. Each column originates from a single primary ossification centre: the centrum for the anterior column and the two vertebral arch centres for the two posterior columns. As a consequence of this and to avoid deformity it is important when operating on the growing spine of a child to perform a symmetrical fusion of all three columns for any limited disease requiring stabilization. A posterior fusion of the thoracic spine for scoliosis may be an exception to this rule provided the fusion is long and thick.

Adaptation of the Spine to Wear *(Fig. 5)*

My stability concept permits an understanding of constraints to which the spine is submitted: axial pressure along the three columns, pressure on the bony buttresses, the shearing effects on the ligamentous and diskal brakes. When a joint acts in the extreme positions signs of early fatigue are usually noted. Subsequently, vertebral hyperflexion or hyperkyphosis increases the load on the anterior part of the intervertebral disks, the end-plates of the vertebral bodies and the superior part of the articular facets where osteophytes will be located. Hyperextension or

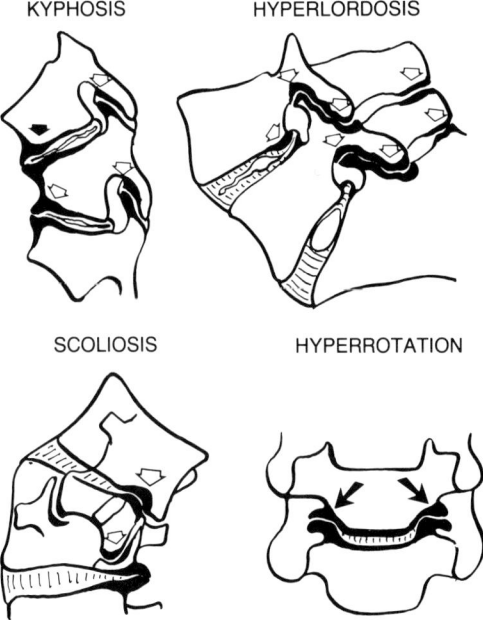

Fig. 5: Drawings showing how the spine adapts to wear in different conditions: hyperflexion or kyphosis, hyperextension or hyperlordosis and inclination-rotation such as scoliosis or uncarthrosis. Osteophytes, narrowing of the articular space, bony condensation appear where constraints are excessive at bony stop zones. In addition, stretched ligamentous brakes result in firstly spinal sprain, secondly spondylotic instability.

hyperlordosis transfers forces towards the posterior arch and to the posterior part of the intervertebral disk. Thus it is not uncommon to observe signs of age-related arthrosis localised principally on the posterior articulations with zones of neocontact between normally distant structures, i.e. between the spinous processes, between the inferior part of the articular facets and the subjacent laminae, and between the superior part of the articular facets and the pedicular or isthmic regions. Lateral flexion with rotation or scoliosis increases the load on the lateral part of the disks, the intervertebral pseudo-articulation and the homolateral posterior articulation, with neocontact between the cervical transverse processes and the tips of the superior articular facets. At an advanced age, the deformity of scoliosis shows signs of arthrosis with dislocation due to shearing of the most horizontally inclined disk and arthrosis of the posterior articulation. Cervical uncarthrosis reflects a wearing of the cervical vertebrae in lateral flexion and rotation.

Spinal Instability *(Fig. 6)*

My experiment on cadaver spines in 1976 demonstrated that any instability with forward displacement requires at least as complete tear to ligaments and the anulus fibrosus posterior to the nucleus pulposus. A bilateral dislocation requires a complete division of all the intervertebral fibrous connections. The sectionning of one ligament, disk or facet does not produce instability, i.e. an abnormal displacement of a vertebra beyond the physiological limits. As a result of these biomechanical data and of anatomo-pathological observations I proposed in 1975 an instability theory with classification of lesions in order to determine therapeutic indications *(Fig. 6)*. Each vertical column ruptured is given a score of ›+1‹, so the Chance fracture (slice fracture of the three columns in their bony structure) and the bilateral dislocation (horizontal shear through a motion segment) should score ›+3‹. The score for an incomplete lesion of the vertebral body and the fracture of pedicles or laminae are scored ›+0.5‹. The fracture of transverse or spinous processes is scored ›+0.25‹. The lack of substance in a vertical column is assessed as ›+2‹. This is the case with severe wedge compression fractures that have been reduced by a conservative method; so the vertebral body substance contains several gaps which yield a recurrence of the kyphotic deformity despite prolonged immobilisation. Otherwise, a coronal fracture of the vertebral body sometimes produces a loss of substance under the anteroinferior edge of the vertebra above, inducing automatically a further kyphotic focus. Consequently an unstable lesion corresponds to a score equal or superior to 2. Unstable lesions might be separated into two groups. Firstly a ›temporary bony instability‹ such as Chance fracture for instance with bony lesions being likely to heal after reduction and immobilisation without surgery. Secondly, a ›permanent ligamentous instability‹ such as a bilateral dislocation involving ligament and disk lesions which are likely to yield weak scar so that surgical stabilisation and fusion are advocated.

Spinal surgery with removal of lesions might alter the spinal stability. The lack of substance after surgery is evaluated in the same way as

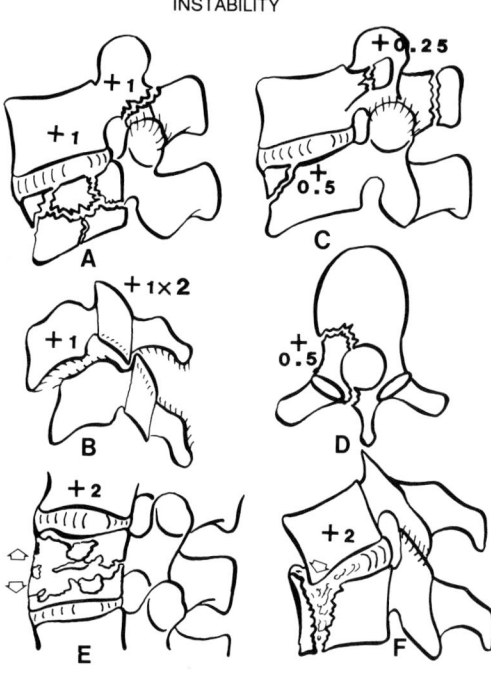

Fig. 6: Classification and scoring of severe traumatic lesions of the spine. Each vertical column ruptured is given a score of '+ 1' (A, B). The score for an incomplete lesion of the vertebral body (C) and the fracture of pedicles or laminae is '+ 0,5' (D). The fracture of a transverse or spinous process is scored '+ 0,25' (C). The lack of substance of a vertical column is assessed as '+ 2': Severe wedge-fracture after closed reduction (E) and coronal fracture of the vertebral body with tilt of the vertebra above (F). A lesion is unstable when the sum score is equal to or greater than '+ 2'.

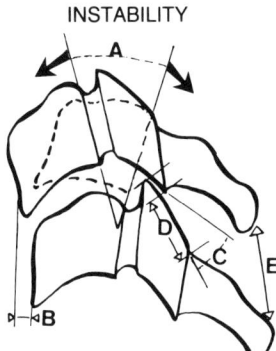 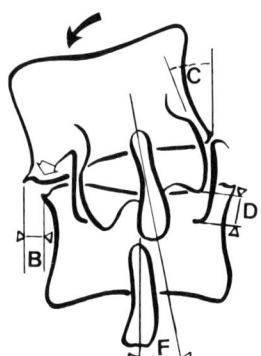 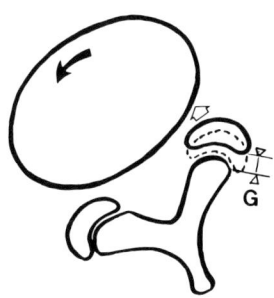

Fig. 7: Illustration of radiological signs of unstable lesions due to severe sprains or spondylosis. These are shown on lateral (left), A–P (middle) and CT Scan (right) dynamic roentgenograms. These severe signs (from A to G) are separately sufficient to confirm instability due to disk and ligament loosening or rupture. (A) antero-posterior motion superior to 11°. (B) vertebral body translation C1–C4 sup. to 3.5 mm. C4–S1 sup. to 2.5 mm. (C) loss of parallelism. (D) loss of contact sup. to 50%. (E) interspinous widening. (F) spinous rotation. (G) open posterior joint (KIRKALDY-WILLIS and FARFAN, 1982).

spinal injuries: ›+2‹ for each damage vertical column. As a result reconstruction of each column is mandatory with bone grafts and internal fixation, especially by screw held plates in my practice. For some severe spondylolysthesis or total vertebrectomies for malignant tumors it is necessary to perform a reconstruction of the three columns by a combined approach.

Degenerative changes are likely to provoke instability but usually with moderate displacement (arthrotic spondylolysthesis). I think that the symptoms of the spondylotic instability described by KIRKALDY-WILLIS and FARFAN (4) are also common to ›spinal sprains‹ of the three-joint motion segments. These authors divide the spinal degenerative process into three stages (1) temporary dysfunction, (2) unstable phases and (3) stabilisation. The history of patients suffering from spinal pain demonstrates the pain os proceeded by ›spinal sprains‹ due to excessive or violent movements of some motion segments which can later lead to degenerative changes with fibrous and articular damage (Fig. 7). These lesions of the stabilising factors (bony stops and ligamentous brakes) make the motion spinal segment work loose with progressive development of radiographic spondylotic signs. Dynamic radiograms using A-P and lateral projections are necessary to confirm this fact clinically. Lately KIRKALDY-WILLIS and FARFAN (4) proposed the use of CT scans in the diagnosis of instability. When there is an ›increased motion the cartilage space increases on rotation and the superior articular process on that side is displaced forward to narrow the lateral canal‹ (Fig. 7).

References

Decoulx, P., G. Rieunau: Rapport a la 23ᵉ réunion annuelle de la Société Nationale Française de Chirurgie Orthopédique et Traumatologique. Rev. Chir. Orthop. 44 (1958–1959) 244 et 45, 237

Denis, F.: The three column spine and its significance in the classification of acute thoracolumbar spinal injuries. Spine 8 (1983) 817

Holdsworth, F. W.: Fractures, dislocations and fracture-dislocations of the spine. J. Bone and Joint Surg. 45B (1963) 6

Kirkaldy-Willis, W. H., H. F. Farfan: Instability of the lumbar spine. Clin. Orthop. 165 (1982) 110

Nicoll, E. A.: Fractures of the dorso-lumbar spine. J. Bone and Joint Surg. 31B (1949) 376

Ramadier, J. O., M. Bombart: Fractures et luxations du rachis cervical sans lésion médullaire. Rev. Chir. Orthop. 49 (1963) 741

Ramadier, J. O., M. Bombart: Fractures et luxations du rachis cervical sans lésion médullaire. Rev. Chir. Orthop. 50 (1964) 3

Roy-Camille, R.: Rachis cervical traumatique non neurologique. Masson, Paris 1979

Die Instabilität bei Wirbelsäulentumoren

K.-P. Schulitz, W. Winkelmann, Düsseldorf

Etwa 20% aller Knochentumoren findet man in der Wirbelsäule, hiervon sind etwa zwei Drittel Metastasen (5). Sie machen sich durch Schmerzen und neurologische Symptome bemerkbar, ohne daß manchmal Deformierungen vorhanden sind.
Andererseits ist man häufig überrascht, wie weit bereits eine Wirbeldestruktion vorangeschritten ist, wie stark Wirbelsäulenabknickungen ausgebildet sind, ohne daß Lähmungen nachweisbar werden.
Noch viel schwieriger als bei der Instabilität von Wirbelfrakturen ist es, für die unterschiedlichen Wirbelsäulentumoren eine Klassifikation zu finden und Unterschiede in der Stabilität herauszustellen.
Das bekannte Schema des 3-Säulen-Aufbaus der Wirbelsäule ist für Tumoren kaum anwendbar, da die Tumoren normalerweise wachsen (4).
Nur wenige Tumoren bleiben auf einen Ort am Wirbel beschränkt. Allenfalls benigne, gemäß dem ENNEKING-staging (1), die sogenannten B1-Tumoren, also die nicht oder nicht mehr wachsenden Tumoren, wie z. B. kartilaginäre Exostosen, sind in ihrer Lokalisation nur in einer der drei Säulen zu finden.
Die B2-Tumoren, z. B. das Osteoidosteom, das Hämangiom oder das Enchondrom, zeigen aber bereits gemäß ihrer Definition eine, wenn auch meistens nur langsame Wachstumstendenz von einer in die andere Säule, die ja nicht durch natürliche Grenzen voneinander getrennt sind.
Gerade aber an der Wirbelsäule können normalerweise benigne B2-Tumoren ein derart expansives, den ganzen Wirbel destruierendes Wachstum zeigen, daß sie der Gruppe B3, also den progressiv wachsenden und auch natürliche Grenzen destruierenden Tumoren zuzuordnen sind. Dies gilt z. B. für die aneurysmatische Zyste und das Neurinom. In gleicher Art bekannt ist das aggressive Wachstum des potentiell malignen Riesenzelltumors (3).
Natürlich kann in seltenen früh diagnostizierten Fällen auch einmal ein maligner Tumor noch auf eine der drei Säulen beschränkt sein. Maligne Tumoren sind jedoch in den allermeisten Fällen bei Diagnosestellung von ihrer primären Lokalisation in der vorderen oder hinteren Säule bereits in die mittlere Säule eingewachsen, oder haben bereits den gesamten Wirbel befallen (2).
Deswegen bewährt sich für die Tumoren nur eine Zweiteilung der Wirbelsäule, je nachdem, ob vordere oder hintere Anteile betroffen sind. Wir benennen sie mit Lokalisationstyp I und II. Wenn der ganze Wirbel betroffen ist, sprechen wir vom Lokalisationstyp III *(Abb. 1)*.
Häufigkeitsmäßig ist der Lokalisationstyp II am meisten zu beobachten.
Da bei den Wirbeltumoren normalerweise alle stabilitätssichernden Strukturen zerstört sind oder werden, sind die betroffenen Segmente praktisch immer als potentiell instabil anzusehen. Entsprechend dem bisher ausgeführten besteht demzufolge lediglich bei den B1-Tumoren, egal ob sie ventral oder dorsal liegen, keine Gefahr der Instabilität und somit aus diesem Grunde keine Indikation für eine stabilisierende Operation.
Bei den B2-Tumoren kann es zu einer Instabilität kommen, und bei den B3- und insbesondere bei den malignen Tumoren ist zum Zeitpunkt der Diagnosestellung die Instabilität bereits wahrscheinlich oder bereits eingetreten. Die Instabilität hat aber wegen der Lebensaussichten der Patienten und wegen des expansiven Wachstums eine ganz andere therapeutische Bedeutung *(Abb. 2)*.

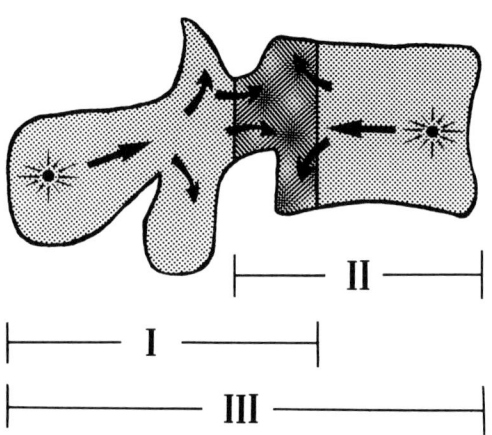

Abb. 1: Primärlokalisation und Wachstum von Wirbeltumoren.

Abb. 2: Abhängigkeit der Instabilität von der Tumorart und -lokalisation.

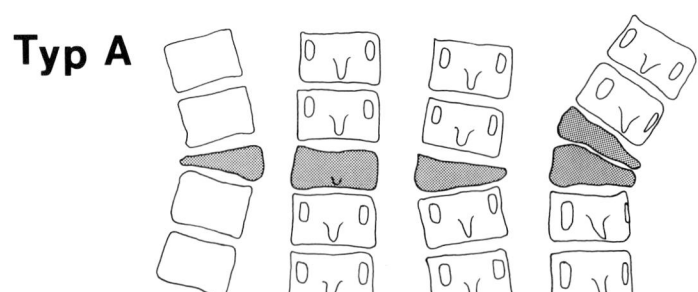

Tumor-staging	Lokalisation im Wirbel	Gefahr der Instabilität
B_1	I oder II	keine
B_2	I oder II	möglich
B_3	I oder II	wahrscheinlich und zunehmend
M	I oder II	
B_3	III	immer
M	III	

Abb. 3a–c: Typen der Deformierung bei Wirbeltumoren. Die Achsenabweichung und der Grad der Instabilität ist abhängig von der Tumorausdehnung und der Höhenlokalisation in der Wirbelsäule.

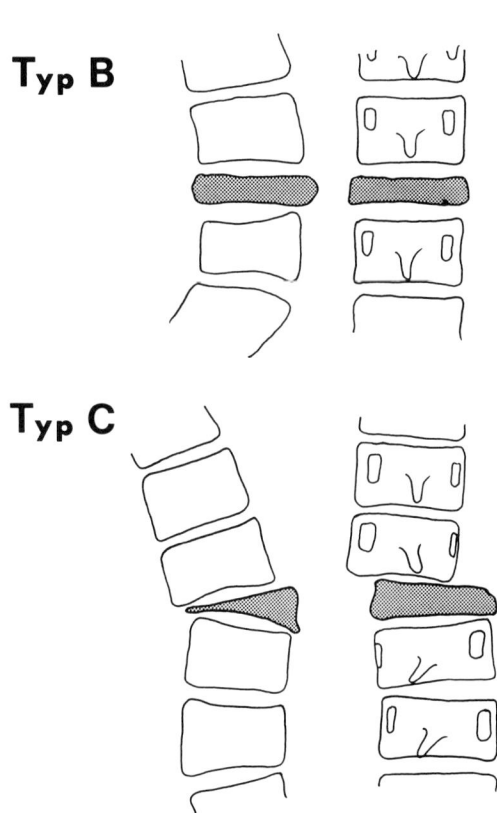

Wichtig ist die Art der Wirbeldeformierung, die u. U. die Instabilität fördern kann. Nicht nur Ausdehnung und Lokalisation des Tumors im Wirbel bestimmen die Wirbeldeformierung und die sie begleitende Achsen- sowie Rotationsfehlstellung. Darüber hinaus wird die Deformierung von der einwirkenden Belastung innerhalb eines Wirbelsäulenabschnittes oder eines Wirbelsäulenüberganges beeinflußt, d. h. die Verformung und die sich daraus ergebende Instabilität hängt davon ab, ob der befallene Wirbel im Lordose- oder Kyphosebezirk liegt. Die pathologischen Frakturen oder Verformungen können mit den Berstungsbrüchen verglichen werden.

Die keilförmige Wirbeldeformierung (Typ A) ist die am häufigsten vorkommende Verformung. Sie kann zu einer Kyphose führen, aber ebenso eine seitliche Achsenabweichung oder Fehlrotation nach sich ziehen, insbesondere, wenn zwei übereinanderliegende Wirbel betroffen sind. Der Typ A kommt meist in der Brustwirbelsäule vor. Die kyphotischen Abknickungen sind am stärksten bei Befall der oberen Brustwirbelsäule.

Im lordotischen Wirbelsäulenbereich findet

man hingegen mehr die flache Kompression der Wirbelkörper, die wir mit Typ B bezeichnen.

An den zervikodorsalen sowie dorsolumbalen Übergängen finden wir Deformierungen und Abknickungen, die mit seitlichen Verschiebungen und/oder mit Rotation einhergehen, den Typ C *(Abb. 3a–c)*.

Derselbe Tumorbefall kann ganz unterschiedliche Instabilitäten nach sich ziehen. Die pathologischen Frakturen am dorsolumbalen wie auch am zervikodorsalen Übergang sind naturgemäß besonders gefährlich, da die Progredienz der Deformität hier besonders groß ist und mit einer Kompression des Rückenmarks gerechnet werden muß. An der Lendenwirbelsäule ist die Gefahr geringer.

Die Instabilität bei den Wirbelsäulentumoren ist ein wesentliches, aber doch nur ein Teilproblem. Wegen der Gefahr der Rückenmarkskompression können wir durch stabilisierende Operationen für den betroffenen Patienten viel tun, wenn die Deformität rechtzeitig verhindert oder korrigiert werden kann. Man muß aber immer bedenken, daß sich die neurologischen Komplikationen gleichermaßen oder in vermehrtem Maße durch das infiltrative Umwachsen des Myelons einstellen können. Hier besteht generell die Frage, ob eine Dekompression noch sinnvoll ist und, wenn ja, ob diese von ventral oder dorsal erfolgen sollte.

Literatur

(1) *Enneking, W. F.:* Musculoskeletal Tumor Surgery. Churchill Livingstone, Edinburgh 1983
(2) *Firusian, N.:* Die Behandlung der Wirbelsäulenmetastasen und Ergebnisse. In: Die Wirbelsäule in Forschung und Praxis 103; Tumoren der Wirbelsäule. Hippokrates, Stuttgart 1984
(3) *Immenkamp, M., Weitner, A.:* Gutartige Wirbeltumoren. In: Schmitt, E. (Hrsg.), Tumoren der Wirbelsäule, (Die Wirbelsäule in Forschung und Praxis 103) Hippokrates Stuttgart 1984
(4) *Louis, R.:* Chirurgie du Rachis. Springer, Berlin/Heidelberg/New York.
(5) *Salzer-Kuntschik, M.:* Tumoren der Wirbelsäule – Pathologie. In: Schmitt, E. (Hrsg.), Tumoren der Wirbelsäule. (Die Wirbelsäule in Forschung und Praxis 103) Hippokrates, Stuttgart 1984

II Biomechanische Untersuchungen

Biomechanische Untersuchungen zu den verschiedenen Techniken der dorsalen und ventralen Stabilisierung im Bereich der thorakolumbalen und lumbalen Wirbelsäule

O. Wörsdorfer, Ch. Ulrich, Ulm
F. Magerl, St. Gallen

Einleitung

Der zunehmenden Tendenz zur operativen Stabilisierung instabiler Verletzungen der Wirbelsäule (10, 11) folgte die Entwicklung geeigneter Verfahren und Implantate. Dabei wurden sowohl bereits bestehende, in anderen Gebieten der Wirbelsäulenchirurgie verwendete Systeme modifiziert (5–9), als auch spezielle neue Fixationstechniken und Implantate zur Stabilisierung der verletzten Wirbelsäule entwickelt (1, 2, 4, 10, 16).
Zur Beurteilung der Leistungs- und Belastungsfähigkeit dieser Verfahren sind Kenntnisse über deren biomechanische Wirkungsweise und vergleichende Untersuchungen sowohl an der nativen wie auch der instabilen und implantatfixierten Wirbelsäule erforderlich.
In experimentellen Studien wurden deshalb Stabilität und Steifigkeit verschiedener ventraler und dorsaler Stabilisierungsverfahren und Implantatsysteme an der Wirbelsäule in vitro geprüft (3, 13, 19, 21).
Die Entwicklung auf dem Gebiet der Wirbelsäulenimplantate ist jedoch in den letzten Jahren so rasant fortgeschritten, daß wir uns bei der Prüfung auf Implantate beschränkt haben, die primär zur Stabilisierung traumabedingter instabiler Situationen eingesetzt werden. Anhand biomechanischer Überlegungen sollten jedoch die entscheidenden Erfordernisse an ein Implantat zur Stabilisierung der Wirbelsäule ventraler Systeme dargelegt werden.
Die Problematik bei der Interpretation von Resultaten von in vitro-Experimenten liegt zum einen darin, daß es sich um Wirbelsäulenpräparate ohne stabilisierende Muskulatur handelt (20) und die Ergebnisse somit nicht die in vivo anzutreffenden Verhältnisse widerspiegeln. Außerdem besitzen die verschiedenen Fixationssysteme gänzlich unterschiedliche konstruktionsbedingte mechanische Wirkungsweisen.
Auf die Wirbelsäule wirken Kräfte und Momente in den sechs Freiheitsgraden der Bewegung in der Regel miteinander gekoppelt ein, deren Absolutwerte nicht bekannt sind (18). Die experimentellen Festigkeitsuntersuchungen an Präparaten können daher nur Hauptkomponenten oder nur sehr vereinfachte Kombinationsformen dieser Kräfte oder Momente betrachten und beschränken sich deshalb meist auf die Hauptbelastungsrichtung der ventralen Biegebelastung und axialen Torsion.
Die in-vitro-Untersuchung an standardisierten Frakturmodellen erlaubt jedoch einen guten Vergleich der verschiedenen Fixationssysteme sowohl miteinander als auch bezüglich deren unterschiedlicher Wechselwirkung zwischen Präparat und Implantat. Die hieraus gewonnenen Erkenntnisse lassen wiederum Schlüsse auf die klinische Anwendbarkeit und Tauglichkeit der Implantate zu (13).

Material und Methode

In mehreren Untersuchungsreihen an frisch tiefgefrorenen humanen LWS-Präparaten wurde nach Prüfung der nativen Wirbelsäule die Stabilität und Steifigkeit ventraler und dorsaler Fixationsverfahren an zwei Frakturmodellen getestet.
- Das Frakturmodell I
  stellt lediglich eine ventrale Instabilität durch standardisierte Keilentnahme aus dem Wirbelkörper von L2 unter Belassung der dorsalen Strukturen dar.
- Im Frakturmodell II
  wurde eine der klinisch kompletten Instabilität von WS-Verletzungen nachempfundene

Instabilität durch Anlegen eines ventralen Defektes im Wirbelkörper von L2 sowie einer Durchtrennung der dorsalen knöchernen und ligamentären Strukturen herbeigeführt.

a) Ventrale Stabilisierung

Geprüft wurde die Festigkeit der interkorporellen Spondylodese gegenüber einer Biegebelastung ohne und mit monosegmentaler Plattenosteosynthese am Frakturmodell I und II. Die neueren Verfahren nach BRADFORD (14), DUNN (1, 4), KOSTUIK (8, 9), SLOT-ZIELKE (6) wurden nicht berücksichtigt; aufgrund biomechanischer Berechnungen sind jedoch Hinweise auf die Leistungsfähigkeit dieser Systeme möglich (s. u.).

b) Dorsale Stabilisationsverfahren

Von den dorsalen Stabilisationsverfahren wurden das konventionelle Harrington-Distraktionssystem, ein verändertes Distraktionssystem nach JACOBS (7), die dorsale transpedunkuläre Plattenosteosynthese nach ROY-CAMILLE (16), der Fixateur interne nach DICK (2) sowie der Fixateur externe nach MAGERL (10) in die Untersuchungen einbezogen und am Frakturmodell II (vollständige Instabilität) Biegebelastungen unterworfen.

In einer weiteren Experimentalstudie (19) konnte die Torsionsstabilität dieser Verfahren und zusätzlich das System nach HARRINGTON-LUQUE geprüft werden. Für die einzelnen Implantate fanden jeweils zwölf muskelfreie, frisch tiefgefrorene lumbale WS-Präparate Verwendung. BWK 12 und S 1 wurden nach Auftauen in einem schnellhärtenden Kunststoff zur Verankerung in einer Materialprüfmaschine eingebettet. Da zur objektiven Prüfung der ventralen Biegestabilität der Wirbelsäule ein hebelarmunabhängiges Biegemoment auf das Präparat einwirken sollte, war die Entwicklung eines rollengelagerten entkoppelten Mechanismus notwendig *(Abb. 1)*. Die Deformation der Wirbelsäule innerhalb eines Bewegungssegmentes konnte dann mit zwei differentiell geschalteten induktiven Goniometern in Winkelgraden gemessen werden.

Anhand der dabei gefundenen Winkelgrade ließen sich dann die für jede Situation charakteristischen Belastungs-Deformations-Diagramme erstellen.

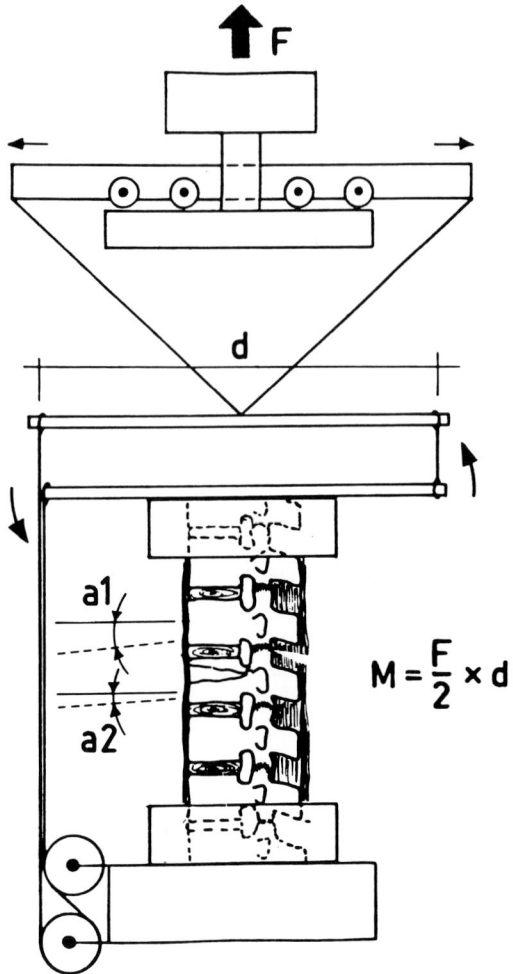

Abb. 1: Testvorrichtung zur Applikation eines Biegemomentes (M) auf die Wirbelsäule. Die Deformation wird durch zwei Goniometer a1 und a2 bestimmt.

Ergebnisse

a) Biegestabilität ventraler Stabilisierungsverfahren

1. Ventrale interkorporelle Spondylodese mit und ohne Implantatfixierung bei ventraler Instabilität

Die Belastungs-Deformations-Diagramme zeigen bei interkorporeller Spondylodese ohne Implantatstabilisierung bei einem ventralen Defekt einen parallel verschobenen Kurvenverlauf mit gleicher Charakteristik wie bei der intakten Wirbelsäule. Das zeigt, daß der dorsale Bandapparat und das hintere Längsband entscheidend für die Biegestabilität der Wirbelsäule durch dorsale Zuggurtung sind.

Nach Instrumentierung mit einer anterolateral angebrachten Platte an einen Wirbel ober- und unterhalb des Defektes zeigte sich eine hohe primäre Steifigkeit, bei der es ab einem Biegemoment von 17 Nm zur Lockerung des Implantates kommt; der weitere Kurvenverlauf ist dann dem der uninstrumentierten Wirbelsäule ähnlich *(Abb. 2)*.

2. Ventrale interkorporelle Spondylodese mit und ohne Implantatfixierung bei kompletter ventrodorsaler Instabilität

Die ventrodorsale Instabilität ist charakterisiert durch völlig fehlende Biegestabilität des Präparates. Das Einbringen eines interkorporellen Spanes kann diese Instabilität nicht beseitigen, da die Wirbelsäule durch die fehlenden dorsalen Zuggurtungselemente über den Span kippt. Nach Fixation des betroffenen Bewegungssegmentes mit einer anterolateralen Platte einen Wirbel ober- und unterhalb des verletzten Segmentes bestand lediglich im Bereich von 3–7 Nm Biegebelastung bei hohem Deformationswinkel ein gewisser Stabilisierungseffekt durch die Platte; ab 9 Nm lockerte das Implantat aus der Wirbelsäule *(Abb. 3)*.

Zusammenfassende Beurteilung

Ein ventraler Defekt mit dorsal intakten Strukturen läßt sich mit der alleinigen interkorporellen Spondylodese auch ohne Implantat gut stabilisieren. Wird das mittlere WS-Segment durchtrennt, schafft die interkorporelle Spondylodese ohne ventrale Implantatsicherung keine stabile Situation, da die Wirbelsäule aufgrund der fehlenden dorsalen Zuggurtung über den eingebrachten Span kippt. Nach anterolateraler Implantatfixierung mittels einer ein Segment ober- und unterhalb des instabilen Segmentes überbrückenden Platte ergibt sich eine nur unwesentlich größere Stabilität in den Anfangsbereichen einer Biegebelastung, da die Platte im Drehpunkt liegt, keine Vierpunkt-Verspannung aufweist und somit die Schub- und Biegemomente nicht neutralisieren kann *(Abb. 4)*.

Biomechanische Erfordernisse an eine ventrale Stabilisierung

Erforderlich für eine Stabilisierung bei alleiniger ventraler Wirbelsäulenverletzung ist ein Implantat, welches eine Vierpunkt-Verspannung

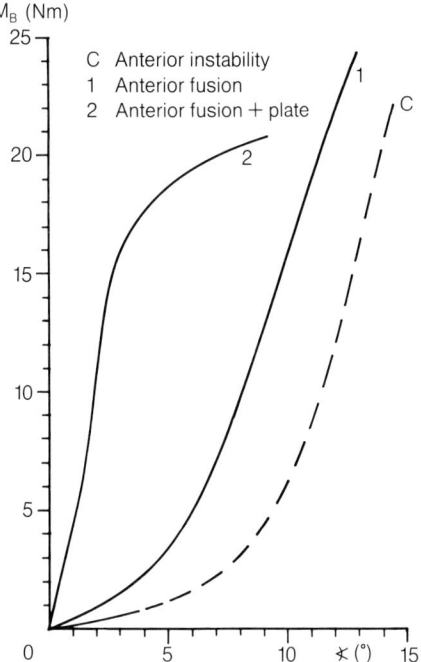

Abb. 2: Belastungs-Deformations-Diagramme bei ventraler Instabilität und ventraler interkorporeller Spondylodese mit und ohne Plattenosteosynthese.

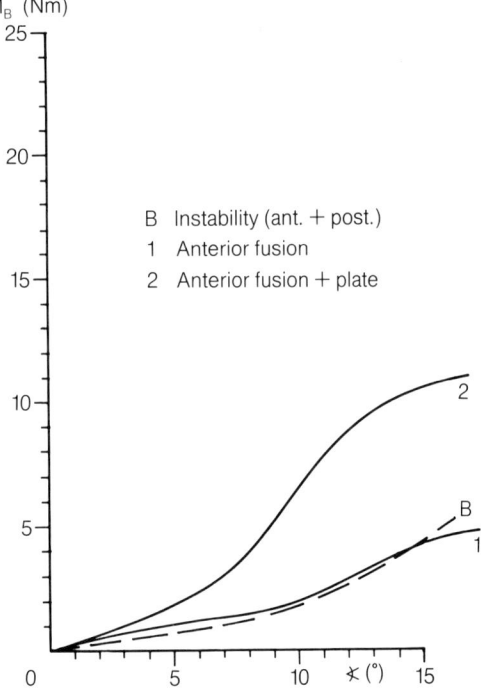

Abb. 3: Belastungs-Deformations-Diagramme bei kombinierter dorsoventraler Instabilität und ventraler interkorporeller Spondylodese mit und ohne Plattenosteosynthese.

ventralseits aufweist, so daß die Kippmomente und Schubmomente neutralisiert werden können, wobei die axiale Tragfähigkeit der Wirbelsäule durch den interkorporellen kortikospongiösen Span erreicht wird.

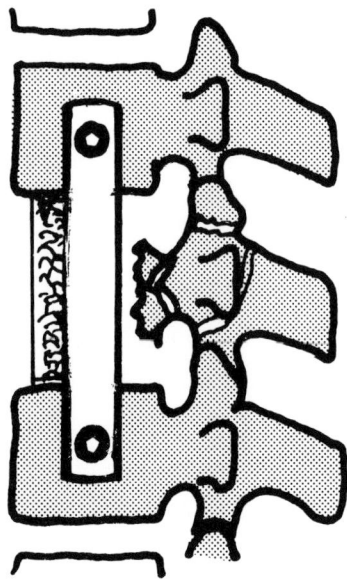

Abb. 4: Ventrale Spondylodese mit anterolateraler Plattenosteosynthese bei kombinierter dorsoventraler Instabilität. Die Schub- und Biegemomente können durch fehlende Vierpunkt-Abstützung nicht neutralisiert werden.

Die Kipp- und Schubmomente lassen sich durch eine Vierpunkt-Verspannung, wie z. B. durch das Einbringen von zwei Stäben nach ZIELKE (6), neutralisieren.

Vierpunkt-Verspannungen können weiterhin mit der Methode nach BRADFORD (14), KOSTUIK (9), DUNN (1, 4) oder nach SLOT-ZIELKE (6) durch eine alleinige ventrale Stabilisierung erreicht werden *(Abb. 5)*.

Mit der Plattenspondylodese werden die oben beschriebenen biomechanischen Erfordernisse nicht erfüllt.

b) Vergleichende Flexionsstabilität verschiedener dorsaler Fixationssysteme

Dorsale Fixationssysteme haben gegenüber ventralen Systemen den Vorteil, weiter entfernt vom Rotationszentrum für die Flexion und Extension der Wirbelsäule zu liegen und somit durch den längeren Hebelarm günstiger auf die Wirbelsäule in korrigierender und stabilisierender Weise einwirken zu können, sofern eine sichere Verankerung an die Wirbelsäule gewährleistet ist. Das Harrington-System, seine Modifikationen sowie die Plattenosteosynthese sollen im Sinne der Vierpunkt-Biegung wirken und müssen dazu exakt der Wirbelsäulenkonfiguration angepaßt werden. Das Fixateur-externe- sowie das Fixateur-interne-System sind

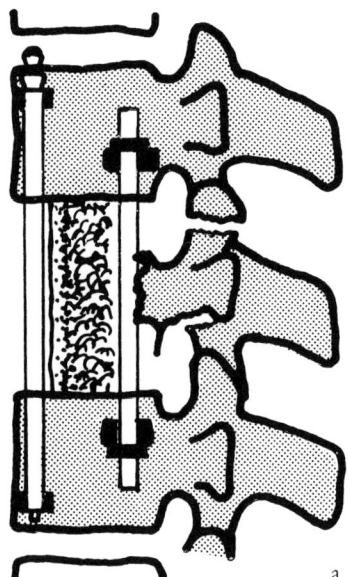

a

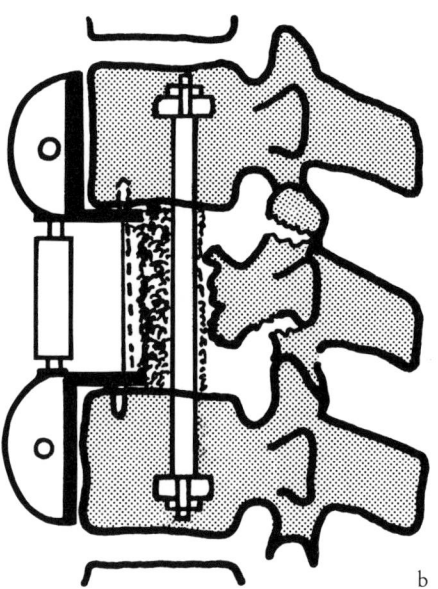

b

Abb. 5: Vierpunkt-Verspannung an zwei Implantatbeispielen bei ventraler Spondylodese:
a) System nach KOSTUIK
b) System nach SLOT-ZIELKE
Durch diese Verspannung kann eine effektive ventrale Stabilisierung mit Neutralisierung der Kipp- und Schubkräfte erreicht werden.

in sich geschlossene Rahmenkonstruktionen, welche in ihrer Anwendung unabhängig von den Instabilitätsverhältnissen sowie den anatomischen Verhältnissen der Wirbelsäule sind.

1. Das konventionelle Harrington-Distraktionssystem

Entsprechenden Empfehlungen zufolge wurde dieses System zwei Segmente oberhalb und unterhalb der Instabilität verankert (5, 12, 15). Bei Präparaten mit durchtrenntem vorderen Längsband ließ sich keinerlei Stabilisierungseffekt erzielen, da mit dem Aufspreizen der Distraktionsstäbe die Wirbelsäule auseinandergezogen wurde. Die Vorspannung der Wirbelsäule mit dem konventionellen Harrington-Distraktionssystem gegen das intakte vordere Längsband ergab bereits bei einem Biegemoment von 6 Nm eine Dislokation der kranialen Haken. Daneben zeigte sich bereits bei geringen Biegebelastungen unter 3 Nm eine große initiale Deformierung der Wirbelsäule aufgrund der fehlenden Anpassungsmöglichkeit des Stabes an die normale Lordose der LWS. Demnach kann mit den Distraktionssystemen nur dann ein stabilisierender Effekt erreicht werden, wenn die Stäbe exakt den Bögen anliegen, so daß eine echte Vierpunkt-Stabilisierung zustandekommt. Biegt man aber die Stäbe in die Lordose, kommt es unter Belastung zu einem Herausdrehen der Stäbe aus der LWS-Lordose, sofern diese nicht durch sublaminäre Cerclagen nach LUQUE gesichert sind. Vor dem Stabilisierungseffekt durchläuft also das Harrington-Distraktionssystem erst einmal eine Adaptationsphase, so daß bereits bei geringen Belastungen regelmäßig ein Korrekturverlust um 10° im verletzten Segment erfolgte, (Abb. 6).

2. Das modifizierte Distraktionssystem nach JACOBS

Dieses Distraktionssystem beruht auf dem mechanischen Prinzip des Harrington-Distraktionssystems, hat jedoch den Vorteil, daß durch die rotationsstabile Verankerungsmöglichkeit der blockierbaren Haken die Stäbe der entsprechenden Wirbelsäulenform exakt angepaßt werden können (Abb. 7). Hiermit erzielt man eine hohe initiale Stabilität, die Dislokation des Systems tritt erst bei einer vierfach höheren Biegebelastung (20 Nm) gegenüber dem konventionellen Harrington-System auf (7, 21). Erforderlich ist aber auch hier eine Fixierung über sieben Segmente.

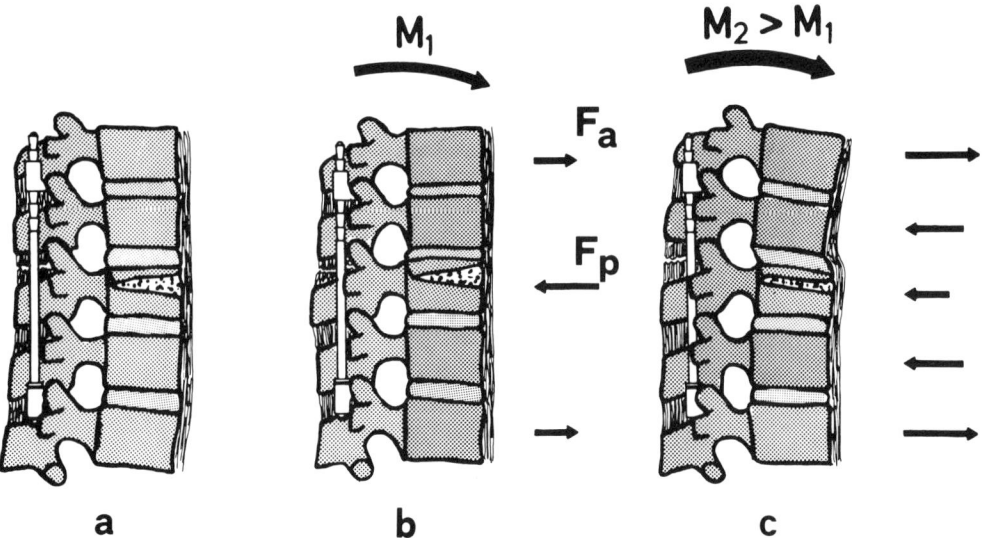

Abb. 6: Konventionelles Harrington-Distraktionssystem: Zur Neutralisierung der Biegemomente ist das Anliegen der Stäbe an den Bögen in Verletzungshöhe erforderlich.
a) Nicht adaptiertes Stabsystem in der LWS-Lordose ohne Vorspannung.
b) Vorspannung der Wirbelsäule führt zur kyphotischen Deformierung, da das Biegemoment in eine ventral gerichtete Kraft (Fa), welche auf die Haken wirkt, und eine dorsal gerichtete Kraft (Fp), welche auf das verletzte Segment wirkt, transformiert wird.
c) Bei genügend hohem Biegemoment führen diese Kräfte zur Anpassung der WS an die Stäbe und somit zur kyphotischen Deformierung.

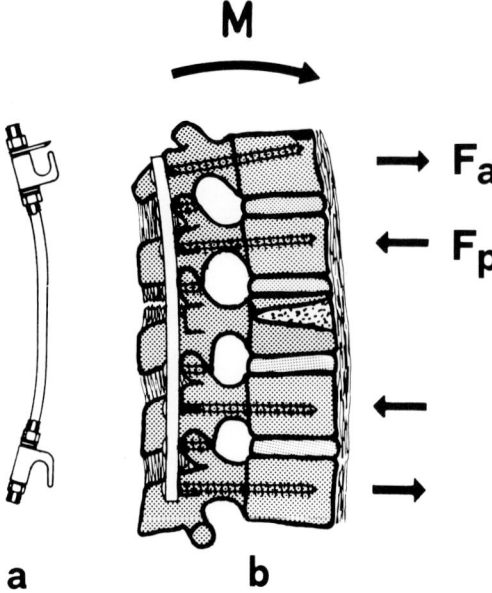

Abb. 7: Dorsale Vierpunkt-Abstützung durch das modifizierte Distraktionssystem nach Jacobs oder durch transpedunkuläre Plattenspondylodese. Durch exakte Adaption der Implantate an die WS verwandeln beide Systeme ein Biegemoment (M) in zusammenwirkende ventral gerichtete Kräfte (Fa), welche auf die Schrauben oder Haken wirken, und dorsal gerichtete Kräfte (Fp), welche auf die Platten oder Stäbe wirken. Nur auf diese Weise können die Biegemomente ohne Deformierung der WS neutralisiert werden.

3. Die dorsale transpedunkuläre Plattenosteosynthese nach Roy-Camille

Die größte Stabilität und Steifigkeit erzielt die transpedunkuläre Plattenspondylodese nach Roy-Camille. Dieses System hat neben dem Vorteil der größten Stabilität allerdings auch den Nachteil einer sehr hohen Steifigkeit, so daß kaum Energie absorbiert werden kann und Spitzenbelastungen auf die Schraubenverankerung auftreten. Ein weiterer Nachteil ist die fehlende Repositionsmöglichkeit durch das Implantat selbst, so daß die Wirbelsäule mit anderen Maßnahmen zunächst reponiert werden muß und dann in situ verschraubt werden kann. Bei Verkürzung des Systems auf eine dreisegmentale Fixation vermindert sich die Verankerungsfestigkeit um 50 %, so daß bei instabilen Verletzungen ohne ventrale Abstützung die kurzstreckige Fixation mit der Plattenspondylodese nicht empfohlen werden kann (19).
Die Verankerungsfestigkeit in der Wirbelsäule lag höher als bei den Distraktionssystemen, bei einem Biegemoment von 30 Nm trat eine Lockerung der Schraubenverankerung ein.

4. Der Fixateur externe nach Magerl

Der Fixateur externe ist ein dynamisches Fixationssystem und stellt aufgrund der langen Schanz-Schrauben und der außerhalb des Körpers liegenden T-förmigen Trägerplatten eine Rahmenkonstruktion dar. Bei Belastung des nicht vorgespannten Fixateur-externe-Systems kommt es in Abhängigkeit von den Materialeigenschaften der Schanz-Schrauben zu einer linearen Durchbiegung in deren elastischem Bereich. Beim vorgespannten System findet eine Durchbiegung erst bei Überschreiten der Vorspannung statt; ein Rückgang in die Ausgangslage erfolgt im elastischen Bereich. In-vivo-Untersuchungen (17) am Fixateur externe mit Lastmeßzellen haben gezeigt, daß durch die elastische Verspannung die aufgebrachte Vorspannung auf das Fixateur-externe-System über mehrere Wochen konstant aufrechterhalten werden kann. Die experimentelle Prüfung der Verankerungsfestigkeit der Schanz-Schrauben ergab, daß auch mit Biegebelastungen über 60 Nm keine Lockerung aus dem Wirbelkörper zu erzielen war (21). Bei einer Biegebelastung von 10 Nm betrug die Angulationsdeformierung lediglich 2,5°; bis 60 Nm war im Gegensatz zu allen anderen Systemen keine Dislokation des vorgespannten Systems zu beobachten.

5. Der Fixateur interne nach Dick

Der Fixateur interne ist ein versenkbares Implantat, bei dem zwischen dem Längsträger und den gekürzten transpedunkulär eingebrachten Schanz-Schrauben in montiertem Zustand keine Beweglichkeit besteht, und das daher für seine Funktion keinen weiteren Knochenabstützpunkt benötigt. Das System ist daher – wie auch der Fixateur externe – unabhängig vom Zustand oder Vorhandensein der Wirbelbögen und Gelenke sowie des vorderen oder hinteren Längsbandes anwendbar. Über den Gewindestab sind sowohl Distraktion, Kompression als auch Neutralfixation möglich. Durch die arretierbare Fixation der Schanz-Schrauben an den Gewindestäben wird bei der Distraktion nicht wie beim Harrington-Stab gleichzeitig eine kyphosierende Kraft in das Bewegungssegment eingeleitet. Biomechanisch zeigt das Fixateur-interne-System ähnliche Eigenschaften wie das

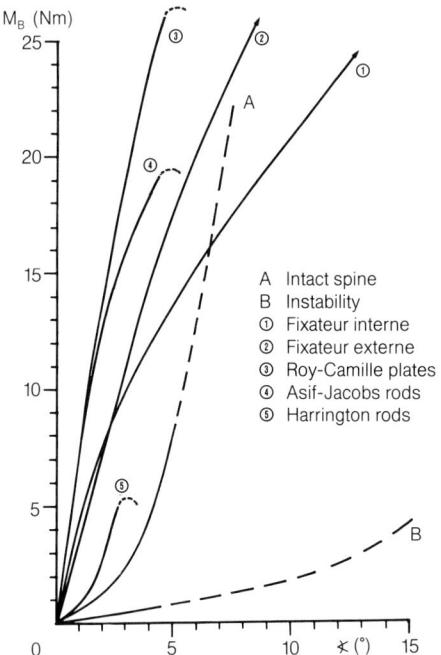

Abb. 8: Gruppenresultate der Biegestabilität dorsaler Fixationssysteme am Frakturmodell II.

A Intact spine
B Instability
① Fixateur interne
② Fixateur externe
③ Roy-Camille plates
④ Asif-Jacobs rods
⑤ Harrington rods

40 Nm Biegebelastung, danach treten plastische Deformierungen auf. In der Wirbelsäulenverankerung sieht man gegenüber den Untersuchungen am Fixateur externe jedoch eine wesentlich frühere Lockerung der Verankerung durch Kippbewegungen der gekürzten Schanz-Schrauben in der Wirbelspongiosa. In einigen Fällen waren Auslockerungen bei Belastungen zwischen 20 und 40 Nm nachweisbar, jedoch zeigte sich selbst bei gelockerten Schanz-Schrauben noch eine gute Reststabilität des Systems.

Bei allen Präparaten war die gemessene Angulationsdeformität mit dem Fixateur interne im Anfangsbereich geringer als an der unverletzten Wirbelsäule und erreichte diese erst beim Biegemoment von 14 Nm und höher, (Abb. 8).

c) Torsionsstabilität dorsaler Spondylodeseverfahren an der LWS

Translationsverletzungen der Wirbelsäule führen in einem hohen Prozentsatz zu einer erheblichen Rotationsinstabilität (10, 11), so daß hieraus für die Stabilisierung der Wirbelsäule neben einer Biegestabilität auch eine ausreichende Rotationsstabilität zu fordern ist. Zur Prüfung der primären Torsionsstabilität verschiedener dorsaler Osteosyntheseverfahren an der LWS wurde eine spezielle Vorrichtung konstruiert (19), mit der eine Torsionsbelastung unter Berücksichtigung der gekoppelten Bewe-

Fixateur-externe-System, hat jedoch durch die kurzen Hebelarme der Schanz-Schrauben den Nachteil einer rigideren Fixation im Wirbel, die bei zyklischer Belastung zur Auslockerung im Wirbelkörper führen kann. Der elastische Bereich des Fixateur-interne-Systems reicht bis

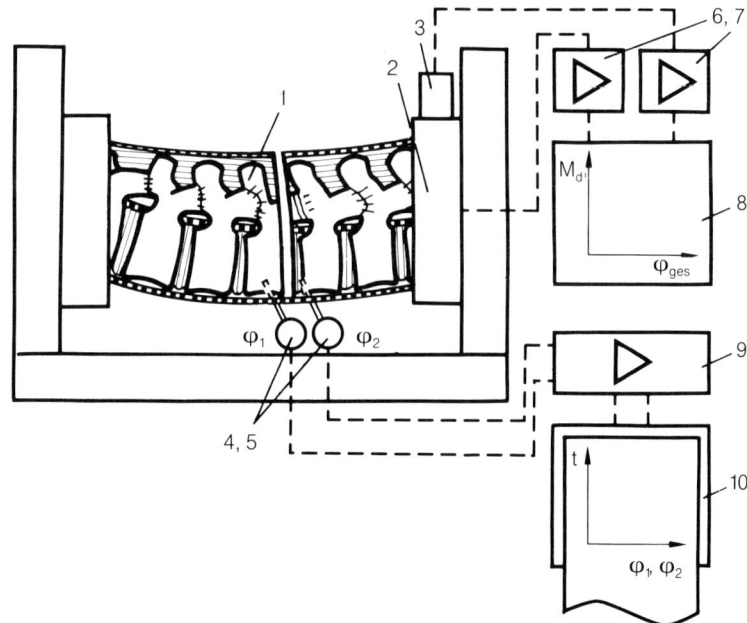

Abb. 9: Testvorrichtung zur Ermittlung der Torsionsstabilität dorsaler Fixationssysteme am Frakturmodell II.
1) LWS-Präparat
2) Proximale LWS-Fixation mit Drehmoment-Lastmeßdose
3) Drehwinkel-Potentiometer
4) Goniometer
5) Goniometer
6) Verstärker
7) Verstärker
8) Schreiber für Drehmoment-Drehwinkelkurven
9) Verstärker
10) Schreiber für Goniometer-Signale.

gungen einschließlich der Höhenzunahme und -minderung der Wirbelsäule bei der Torsion gemessen werden konnte. Die Drehmomenteinleitung erfolgte am proximalen Ende der eingespannten LWS bis zu einem maximalen Drehmoment von 5 Nm, während das distale Ende fixiert war. Mit zwei Goniometern in den Wirbelkörpern proximal und distal der Läsion konnte der Relativ-Verdrehwinkel in Winkelgraden gemessen werden, *(Abb. 9)*.

Jedes einzelne Wirbelsäulenpräparat wurde in folgender Reihe untersucht:
1. Intakte Wirbelsäule.
2. Durchtrennung des Discus intervertebralis mit Entnahme eines ventralen Keiles.
3. Zusätzliche Durchtrennung der dorsal davon gelegenen ligamentären Strukturen.
4. Zusätzliche Durchtrennung der Gelenkfortsätze.

Die so geschaffene komplette Rotationsinstabilität wurde nacheinander wie folgt stabilisiert:
1. Plattenspondylodese nach Roy-Camille, fünf Segmente.
2. Plattenspondylodese nach Roy-Camille, drei Segmente.
3. Fixateur externe, drei Segmente.
4. Fixateur interne, drei Segmente.
5. Harrington-Distraktionssystem, fünf Segmente.
6. Harrington-Luque-Kombination, fünf Segmente.

Der gemessene Torsionswinkel an der intakten Wirbelsäule betrug nach 5 Nm Torsionsbelastung 1,7°, nach Schaffung des ventralen Defektes erhöhte er sich auf 2,8°. Nach zusätzlicher Durchtrennung der dorsalen Ligamente erfolgte eine weitere Zunahme des Verdrehwinkels bis auf 4,8°. Erst die Durchtrennung der Gelenkfortsätze führte zu einer erheblichen Instabilität (18) mit einem maximalen Torsionswinkel von 10,8° *(Abb. 10)*.

Von den kurzstreckigen Osteosyntheseverfahren zeigte der Fixateur externe mit 1,0° und der Fixateur interne mit 2,9° die höchste Primärtorsionsstabilität, wobei die kurzstreckige Plattenspondylodese mit 4,1° eine bereits deutlich geringere Stabilität aufwies. Bei den langstreckigen Osteosyntheseverfahren bot die Plattenosteosynthese die höchste Torsionsstabilität mit einem Wert von 1,2° *(Abb. 11)*.

Weder mit dem Harrington-Distraktionssystem allein noch mit der zusätzlichen sublaminären Cerclagefixation nach Luque läßt sich eine ausreichende Torsionsstabilität erzielen, da die beiden voneinander unabhängigen Stabsysteme auch in sich nicht rotationsstabil sind. Demzufolge fand sich bei einer Belastung von 5 Nm ein Differenz-Verdrehwinkel von 13,4° für das Harrington-System und von 14,0° für die Harrington-Luque-Technik. Die Unterschiede zwischen beiden Systemen sind nicht signifikant. Auffällig war jedoch in mehreren Versuchsreihen, daß mit den Distraktionssystemen die Wirbelsäule rotationsinstabiler als die nichtinstrumentierte Wirbelsäule war.

Zusammenfassende Beurteilung

Während die Biegestabilität der LWS schon durch die diskoligamentäre Dissektion aufgehoben ist, tritt eine wesentliche Rotationsinsta-

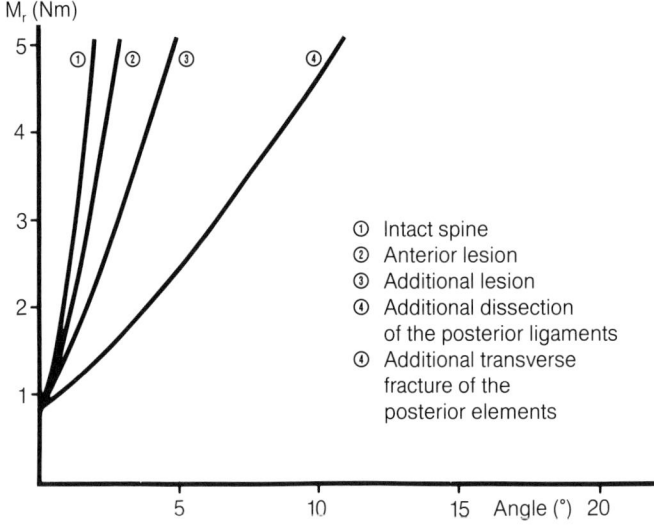

Abb. 10: Torsions-Deformations-Diagramme der nativen LWS.

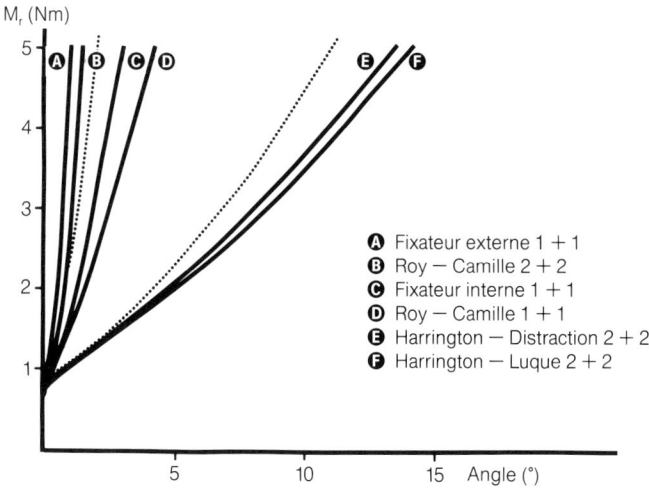

Abb. 11: Torsions-Deformations-Diagramme der dorsalen Fixationssysteme.

Ⓐ Fixateur externe 1 + 1
Ⓑ Roy – Camille 2 + 2
Ⓒ Fixateur interne 1 + 1
Ⓓ Roy – Camille 1 + 1
Ⓔ Harrington – Distraction 2 + 2
Ⓕ Harrington – Luque 2 + 2

bilität erst bei zusätzlicher transversaler Fraktur der dorsalen Elemente auf (18). Das Fixateurexterne- und Fixateur-interne-System zeigt in vitro sowohl bei Biegebelastung als auch bei Torsion wesentlich höhere Stabilität gegenüber den Plattenspondylodesen und Distraktionssystemen, wobei diese Eigenschaften schon bei einer Montage über drei Segmente entwickelt werden.

Durch die Korrigierbarkeit in allen Ebenen und Unabhängigkeit vom vorderen Längsband und Gelenkfortsätzen sind die Anwendungsmöglichkeiten des Fixateur-externe- und Fixateur-interne-Systems vielseitiger als die der anderen Systeme. Durch die hohe Verankerungsfestigkeit kommt es selbst bei Auslockerung oder plastischer Deformierung nicht zu einem plötzlichen Versagen des stabilisierenden Systems wie beim Aushängen der Haken des Harrington-Systems oder Brechen der Schrauben bei der Plattenspondylodese. Das konventionelle Harrington-Distraktionssystem ist mit den experimentell größten Nachteilen behaftet. Neben der Dislokationsneigung der Verankerung, und einer geringen Primärstabilität gegen Biege- und Torsionsmomente läßt sich mit dem konventionellen System eine Anpassung an die lordotische Form der lumbalen Wirbelsäule kaum erreichen, so daß bei der klinischen Anwendung Korrekturverluste in Kauf genommen werden müssen (5, 12, 20). Für die Verwendung von Distraktionssystemen eignet sich lediglich das weiterentwickelte System nach JACOBS, bei dem die Haken auf den Distraktionsstangen jeweils entsprechend der anatomischen Situation fixiert werden können. Somit läßt sich dieses System exakt an die Wirbelsäule anpassen, hat jedoch den Nachteil einer mindestens fünf-segmentalen Überbrückung.

Die Ergebnisse zur Prüfung der Torsionsstabilität zeigten, daß die Distraktion bei völliger Instabilität auch bei Formanpassung der Stäbe eine zusätzliche Instabilität schaffen kann, da die Frakturverhakung aufgehoben wird (12).

Die zusätzliche mehrsegmentale sublaminäre Cerclage nach LUQUE brachte keinen Zugewinn an Rotationsstabilität.

Zusammenfassung der Ergebnisse

Trotz der begrenzten Aussagefähigkeit von in-vitro-Experimenten an LWS-Präparaten lassen die vorgenannten Experimente folgende Rückschlüsse auf die Stabilität der Verfahren in vivo zu:

1. Bei einer rein ventralen Instabilität läßt sich eine ausreichende Stabilisierung der Wirbelsäule mit einer interkorporellen Spondylodese auch ohne zusätzliche Implantatfixierung erreichen.

2. Bei einer ventralen und dorsalen Instabilität mit Verletzung des mittleren Wirbelsäulensegmentes ist eine alleinige interkorporelle ventrale Spondylodese nicht stabil, da die WS über den Span kippen kann.

3. Die anterolaterale Plattenspondylodese in Kombination mit einer ventralen interkorporellen Spanspondylodese bietet beim Vorliegen einer kombinierten Instabilität keine ausreichende Festigkeit, da die Platte sich im Bereich der Schraubenverankerung durch das Fehlen einer Vierpunkt-Verankerung lokkert.

4. Eine effektive Stabilisierung der Wirbelsäule

von ventral kann mit den Vierpunkt-Verankerungen (Systeme nach BRADFORD, DUNN, KOSTUIK, SLOT-ZIELKE) erreicht werden.

5. Das konventionelle Harrington-Distraktionssystem zeigt experimentell eine frühe Verankerungslösung aus der WS, bietet keine Rotationsstabilität und ermöglicht keine ausreichende Korrektur der Fehlstellung.
6. Die transpedunkuläre Plattenspondylodese nach ROY-CAMILLE zeigt ein hohes Maß an Flexions- und Rotationsstabilität, ist jedoch mit dem Nachteil einer fünfsegmentalen Fixation, einer hohen Steifigkeit mit möglichen Ermüdungsbrüchen und einer fehlenden Distraktionsmöglichkeit durch das Implantat behaftet.
7. Der Fixateur externe bietet neben der dreisegmentalen Fixation als einziges System eine dynamische Fixationsmöglichkeit durch die hohe Vorspannung, welche über den Heilungsverlauf einer Fraktur aufrechterhalten werden kann.

Aufgrund der Rahmenkonstruktion ergibt sich die höchste Torsions- und Biegestabilität sowohl bei Verwendung in Distraktion, Kompression und in Neutralstellung. Das System ist somit unabhängig von der Intaktheit des vorderen oder hinteren Längsbandes oder hinterer Gelenkanteile.

8. Der Fixateur interne zeigt ebenfalls eine hohe Biegestabilität mit einer guten Verankerungsfestigkeit an der WS, die Rotationsstabilität ist geringer als beim Fixateur externe, jedoch den Distraktionssystemen deutlich überlegen. Ebenso wie der Fixateur externe ist der Fixateur interne unabhängig von den Verletzungsmustern an der Wirbelsäule anwendbar.

Literatur

(1) *Arena, M.J., H.B. Cotler, J.M. Cotler:* The Dunn Device for Anterior Stabilization of the Thoracolumbar Spine. Orthop. Trans., 7 (1983) 88
(2) *Dick, W.:* Innere Fixation von Brust- und Lendenwirbelfrakturen. In: Aktuelle Probleme in Chirurgie und Orthopädie, Bd. 28. Huber, Bern-Stuttgart-Toronto, 1984
(3) *Dick, W., O. Wörsdorfer, F. Magerl:* Mechanical Properties of a new Device for Internal Fixation of Spine Fractures: The »Fixateur Interne«. In: Biomechanics: Current Interdisciplinary Research 501, S. M. Perren, E. Schneider (eds.) Martinus Nijhoff Publ., Dordrecht, 1985
(4) *Dunn, H. K.:* Neurologic Recovery following Anterior Decompression of Thoradic and Lumbar Injuries. Orthop. Trans., 8 (1984) 392
(5) *Gertzbein, S. D., D. McMichael, M. Tile:* Harrington Instrumentation as a Method of Fixation in Fractures of the Spine. A Critical Analysis of Deficiencies. J. Bone Joint Surg., 64-B (1982) 526
(6) *Hack, A. P., K. Zielke, J. Harms:* Spinal Instrumentation and Monitoring. In: The Pediatric Spine, Chapter 33, 491 D. Bradford (ed.) Thieme-Stratton Inc., New York, 1985
(7) *Jacobs, R. R., F. Schläpfer, R. Mathys, A. Nachemson, S. M. Perren:* A Locking Hook Spinal Rod System for Stabilization of Fracture-Dislocations and Correction of Deformities of the Dorsolumbar Spine: A Biomechanical Evaluation. Clinical Orthop., 189 (1984) 168
(8) *Kostuik, J. P., S. Richards:* Single-Stage Anterior Decompression and Stabilization of Thoraco-Lumbar Spinal Injuries. Orthop. Trans., 6 (1982) 9
(9) *Kostuik, J. P.:* Anterior Spinal Cord Decompression for Lesions of the Thoracic and Lumbar Spine, Technicsy, New Methods of Internal Fixation, Results. Spine, 8 (1983) 512
(10) *Magerl, F.:* Externe Fixation der Wirbelsäule. In: B. G. Weber, F. Magerl: Fixateur externe. Springer, Berlin-Heidelberg, 1985
(11) *McAfee, P. C., H. A. Yhan, B. E. Frederickson, J. P. Lubicky:* The Values of Computer Tomography in Thoracolumbar Fractures. J. Bone Joint Surg. 65 (1983) 461
(12) *McAfee, P. C., H. H. Bohlmann:* Complications of following Harrington Instrumentation for Fractures of the Thoracolumbar Spine. J. Bone Joint Surg.: 67-A (1985) 672
(13) *Nagel, D. A., T. A. Koogle, R. L. Piziali, I. Perkash:* Stability of the Upper Lumbar Spine following Progressive Disruptions and the Application of Individual Internal and External Fixation Devices. J. Bone Joint Surg., 63-A (1981) 62
(14) *Puno, R. M., J. E. Bechtold, A. B. Kim, B. N. Sun, D. F. Bradford:* Anterior Spinal Fixation – Clinical and Biomechanical Analysis. Transactions 32nd Ann. Meeting Orthop. Res. Soc., Vol. 11, 379 New Orleans (1986)
(15) *Purcell, G. A., K. L. Markolf, E. G. Dawson:* Twelfth Thoracic-First Lumbar Vertebral Mechanical Stability of Fractures after Harrington Rod Instrumentation. J. Bone Joint Surg.. 63-A (1981) 71
(16) *Roy-Camille, R., G. Saillant, S. Marie-Anne, P. Mamoudy:* Behandlung von Wirbelfrakturen und -luxationen am thorako-lumbalen Übergang. Orthopädie 9 (1980) 63
(17) *Schläpfer, F., O. Wörsdorfer, F. Magerl, S. M. Perren:* Stabilization of the Lower Thoracic and Lumbar Spine: Comparative in Vitro Investigation of an External Skeletal and Various Internal Fixation Devices. In: Current Concepts of External Fixation of Fractures, 367. H. K. Uthoff (ed.) Springer, Berlin-Heidelberg, 1982
(18) *Tencer, A. DF., D. K. Burke, A. M. Ahmed, T. Miller:* Stiffness Coupling in the Human Lumbar Spine: The Role of the Facts. Orthop. Trans., 4 (1980) 117

(19) *Ulrich, Chr., O. Wörsdorfer, L. Claes:* Experimentelle Untersuchungen zur Torsionsstabilität verschiedener dorsaler Osteosyntheseverfahren an der LWS. In: Chirurg. Forum 85, 25 hrsg. von F. Stelzner. Springer, Berlin-Heidelberg, 1985

(20) *White, A. A., M. M. Panjabi:* Clinical, Biomechanics of the Spine. J. B. Lippincott, Philadelphia, 1978

(21) *Wörsdorfer, O., F. Magerl, F. Schläpfer, S. M. Perren:* Vergleichende Untersuchungen zur Stabilität verschiedener Fixationssysteme der lumbalen Wirbelsäule. In: Biomechanik der Wirbelsäule, 144 hrsg. von M. H. Hackenbroch, J. J. Refior, M. Jäger. Thieme, Stuttgart-New York, 1983

Laboratory Testing of Segmental Spinal Instrumentation versus Traditional Harrington Instrumentation

D. R. Wenger, San Diego

The evolution of modern fixation methods begins with the important research of the AO group in Switzerland concerning internal fixation of fractures. In the mid-1970's a similar trend evolved which has revolutionized the correction and internal fixation of spinal fractures. An important contributor to this advance was LUQUE who first presented the results of 50 scoliosis patients treated surgically by segmental spinal instrumentation to the Scoliosis Research Society in 1976.

LUQUE's method greatly improved the internal fixation of spinal deformities, utilizing segmental attachment at every level which was instrumental. Also, LUQUE was the first to venture into the spinal canal to obtain an attachment site on each lamina. Initially, this appeared to be quite risky, however, subsequent experience has proven the method to be safe in most cases. Since his early work, sub-laminar wires became rather routine with the more recent »spinal invasion« for attachment sites including the pedicle also.

Because we recognized the great value of segmental attachment to the spine to provide correction, we developed a theoretical model to evaluate the mechanical advantage of the LUQUE system, as compared to traditional fixation methods. In addition, we performed a calf spine model to compare segmental spinal instrumentation to traditional methods.

Theoretical Considerations

To summarize, our theoretical assessment of segmental spinal instrumentation suggested the following:

Analysis in the frontal plane suggested that, due to the orientation of the moment arm, the Harrington method would be theoretically more effective in correcting large curves *(Fig. 1)*, while the Luque method would most effectively correct mild curves *(Fig. 2)*.

In the sagittal plane, distraction with a straight Harrington rod may result in the loss of normal thoracic kyphosis and lumbar lordosis. Contouring a distraction rod may help in maintaining normal sagittal plane curvature but significantly decreases the amount of distractive force which the rod can produce, thereby reducing

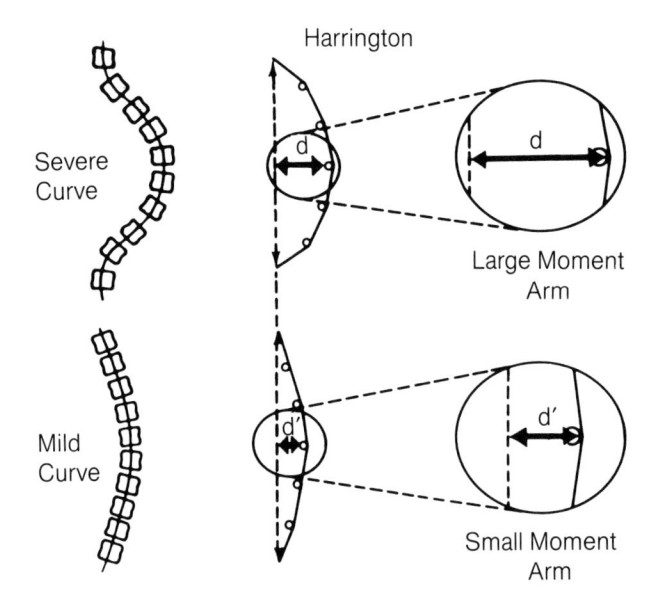

Fig. 1: Theoretical analysis of scoliosis correction by distraction. The moment arm is perpendicular to the long axis of the spine and with further curve correction, the moment arm shortens, making the system less efficient for gaining final correction.

Fig. 2: Theoretical analysis of scoliosis correction by segmental instrumentation (LUQUE). The moment arm is parallel to the long axis of the spine and becomes slightly longer with further correction, suggesting efficiency in gaining final correction.

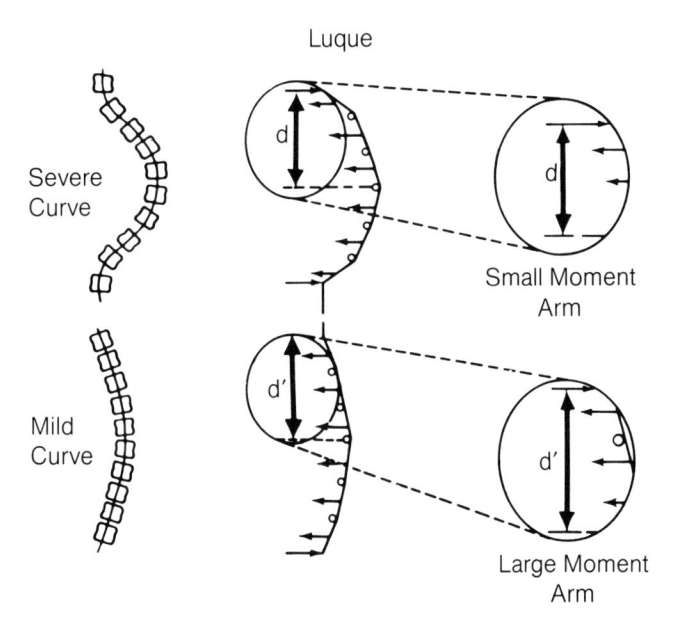

the ability of the system to produce frontal plane correction. In contrast, with the Luque method, properly contoured rods maintain normal sagittal plane curvature yet remain effective in providing frontal plane correction.

Rotational correction in the transverse plane cannot be provided by the longitudinally applied forces of the Harrington system. Although, theoretically, the Luque method should allow rotational correction, the position of the wire attachment and the deformity of the posterior elements limit effective derotation.

A study of the biomechanics of failure indicates that Luque's method, with multiple fixation points and lower stress at the attachments, provides greater stability than the Harrington system, therefore allowing a greater corrective moment to be applied.

Despite these specific theoretical advantages in providing correction, the greatest advantage of segmental instrumentation seems to be in maintaining correction rather than in providing it. This is best explained by evaluating the limiting factor of both instrumentation methods. The Harrington system is geometry-limited in the amount of bending moment that can be produced, which necessitates an asymptotic increase in force to maintain maximum correction. This force increase is ultimately force-limited by the mechanical strength of the vertebral elements to which the rod is attached.

The Luque method is not geometry-limited and, in fact, benefits structurally from increased curve reduction. Furthermore, once correction is completed with this method, the smaller the residual curve, the lower the stress at each fixation point; therefore, correction is more easily maintained. For this method, the point at which correction should be maintained must be determined from neurologic considerations rather than from a structural standpoint.

Laboratory Studies

The second phase of our investigation compared the acute stability provided by four types of scoliosis instrumentation, beginning with simple Harrington instrumentation and progressing to complex segmental instrumentation (LUQUE).

Materials and Methods

After reviewing previous studies by SUE-A-QUAN and consulting with veterinary anatomists regarding spinal contour and facet orientation, the Holstein calf spine was selected as an in vitro model. An animal model was used because fresh human spines are difficult to obtain and, when available, vary greatly in bony density because of osteoporosis, thus introducing a significant variable. In contrast, spines from one-month-old Holstein calves of a similar size provide a consistent bone density, essential for comparing acute failure of the spine-instrumentation complex.

The scoliosis simulator was developed and revised after the simulator used by SUE-A-QUAN, GARSIDE, and SIMMONS in Toronto. The spines were mounted at both ends with a polyurethane foam which provided rigid mounting of the pelvis and upper thoracic spine. A geared crank system allowed incremental shortening of the instrumentation-spine complex in the axial direction, thus progressively loading the instrumented spine. A 1000-pound load cell (force transducer) attached to a microprocessor provided serial digital readout of pounds of force of the instrumentation-spine complex from initial load to failure.

The mounted spines were loaded to produce 30 degrees of scoliosis in the anteroposterior plane *(Fig. 3a, b)*. Corrective instrumentation was then applied from the fourth thoracic to the third lumbar vertebra with the applied load further adjusted so that, at initiation of testing, each spine had a consistent degree of scoliosis (20 degrees) and load (approximately 15 pounds). The instrumentation-spine complex was then axially loaded to failure of the system.

In a second phase of the testing, the upper thoracic fixation device was adapted to rotate freely so that failure in rotation could be studied. The instrumentation-spine complex was again loaded axially to 20 degrees of scoliosis and 15-pound load, followed by application of torque with a calibrated torque wrench which allowed measurement of torque in inch pounds at failure of the instrumentation-spine complex. Degrees of rotation at failure (relative to a fixed reference point) were also recorded.

In addition, the simulator was adapted to evalu-

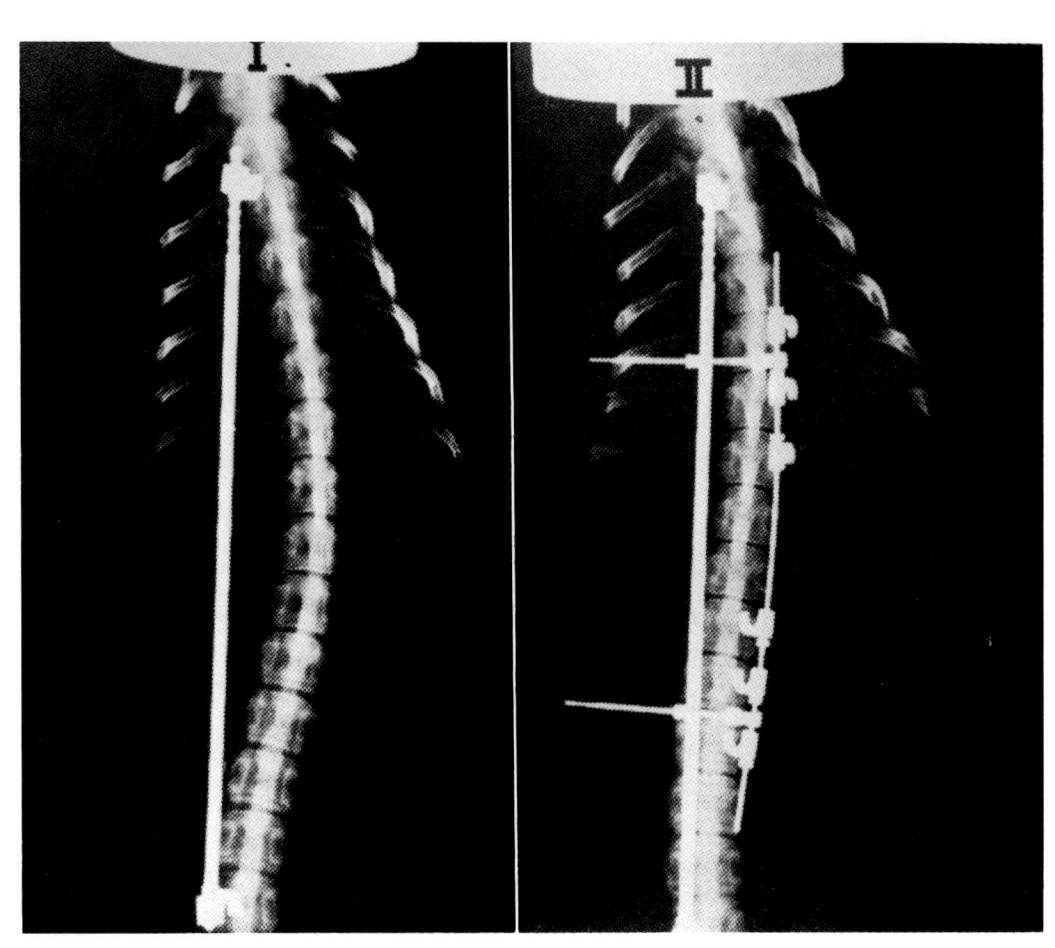

Fig. 3a – I: Calf spine instrumented with Harrington distraction rod alone.
II: Calf spine instrumented with Harrington distraction plus compression rod plus two transverse approximators.

ate failure in forward bending by vertically mounting the spines with the pelvis firmly fixed and the proximal spinal column free. By use of an adapter and a torque wrench, a standardized forward bend was applied to the instrumental spines, with degrees of bend and inch pounds of torque at failure recorded.

Thus, the »scoliosis simulator« was equipped to measure longitudinal compressive loading, rotation, and forward bend with the load being applied to the instrumented spine until failure. A total of 54 calf spines were instrumented and tested. The systems tested included:

I. Simple Harrington distraction instrumentation *(Fig. 3a)*;
II. Harrington distraction plus compression instrumentation connected by two transverse approximators *(Fig. 3a)*;
III. Single 1/4-inch Harrington distraction rod with ' 1253 hooks plus 18-gauge (1.22-mm) laminar wire fixation *(Fig. 3b)*;
IV. Luque segmental fixation with 3/16-inch double L rods plus 18-gauge (1.22-mm) laminar wires *(Fig. 3b)*.

Results

Tests in Longitudinal Compressive Loading *(Fig. 4)*

Sixteen spines were tested, with four in each group. Failure occurred at a lower load (93 pounds) with simple Harrington distraction instrumentation in the axial loading tests. The applied longitudinal forces produced spinal deformity (kyphosis) which transferred a transverse load onto the midsection of the rod. This transverse force, together with the hooks, produced a three-point bending moment which resulted in laminar fracture at either the upper (thoracic) or lower (lumbar) end. Failure was always at

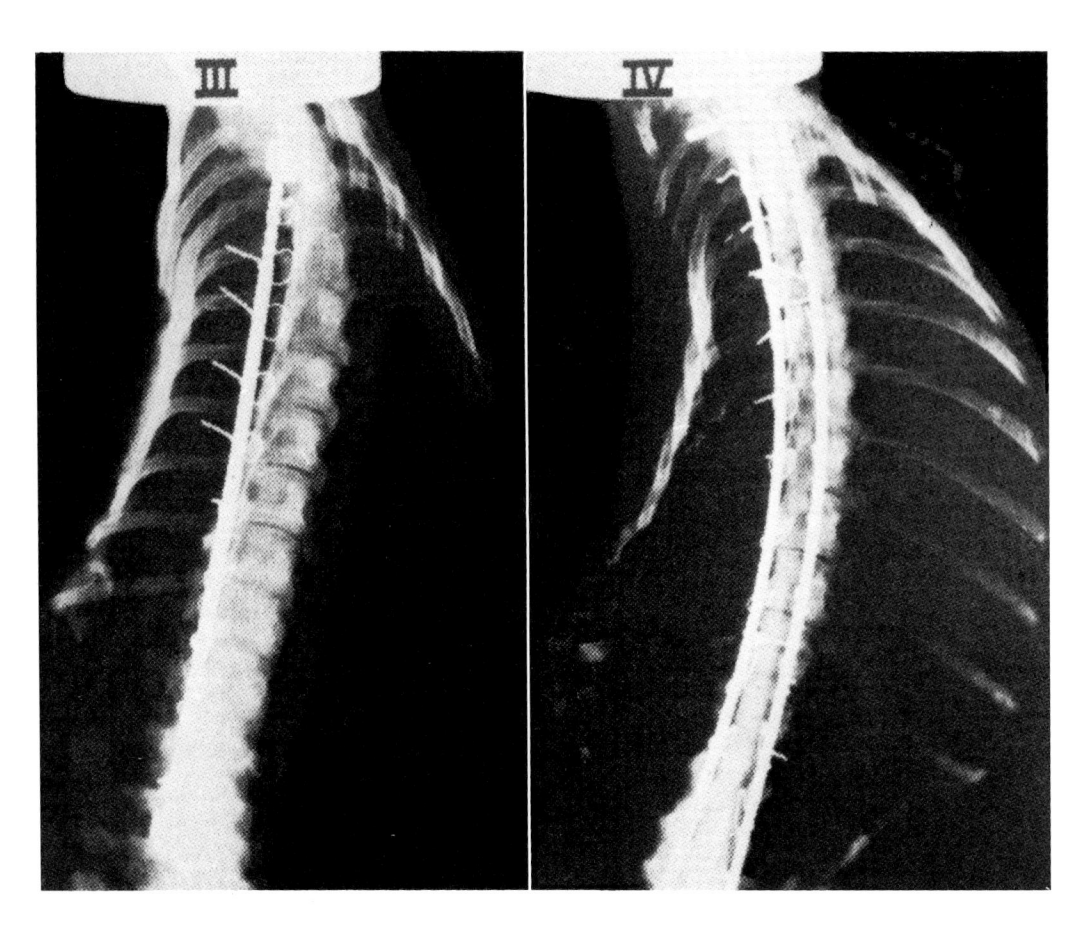

Fig. 3b – III: Calf spine instrumented with Harrington distraction rod plus segmental laminar wires.
IV: Calf spine instrumented with Luque »L« rods, plus segmental laminar wires.

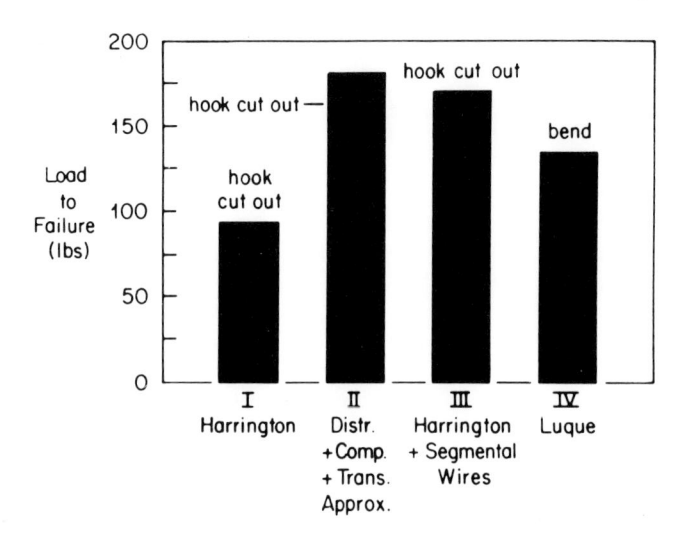

Fig. 4 – Results – Compressive loading tests. The addition of segmental fixation improves the ability of the construct to withstand acute compressive loads. The Luque paired rods failed at a slightly lower load because two 3/16" diameter Luque rods provide less stiffness than a single 1/4" Harrington rod.

the metal-bone interface within the area of the curve.

Systems II (distraction plus compression plus transverse approximators) and III (Harrington distraction plus laminar wires) failed at the similar load, which was approximately double that of a simple Harrington distraction instrumentation. These systems loaded more rapidly because the spine deformed very little with loading (less kyphosis) because of multiple fixation points.

System IV (Luque L rods plus laminar wires) failed in compression at a mean of 134 pounds; however, the mode of failure was always bending of the double rod-spine complex. In no case was there failure at the instrumentation-bone interface. Since two Luque 3/16-inch L rods withstand less longitudinal loading than a single 1/4-inch Harrington rod does, bending began at 120 pounds and loaded only to 134 pounds (elastic limit), with further load producing only greater bend but no increase in measured load. Thus, the numerical value seemed less impressive than in systems II and III; however, with clinical use, bending of the double L rods has not occurred.

Tests in rotation

Twelve spines were tested to compare the inch pounds of torque and degrees of rotation until failure.

System I (Harrington distraction alone) failed at a mean of 187 degrees of rotation and 150 inch pounds of torque. Failure was by laminar fracture at the upper end.

In systems II, III, and IV, performance was similar as each method tolerated more rotation (mean 243 degrees) and more torque (188 inch pounds) than did the single Harrington distraction rod. All finally failed by fracture dislocation at either end because multiple fixation points distributed the loading over many levels rather than allowing localization of force on a single lamina.

Tests in Forward Bending *(Fig. 5)*

Twenty-one spines were tested. The degree of forward bend and the inch pounds of torque until failure were compared with each system. The results in inch pounds of torque at failure are reported in *Figure 5*.

Thirteen spines were instrumented with system I and tested. Failure occurred at a mean of 54 degrees of flexion with either fracture of the thoracic facet or with the hook sliding out of the facet of the flexed-vertebra group. In one test, fracture dislocation at the upper hook site occurred. Kyphotic deformity within the instrumented segment contributed to failure. The mean torque at failure was 44 inch pounds.

Four tests were performed on spines instrumented with system II. Spines tested in this mode failed at the upper end with a mean of 39 degrees of bend and a 50 inch pounds of torque. Failure occurred with fracture dislocation at the upper end in half of the tests or by facet fracture in the remaining tests.

Systems III and IV performed identically in the four tests performed. Failure occurred at a mean of 45 degrees of bend but with a mean of

Fig. 5 – Results – Forward bending tests. The addition of segmental fixation improves the ability of the construct to withstand and acute forward bend.

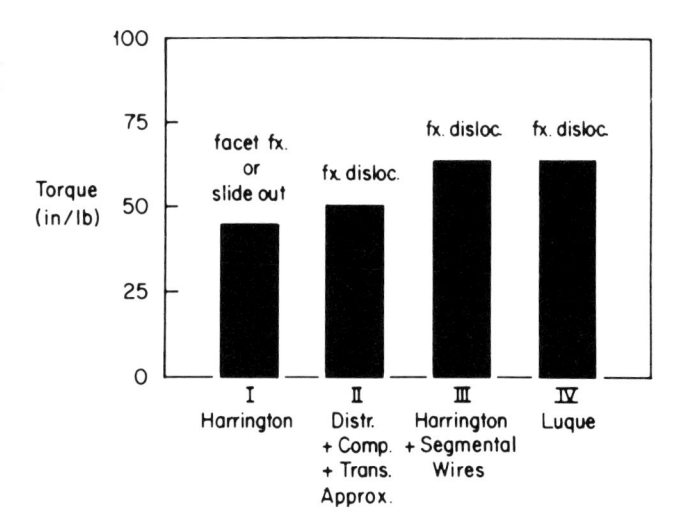

62.5 inch pounds of torque; thus, there was an improvement in performance as compared with Harrington distraction alone. Failure uniformly was by fracture dislocation at the upper end.

Discussion

This in vitro study comparing the acute stability provided by various scoliosis instrumentation methods demonstrated that added fixation greatly improves the ability to withstand acutely applied forces. One reason for this improvement is that the added fixation points prevent the development of deformity within the instrumented segment. This deformity appears to be the initiator of hook cutout when longitudinal compressive, rotational, or bending loads are applied. Thus, transverse forces on the midsection of the rod, which initiate hook cutout in the nonsegmentally fixed spine, are avoided.

The Luque method offers further advantage because the rise in hook site stress inherent with Harrington hook use is avoided. This acute simulation also suggests that, when a scoliotic spine is instrumented with the Luque method, acute failure can occur only by fracture dislocation of the spine at the end of the instrumented segment, which would be unlikely to occur clinically. Failure patterns with chronic repetitive stress could obviously be quite different.

The relative ease with which longitudinal compressive loading produced bending of the two 3/16-inch L rods attached to the spine in the Luque method was surprising. This bending occurred more readily (134 pounds) than did that of the spines which were segmentally wired to the 1/4-inch Harrington rod (system III). Since bending of the double rod complex has not occurred in scoliosis patients surgically corrected with the Luque method, the bending is not interpreted as undesirable. More rigid 1/4-inch Luque rods (which are available for the treatment of fracture dislocation) would be more resistant to bending with longitudinal loading but might provide excessively rigid internal fixation which would prevent the development of a strong fusion mass. This could be compared with a femoral fracture treated with a rigid plate resulting in failure to develop appropriate stress trabeculae. The ideal rigidity of the rod used for segmental fixation in the treatment of scoliosis has not been determined.

Although segmental spinal fixation by the Luque method provides great stability, the added time and risk of passing laminar wires must be considered. Finally, it must be emphasized that this study is an evaluation of acute stability only.

Summary

This in vitro simulation has led us to several conclusions regarding the integrity of fixation provided by the Harrington distraction rod versus Luque's method of segmental fixation in the correction of scoliosis. First, the kyphosis which develops when a simple Harrington distraction rod is longitudinally loaded is progressively minimized by the addition of the

Harrington compression system and transverse approximators, the attachment of segmental wires to the Harrington distraction rod, and finally, by the Luque method. The added fixation points prevent the development of kyphosis with longitudinal loading, thus avoiding a transverse force on the midsection of the rod, which results in a three-point bending force system. This bending moment is a major cause of hook cutout with simple Harrington instrumentation.

In addition, failure with the Harrington method is always accompanied by fracture at the hook-bone interface, with a resulting loss of correction within the instrumented segment. In contrast, the Luque method of segmental fixation fails outside the instrumented segment, thus maintaining correction.

References

(1) *Luque, E. R., A. Cardoso:* Segmental Correction of Scoliosis. With Rigid Internal Fixation. Presented at the Annual Meeting of the Scoliosis Research Society, Ottawa, Ontario, Canada. September 6, 1979

(2) *Sue-A-Quan, E. A., H. Garside, E. Simmons:* Anterior Instrumentation of the Spine. Thesis for Master of Surgery, University of Toronto, Toronto, Ontario, Canada, August, 1970

Biomechanische Untersuchungen bei der polysegmentalen Wirbelsäulenstabilisierung mit der Original-Luque- und einer eigenen modifizierten Technik

W. Winkelmann, Düsseldorf

Bekannt sind die Vorteile der polysegmentalen Stabverdrahtung in der Behandlung der Skoliose, der Wirbelfrakturen und -tumoren.
Bekannt ist aber auch die schwierige Technik der Original-Luque-Methode, insbesondere die sublaminare Drahtführung und die durch sie bedingten Komplikationen (2, 3, 4, 5).
Wir haben deshalb eine Methode entwickelt – die wir segmentale Dornfortsatz-Stabverdrahtung nennen – mit der man entsprechend korrigieren und stabilisieren kann, die aber einfacher und sicherer durchzuführen ist.

Methode

Für die Fixation des ersten Stabes verwenden auch wir – ähnlich wie DRUMMOND (1) einen 1,2 mm starken Doppeldraht mit einer im Durchmesser 8 mm breiten Unterlegscheibe *(Abb. 1a)*. Dieser Draht wird durch ein Loch in der Basis des Dornfortsatzes geführt und auf der kontralateralen Seite der erste Stab verdrahtet, falls notwendig unter gleichzeitiger Korrektur einer Wirbelsäulenverbiegung *(Abb. 1b)*. Ein zweiter Draht wird abrutschsicher zunächst um den ersten Stab und dann um die Basis des Dornfortsatzes herumgeführt und mit ihm der zweite Stab verdrahtet *(Abb. 1c)*.
Für das Biegen und Abschneiden der Stäbe war mit herkömmlichen Instrumenten viel Kraft erforderlich. Wir haben deshalb sterilisierbare Hilfsmittel, z. B. einen Schraubstock und eine in sich zerlegbare lange Rohrzange entwickelt.
Dem klinischen Einsatz unserer Methode waren zahlreiche experimentelle Untersuchungen vorausgegangen.
Wir testeten zunächst an Wirbelsäulenpräparaten bis zu 40jährig Verstorbener die Ausrißfestigkeit des Doppeldrahtes mit Unterlegscheibe an der Dornfortsatzbasis sowie die Festigkeit des Systems bei der Stabverdrahtung und gleichzeitiger Korrektur. Die gleiche Versuchsanordnung wurde für einen sublaminar geführten Draht angewandt. Des weiteren testeten wir die Festigkeit des Dornfortsatzes selbst, nach basisnaher Drahtumschlingung *(Abb. 2a–c)*.
Die Versuche erfolgten jeweils an Hals-, Brust- und Lendenwirbeln.
An frischen Wirbelsäulenpräparaten wiederum bis zu 40jährig Verstorbener haben wir dann –

Abb. 1a, b

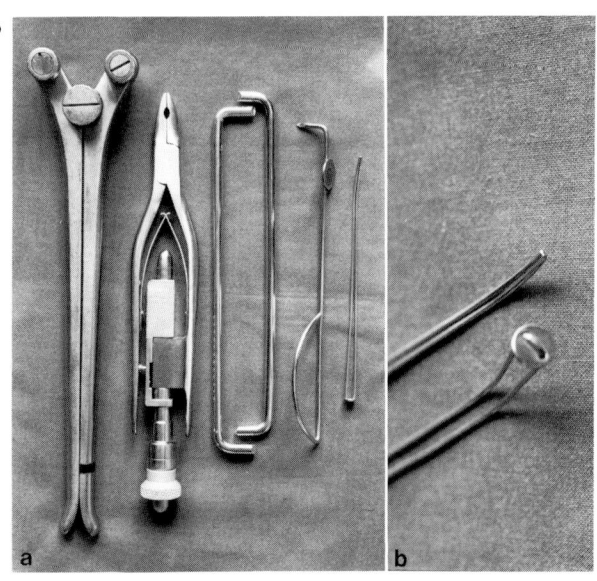

Abb. 1a–c: Instrumentarium für eine segmentale Dornfortsatz-Stabverdrahtung (a), der von uns entwickelte Doppeldraht mit verschweißter Spitze und Unterlegscheibe (b). Die Technik an einem Wirbelsäulenmodell demonstriert (c).

Abb. 1c

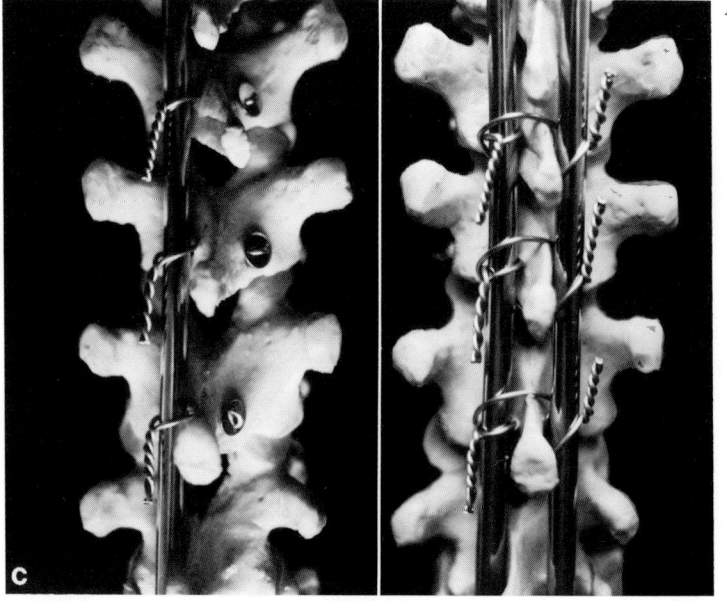

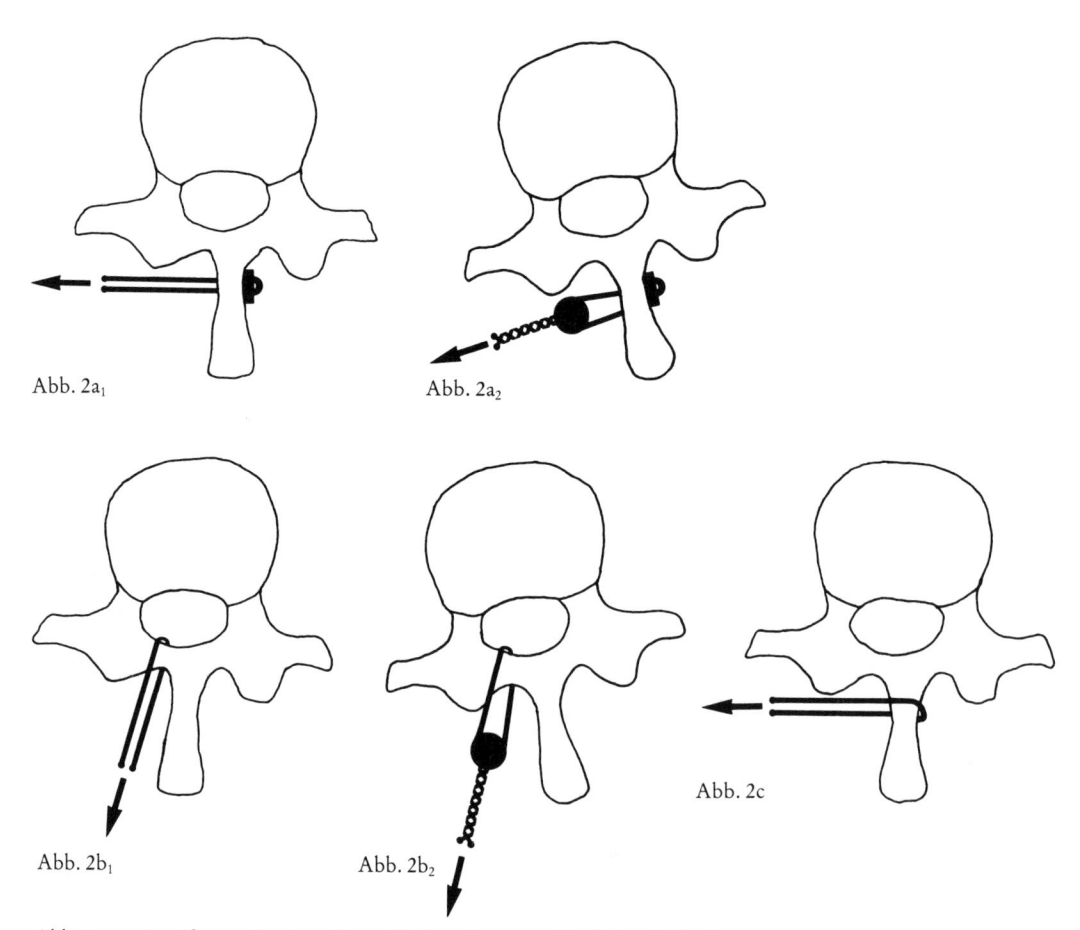

Abb. 2a₁ Abb. 2a₂

Abb. 2b₁ Abb. 2b₂ Abb. 2c

Abb. 2a–c: Ausrißversuche eines Doppeldrahtes in unterschiedlicher Technik.

nach entsprechender Präparation – in unterschiedlicher Versteifungsstrecke jeweils zwei Metallstäbe in der Original-Luque- und unserer Technik verdrahtet. Die Wirbelsäulen wurden dann in einem Dauertest insgesamt 100.000 mal maximal im Wechsel bewegt, im Sinne der Vor-, Rück- sowie Seitneigung. Vor Versuchsbeginn und am Ende wurde die Gesamtbeweglichkeit des versteiften Wirbelsäulenabschnittes bei maximaler Rechts-, Links- und Seitneigung sowie Vor- und Rückneigung röntgenologisch ausgemessen.

Wir dokumentierten fotografisch die Rotationsstabilität bei maximal möglicher Verdrehung der Wirbelsäule. Hierzu bohrten wir parallele, mit unterschiedlicher Farbmarkierung versehene Kirschner-Drähte durch die einzelnen Wirbelkörper.

Des weiteren prüften wir die Stabilität der Wirbelsäule unter Verwendung von unterschiedlich zugerichteten Metallstäben, d. h. lediglich von zwei geraden, jeweils an einem bzw. an beiden Enden rechtwinklig umgebogenen Stäben.

Ergebnisse

Bei der Festigkeitsuntersuchung der Wirbelstrukturen ergab sich erwartungsgemäß eine von kranial nach kaudal zunehmende Festigkeit. *Tabelle 1* zeigt, daß erhebliche Kräfte notwendig waren, um mit dem durch Unterlegscheibe gesicherten Doppeldraht den Dornfortsatz abzubrechen – im Durchschnitt in Abhängigkeit von der jeweiligen Wirbellokalisation zwischen 430 bis 920 Newton – bzw. bei der sublaminaren Drahtführung den Wirbelbogen zu brechen – im Durchschnitt wieder in Abhängigkeit von der Wirbellokalisation zwischen 540 bis 1100 Newton.

Tab. 1 Durchschnittliche Kraft (N), um einen Ausriß zu erzielen

	Ia (Doppeldraht mit Unterlegscheibe)	IIa (Sublaminare Drahtführung)	III (Draht um den Dornfortsatz)
HWS	430	540	600
BWS	680	820	960
LWS	920	1100	1250

Tab. 1: Ergebnisse der Ausrißversuche.

Der Wirbelbogen zeigte sich immer in etwa um 1/3 stabiler. Sehr große Kräfte waren ebenso notwendig, um den drahtumschlungenen Dornfortsatz abzubrechen – in Abhängigkeit von der Wirbellokalisation zwischen 600 bis 1250 Newton *(Tabelle 1)*.

Bevor es bei den Versuchen am Wirbelbogen bzw. am Dornfortsatz zu einer Fraktur kam, zeigte sich eine deutliche Verformung der knöchernen Strukturen bzw. Verwringung im benachbarten Bewegungssegment.

Derartige zu Dornfortsatzabbrüchen bzw. Wirbelfrakturen führende Kräfte sind in vivo nicht notwendig, z. B. auch bei stärkster Skoliosekorrektur nicht, zumal hier noch eine Kraftverteilung und Reduzierung durch die polysegmentale Verdrahtung resultiert.

Entscheidend ist weiterhin, daß es bei beiden Drahtführungen und gleichzeitiger korrigierender Stabverdrahtung im Durchschnitt bereits bei 320 Newton zu einem Drahtbruch, entweder im Drahtwirbel oder unmittelbar am Stab kam.

Unsere Drahtführung hat zudem den Vorteil, daß mit der Verdrahtung des zweiten Stabes die Ausrißkräfte auf den ersten Draht verringert werden *(Abb. 3)*.

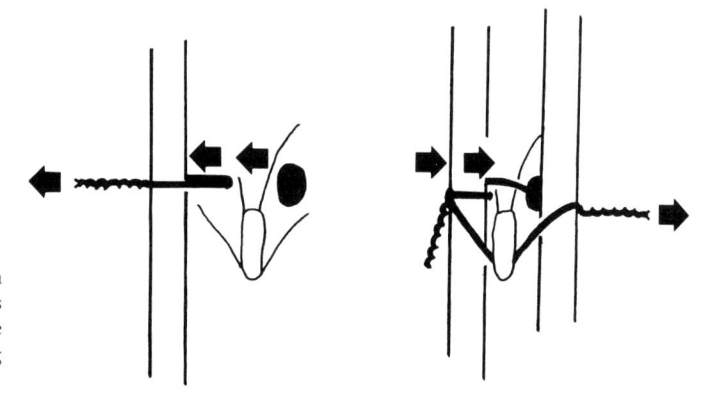

Abb. 3: Die Zugspannung auf den Dornfortsatz bei der Verdrahtung des ersten Stabes wird durch gegenläufige Zugspannung bei der Verdrahtung des zweiten Stabes neutralisiert.

Bei unserer Methode der Verdrahtung ist es auch jederzeit möglich, einen gerissenen Draht gefahrlos auszutauschen.

Bei den Stabilitätsuntersuchungen nach polysegmentaler Stabverdrahtung fand sich eine gleiche Primär- und Dauerstabilität bei beiden Techniken. Die Stabilität war abhängig von der Länge der Versteifungsstrecke und der Zurichtung der Metallstäbe. Die beste Seit- und Rotationsstabilität bestand bei langer Versteifungsstrecke und Verwendung von zwei Doppel-L, d. h. am oberen und unteren Ende jeweils rechtwinklig umgebogenen Stabenden.

Sind die Stäbe jeweils nur an einem Ende rechtwinklig umgebogen, so zeigte sich am oberen bzw. unteren Ende der versteiften Strecke bei maximaler Vor- und Rückneigung ein Verschieben der Stabenden gegeneinander. Sind beide oberen bzw. unteren Enden der Stäbe rechtwinklig umgebogen und jeweils sicher mit den Dornfortsätzen verdrahtet – ebenfalls kann am oberen und unteren Ende der Versteifungsstrecke zur zusätzlichen Fixierung noch ein Doppeldraht sublaminar geführt werden – so läßt sich die Versteifungsstrecke praktisch hundertprozentig stabilisieren unter Aufhebung der Vor- und Rückneigung sowie Rechts-/Links-/Seitneigung und Wirbelrotation (Abb. 4).

Wenn im Verlauf der Versteifungsstrecke ein Wirbel vollständig entfernt wurde, konnte allerdings weder mit der Original-Luque- noch mit unserer Methode eine hundertprozentige axiale Stabilität erreicht werden.

Diskussion und Zusammenfassung

Unsere Untersuchungsergebnisse stimmen mit anderen überein, daß im Vergleich zu der Original-Luque-Methode mit der Technik der segmentalen Dornfortsatz-Stabverdrahtung der gleiche Korrektureffekt bei Wirbelsäulenverbiegungen sowie ein Stabilisierungseffekt erzielt werden kann (1). Dies betrifft die Primär- und Dauerstabilität.

Es konnte eine Abhängigkeit von der Länge der Versteifungsstrecke und der Zurichtung der Metallstäbe aufgezeigt werden.

Sämtliche Methoden der segmentalen Stabverdrahtung haben den Nachteil, daß ein ungenügender Distraktionseffekt primär erzeugt und insbesondere gehalten werden kann. Eine wichtige Rolle spielt hier zwar die Zurichtung und Fixation beider oberer bzw. unterer Stabenden, dennoch kann selbst bei langer Versteifungsstrecke ein gewisses Zusammenstauchen bei axialer Belastung nicht vermieden werden. Dies ist in der Behandlung von Wirbelfrakturen bzw. tumorösen Wirbelprozessen von Bedeutung, wenn eine Zerstörung aller drei Säulen des Wirbels vorliegt.

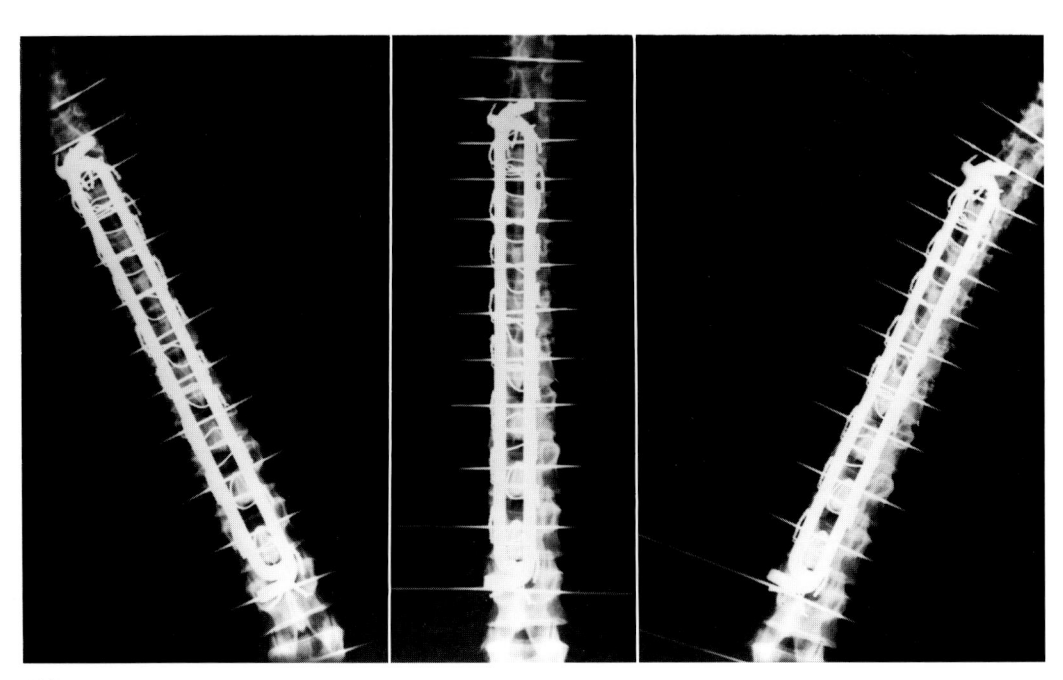

Abb. 4a

Biomechanische Untersuchungen bei der polysegmentalen Wirbelsäulenstabilisierung 47

Abb. 4b

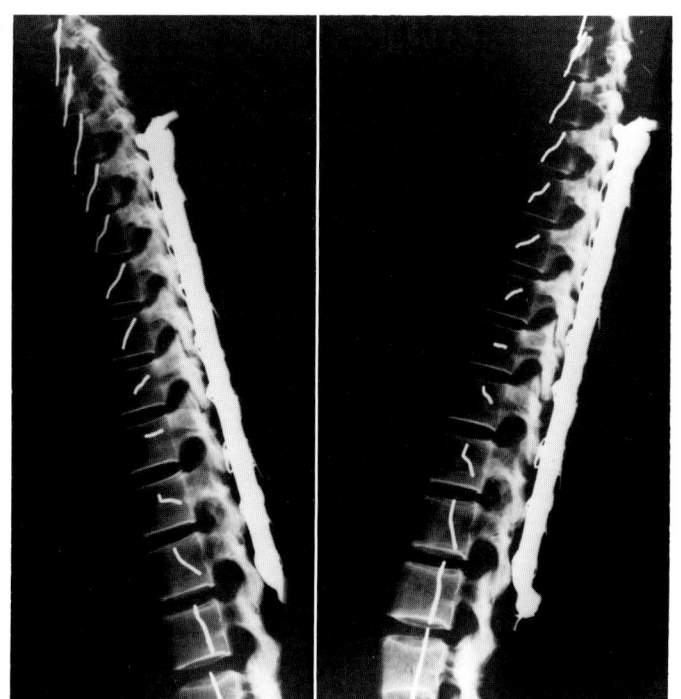

Abb. 4a u. b: Beispiel einer 7-segmentalen Versteifung in der Technik der Dornfortsatz-Stabverdrahtung.

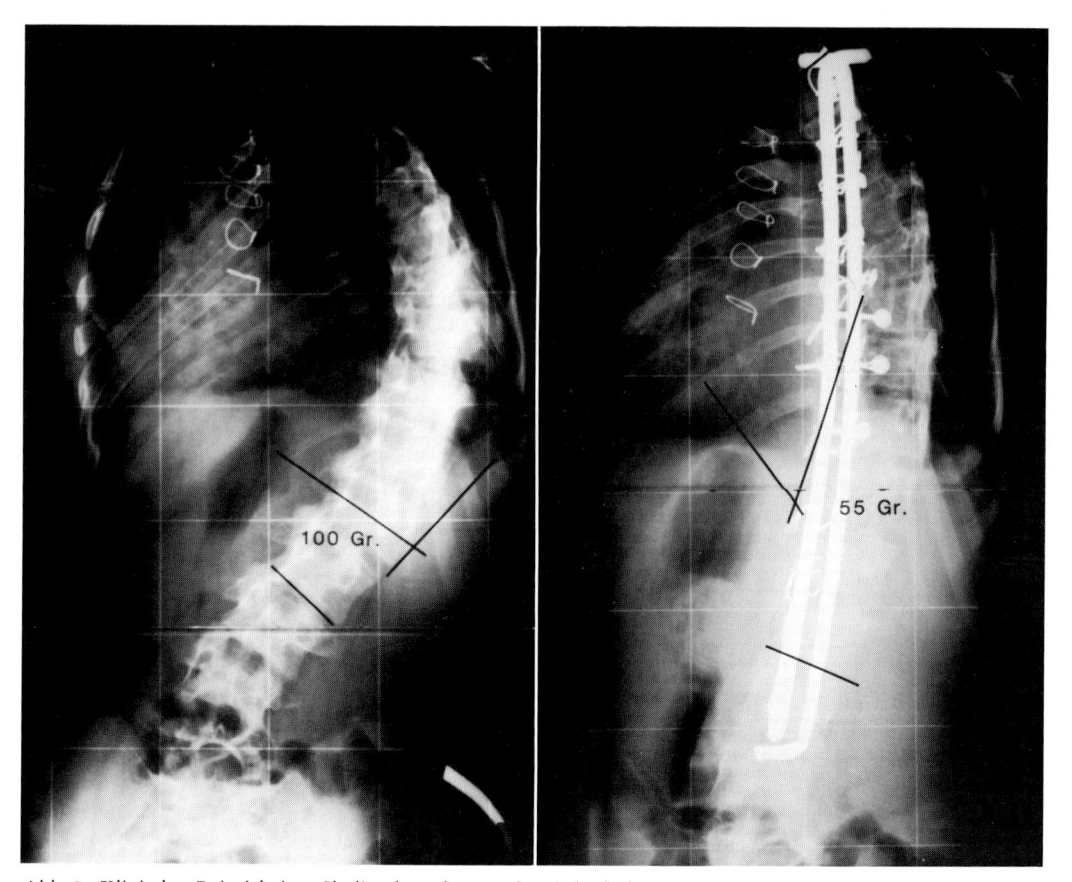

Abb. 5: Klinisches Beispiel einer Skoliosekorrektur in der Technik der segmentalen Dornfortsatz-Stabverdrahtung.

Aufgrund unserer experimentellen Untersuchungsergebnisse haben wir an unserer Klinik die Methode der segmentalen Dornfortsatz-Stabverdrahtung mit in die korrigierende und stabilisierende Behandlung von Wirbelsäulendeformierungen sowie in die Behandlung von Wirbelsäulentumoren mit aufgenommen *(Abb. 5)*. Über die ersten Ergebnisse ist an anderer Stelle berichtet worden (6).

Literatur

(1) *Drummond, D., J. Keene, A. Breed:* Segmental Spinal Instrumentation without Sublaminar Wires. S. 378, Arch. Orthop. Trauma. Surg. 103 (1985)

(2) *Herring, J. A., D. R. Wenger:* Segmental Spinal Instrumentation. A Preliminary Report of 40 Consecutive Cases. Spine, 7 (1982) 285–288

(3) *Herring, J. A., R. Fitch, D. Wenger, J. Roach, J. Cook, C. Frith:* Segmental Spinal Instrumentation – A Review of Early Results and Complications. Orthop. Trans., 8 (1984) 172

(4) *King, A. G.:* Complications in Segmental Spinal Instrumentation. In: Segmental Spinal Instrumentation, S. 303–305, E. R. Luque (ed.) Thorofare, New Jersey, Slack, 1984

(5) *Leatherman, K. D., J. R. Johnson, R. T. Holt, P. Broadstone:* A Clinical Assessment of 357 Cases of Segmental Spinal Instrumentation. In: Segmental Spinal Instrumentation, S. 165–184, E. R. Luque (ed.) Thorofare, New Jersey, Slack 1984

(6) *Winkelmann, W.:* Die segmentale Dornfortsatz-Stabverdrahtung (SDS) Z. Orthop. (1987), im Druck

Ein Computer-Simulationsmodell zur Abbildung der Biomechanik verschiedener Wirbelfusionen der Lendenwirbelsäule

E. Nitzschke, L. P. Nolte, Bochum

Zusammenfassung

In der vorliegenden Arbeit wird ein mathematisches Simulationsmodell zur Analyse der mechanischen Eigenschaften verschiedener ventraler und posteriorer Wirbelfusionen der Lendenwirbelsäule vorgestellt. Als Kriterien zur Beurteilung einer lumbalen Fusionsform dienen die zugehörigen primären, unmittelbar postoperativen und sekundären Stabilitäten, d. h. Stabilitäten nach knöcherner Ausheilung der Fusionsstrecken. Es wird gezeigt, daß insbesondere modifizierte posterolaterale Fusionen sich durch ein ausgewogenes Tragverhalten mit hoher Stabilität auszeichnen.

Einleitende Betrachtungen

Aus biomechanischer Sicht stellt die Wirbelsäule durch das Zusammenwirken unterschiedlicher Funktionselemente ein sehr komplexes Tragsystem dar. Experimentell gut untersucht ist das kleinste Bauteil der Wirbelsäule, das Junghanns'sche Bewegungssegment (5). Es definiert sich durch zwei benachbarte Wirbelkörper, die dazwischenliegende Bandscheibe und die beiden Wirbelgelenke. Zusätzlich wird dieses System durch ligamentäre Strukturen stabilisiert. Ein Simulationsmodell als Ergänzung experimenteller Untersuchungen der Biomechanik eines Bewegungssegmentes ist sinnvoll, da experimentell immer nur ein Teil der gewünschten Daten über das Verhalten eines oder gleichzeitig mehrerer Bewegungssegmente zu gewinnen ist. Zudem ermöglicht erst ein entsprechendes Rechenmodell die Durchführung umfangreicher Parameterstudien als Grundlage qualitativer Aussagen. Bei der Entwicklung eines Computer-Simulationsmodells sind grundsätzlich zwei extreme Vorgehensweisen möglich. Auf der einen Seite lassen sich mit einfachsten Modellen, die auf herkömmlichen Taschenrechnern realisierbar sind, bereits erste Ergebnisse erzielen, die jedoch durch die getroffenen vereinfachenden Annahmen nur sehr eingeschränkt verwertbar sind. Auf der anderen Seite scheitert die Entwicklung komplexer Rechenmodelle bis heute sowohl an fehlenden biomechanischen Input-Informationen als auch an der Kapazität selbst modernster Rechenanlagen. In dieser Arbeit wird daher zur Abbildung der Biomechanik verschiedener Wirbelfusionen der Lendenwirbelsäule ein Simulationsmodell vorgestellt, das eine Alternative zu den o.g. Vorgehensweisen darstellt.

Mathematische Beschreibung des Modells

Aufbauend auf bereits publizierten Arbeiten über mathematische Modelle zur Beschreibung der Biomechanik der Wirbelsäule oder Teilen davon (1, 7, 11) wird in der vorliegenden Arbeit ein zweidimensionales Modell entwickelt, welches auf einer sagittal-ebenen Abbildung der Wirbelsäule, entsprechend einem seitlichen Röntgenbild, basiert. Es wird ferner vereinfachend angenommen, daß das Gesamttragverhalten durch das Tragverhalten der wesentlichen Bauteile, den Bewegungssegmenten, bestimmt ist. *(Abb. 1)* zeigt das mechanische Grundmodell für ein Bewegungssegment. Es besteht aus zwei starren Körpern zur Abbildung der Wirbelkörper sowie 15 Federn, mit denen die Weichteilstrukturen simuliert werden: vier Federn jeweils für die Bandscheibe und das Wirbelgelenk zur Wiedergabe ihrer Kompressions-, Schub- und Drehsteifigkeiten sowie sieben Federn für die ligamentären Strukturen. Die Simulation etwaiger Implantate oder Knochenstrecken wird durch den Einbau entsprechender Rahmenkonstruktionen aus Biegebalken realisiert. Eigens konzipierte nichtlineare Kinematik-Routinen ermöglichen die Analyse beliebiger Verschiebungen und Rotationen der Bewegungssegmente. Das Werkstoffgesetz des hier verwendeten Federmodells ist nichtlinear elastisch, womit eine realitäts-

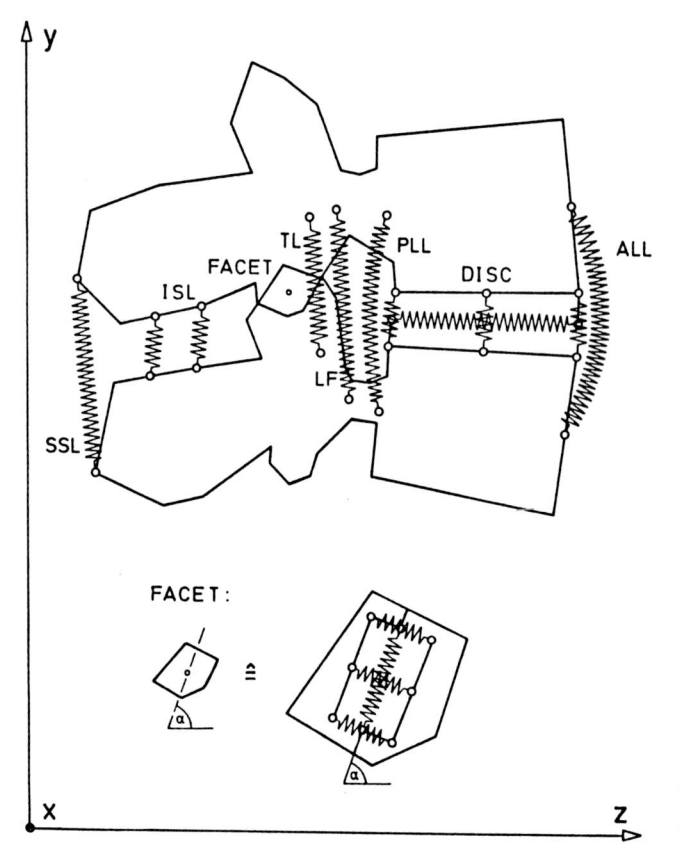

Abb. 1: Das mathematische Grundmodell für ein lumbales Junghanns'sches Bewegungssegment.

nahe Simulation von Bewegungen mit physiologischem Ausmaß möglich ist. Visko-elastische und elasto-plastische Vorgänge werden nicht betrachtet. Die für ein solches Rechenmodell notwendigen Input-Informationen, Elastizitätsmoduli, Steifigkeiten, Geometriedaten, etc. sind den zahlreichen Publikationen über das biomechanische Verhalten der einzelnen Wirkungselemente des Junghanns'schen Bewegungssegmentes entnommen (s. z. B. (12) Kapitel 1 und die dort zitierten Arbeiten). Ein eigener experimenteller Aufbau zur Verfeinerung der Eingabedaten ist in Vorbereitung. Das somit vorliegende Junghanns-Makro-Element wurde in das Programmsystem MESY (2) mit zahlreichen Eingriffsmöglichkeiten in den Rechenablauf implementiert. Die Berechnungen erfolgten auf dem Skalarrechner CDC Cyber 855 der Ruhr-Universität Bochum. Abschließend sei erwähnt, daß die Validität des Modells anhand von Simulationen publizierter Experimentalanalysen überprüft wurde. Besondere Aufmerksamkeit galt dabei Transsektionsexperimenten, wie sie u. a. von WHITE et al. (9) durchgeführt wurden. Die geringen Abweichungen der eigenen Rechenergebnisse zeigen, daß das vorliegende Modell die reale Kinematik zumindest eines Bewegungssegmentes als Basis für weitere Aussagen hinreichend genau darzustellen vermag.

Zur Simulation verschiedener Wirbelfusionen

Dieses Symposion war der Anlaß, mit dem oben vorgestellten mathematischen Modell für das Deformationsverhalten eines lumbalen Bewegungssegmentes verschiedene Fusionsformen im Bereich der Lendenwirbelsäule zu simulieren. Die grundlegende Konzeption des Modells führt dabei zu einer Beschränkung auf Fusionen bei degenerativen Erkrankungen der Lendenwirbelsäule. Für eine Abbildung des Deformationsverhaltens nach Frakturen oder Tumoren wird eine entsprechende Aufspaltung des Wirbelkörpers in Teilelemente notwendig, was rein mechanisch gesehen auf ein kompliziertes Kontaktproblem führt. Dies ist bei dem vorliegenden Modell zumindest in der derzeitigen Fassung nicht vorgesehen. Der Berechnung verschiedener Fusionsformen wird ein durch hochgradig degenerative Bandscheibenveränderungen gekennzeichnetes Junghanns'sches Bewegungssegment, wie es etwa bei einer postoperativen Bandscheibenlockerung zu finden ist, zugrunde gelegt.

Ermittelt wird zunächst die primäre, d. h. unmittelbar postoperative Stabilität. Um eine möglichst detaillierte Analyse des Tragverhaltens durchführen zu können, bestimmt man zunächst isoliert den Verformungszustand des Bewegungssegmentes unter Belastung in Form von Kompression (1000N), Schub (500N), Extension (5Nm) und Flexion (5Nm). Die Größe der Kompressionskraft entspricht beim aufrecht stehenden Menschen etwa dem Körpereigengewicht. Flexion und Extension werden berücksichtigt, da auch bei einer unmittelbar postoperativen Fixierung durch einen Rumpfgips oder ein Korsett geringe Rotationen des fusionierten Segmentes möglich sind. Die Notwendigkeit der Betrachtung des Lastfalls Schub ergibt sich aus der Tatsache, daß beim stets schräggestellten lumbosakralen Bewegungssegment axiale Belastungen der lumbalen Wirbelsäule Schubkräfte erzeugen. Die Ermittlung der sekundären, d. h. späteren postoperativen Stabilität verläuft in gleicher Weise, jedoch läßt sich dann der Stabilitätsgrad einer Fusion als Funktion eines zunehmenden Verwachsungsgrads bis hin zur Festigkeit entsprechender kortikaler und spongiöser Knochenstrecken simulieren. Es sollte in diesem Zusammenhang darauf hingewiesen werden, daß in der Literatur keine allgemeingültige Definition für die Stabilität eines Wirbelsegmentes angegeben wird. Zur Beurteilung der Stabilität eines fusionierten Segmentes wird daher ein eigenes Kriterium entwickelt: das Verhältnis einer repräsentativen Norm für den Verschiebungszustand eines fusionierten zur entsprechenden Norm für das gesunde Bewegungssegment. Unter Beschränkung auf ein einzelnes Bewegungssegment werden verschiedene interkorporale und posteriore bzw. posterolaterale Fusionen untersucht. Die simulierte Primärstabilität der interkorporalen Fusionsformen basiert auf einer um 62,5% reduzierten Bandscheibenfestigkeit, ersetzt durch anteriore oder posteriore (3) interkorporale kortikospongiöse Knochenelemente. Die segmentale Instrumentation *(Abb. 2a, b)* wird simuliert für eine ventrale Neutralisationsplatte sowie eine interkorporale Distraktion wie etwa das Einbringen einer distrahierenden Memory-Metallfeder (10). Für die Sekundärstabilität kann ein entsprechender knöcherner Durchbau mit zunehmendem Verwachsungsgrad der Fusionsstrecken angenommen werden.

Den dorsalen Fusionen liegt als Grundmodell die posterolaterale Fusion zugrunde, wobei für die Primärstabilität nur eine entsprechende Schwächung der Wirbelgelenke in die Berechnung eingeht. Für die Sekundärstabilität wird eine fest fixierte Fusionsstrecke als Rahmenkonstruktion mit entsprechenden Festigkeiten der kortikalen und spongiösen Knochenanteile angenommen, wobei die Größen der simulierten Knochenstrecken den auf postoperativen Computertomogrammen ausgemessenen Größenverhältnissen entsprechen. Es werden verschiedene segmentale Instrumentationen betrachtet. Eine Modifikation ist die interspinale Distraktion entweder mit einem distrahierenden Knochenspan oder einem distrahierenden Metallimplantat. Für die Sekundärstabilität wird dann eine entsprechende zusätzliche interspinale Knochenstrecke angenommen. Die weiteren Simulationsrechnungen berücksichtigen einen Knodt-Stab (13), eine posteriore transpedikulär fixierte Platte sowie die Kombination aus dieser Platte und der interspinalen Distraktion.

Abb. 2a, b: Schematische Darstellung der verschiedenen eingebrachten und simulierten Implantate: ventrale Platte, interkorporal distrahierende Memory-Feder, distrahierende Knodt-Rods, dorsale transpedikulär fixierte Platte, interspinal distrahierendes Implantat.

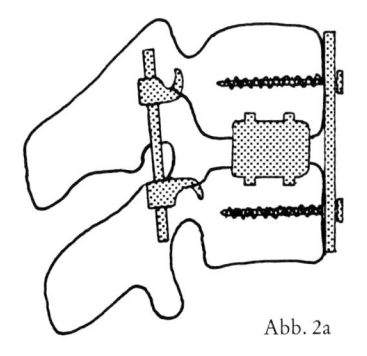

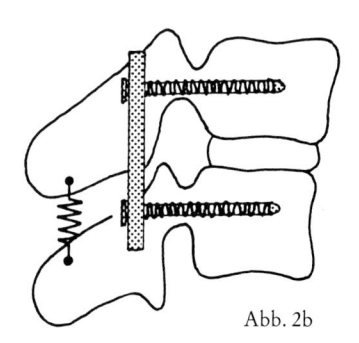

Abb. 2a

Abb. 2b

Ergebnisse

Es wird zunächst mit der Darstellung verschiedener Primärstabilitäten begonnen. Die betrachtete degenerierte Bandscheibe *(Abb. 3a)* unseres zu fusionierenden Bewegungssegmentes weist unter Kompression eine Stabilität von 75% der gesunden Bandscheibe und zwischen 85% und 90% für die übrigen Lastfälle auf. Alle interkorporalen Fusionen haben eine gute Stabilität bezüglich der Kompression und eine deutlich eingeschränkte Stabilität insbesondere bei Schub und Extension. Sehr gute primäre Stabilitätswerte für alle untersuchten Lastfälle zeigt die interkorporale Fusion mit einer ventralen Platte. Hierbei ist jedoch problematisch, daß das Implantat einen sehr hohen Anteil der eingeleiteten Kräfte aufnimmt (bei Kompression 98%, für die übrigen Lastfälle zwischen 80% und 90%), so daß die Gefahr einer frühzeitigen Implantatlockerung besteht *(Abb. 4a)*. Die Berechnungen zeigen, daß für die primäre Schub- und Rotationsstabilität insbesondere der Anteil des verbliebenen Bandscheibengewebes entscheidend ist. Die relativ niedrige Primärstabilität bei der interkorporalen Fusion mit interkorporaler Distraktion von nur 60% bzw. 30% für die Lastfälle Schub und Biegung ist daher auf den großen Anteil entfernten Bandscheibengewebes zurückzuführen. Bei den posterioren Fusionen findet sich primär eine ausgewogenere Stabilität *(Abb. 3b)*, die im wesentlichen der einer degenerierten Bandscheibe entspricht. Dies ist darauf zurückzuführen, daß kein Bandscheibengewebe entfernt wird und nur die Wirbelgelenke in ihrer Funktion eingeschränkt sind. Durch zusätzliche Maßnahmen läßt sich die Stabilität insbesondere auf Schub und Flexion durch einen Knodt-Stab oder einen interspinalen Span verbessern. Es wurde dabei

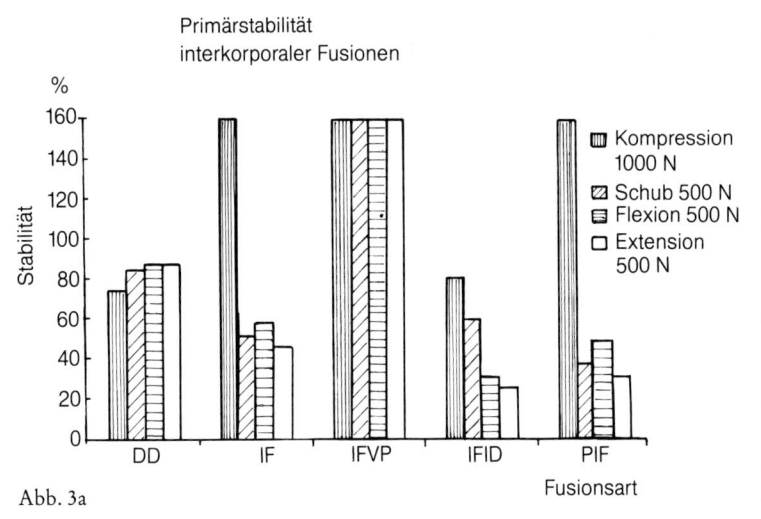

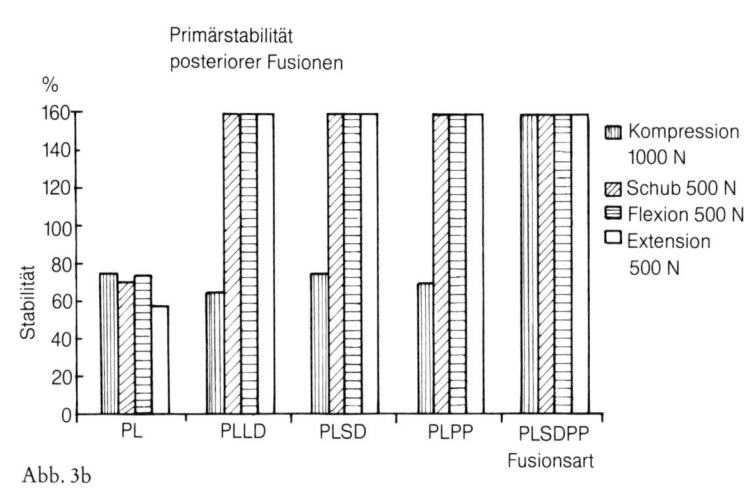

Abb. 3a, b: Normierte primäre Stabilitäten der a) interkorporalen und b) posterioren Fusionen. Bedeutung der Abkürzungen: DD = degenerierte Bandscheibe, IF = interkorporale Fusion, IFVP = interkorporale Fusion mit ventraler Platte, IFID = interkorporale Fusion mit interspinaler Distraktion, PIF = posteriore interkorporale Fusion, PL = posterolaterale Fusion, PLLD = posterolaterale Fusion mit interlaminarer Distraktion, PLSD = posterolaterale Fusion mit interspinaler Distraktion, PLPP = posterolaterale Fusion mit posteriorer Platte, PLSDPP = posterolaterale Fusion mit interspinaler Distraktion und posteriorer Platte.
160% übersteigende Primärstabilitäten werden nicht dargestellt.

eine Vorspannung mit 3° Flexion angenommen. Dies ermöglicht eine deutliche Rotationsstabilisierung, führt aber auch im Fall des Knodt-Stabes zu einer hohen Implantatbelastung durch einen vergleichbar ungünstigeren Hebelarm als das interspinale Material *(Abb. 4a)*. Die dorsal fixierte Platte nimmt bei Kompression 90% der Last auf, der interspinöse Span nur 5% *(Abb. 4b)*. Die prozentuale Belastung infolge Extension beträgt 60% für den Knodt-Stab und 30% für den dorsalen Span. Insofern ist für den interspinalen Span oder das Implantat nicht mit einer Lockerung durch Überlastung des Implantatlagers zu rechnen. Auf den ersten Blick erscheint auch eine Kombination aus interspinöser Distraktion und dorsaler Platte sinnvoll. Die Simulations-Rechnungen zeigen jedoch, daß durch die Verschiebung des Drehpunktes in die Platte der interspinöse Span schon bei geringer Kompression deutliche Zugkräfte erfährt und somit seine Funktion nicht erfüllen kann. Bezüglich der Primärstabilität erscheinen somit die posterioren Fusionen den interkorporalen überlegen, da insbesondere durch Erhalt des Bandscheibengewebes eine größere Stabilität erzielt werden kann. Von den betrachteten Implantaten weist nur das interspinal distrahierende Material eine so geringe Lastaufnahme auf, daß nicht mit einer Lockerung im Implantatlager gerechnet werden muß. Somit ist hinsichtlich Primärstabilität und Implantatbelastung die posterolaterale Fusion mit interspinaler Distraktion als die günstigste Fusionsform anzusehen.

Betrachtet man die entsprechenden Sekundärstabilitäten *(Abb. 5a–d)*, d. h. die Stabilitäten nach Ausheilen der knöchernen Fusionsstrecken, so zeigen alle Fusionsformen bei entsprechendem knöchernen Durchbau ausgezeichnete Stabilitäten. Interessante Ergebnisse liefert auch eine Untersuchung der Lage des Drehpunktes, welcher sich durch die hohe Steifigkeit in die Fusionsstrecke, d. h. günstig, verlagert. Da bei degenerativen Bandscheibenerkrankungen und insbesondere dem Postdiskotomiesyndrom die schmerzauslösenden Vorgänge sich in Höhe des Spinalkanals bzw. des Foramen intervertebrale abspielen, ist ein Erfolg der Operation bei einer maximalen Öffnung des Foramens bei gleichzeitig größtmöglicher mechanischer Ruhe zu sehen. Infolge der oben angesprochenen Verlagerung des Drehpunktes in Richtung des Foramens intervertebrale bei gleichzeitiger Erweiterung der sagittalen Foramenfläche durch

Abb. 4a

Abb. 4b

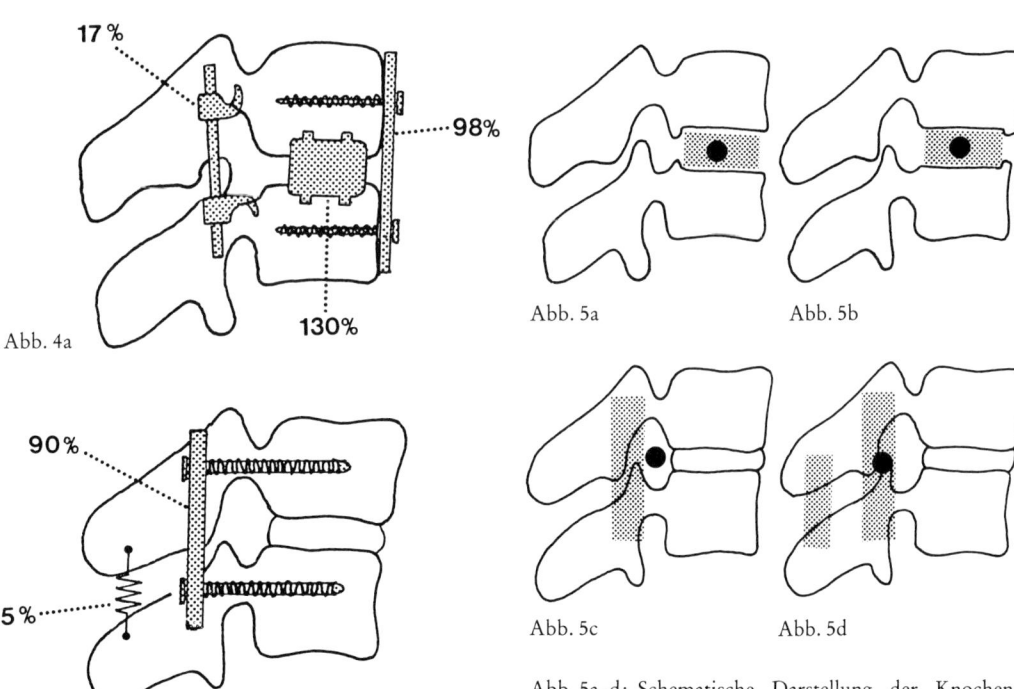

Abb. 4a, b: Implantate (gem. *Abb. 2*) mit prozentualem Anteil der aufgenommenen Kompressionslast.

Abb. 5a Abb. 5b

Abb. 5c Abb. 5d

Abb. 5a–d: Schematische Darstellung der Knochenstrecken der a) interkorporal anterioren b) interkorporal posterioren, c) posterolateralen, d) posterolateralen und interspinalen Fusion mit zugehörigem Drehpunkt des fusionierten Bewegungssegmentes.

die interspinale Distraktion erscheint auch im Hinblick auf die Sekundärstabilität eine posterolaterale Fusion mit interspinaler Distraktion günstig. Bei den anterioren Fusionen muß durch die Elastizität des Knochens mit Bewegungen in Höhe des Foramens intervertebrale gerechnet werden mit einer möglichen Verkleinerung der Foramenfläche (8). Daher sind diese Fusionsformen bei degenerativen Bandscheibenerkrankungen und einem Postdiskotomiesyndrom nicht als optimal zu betrachten.

Diskussion

Über die Beurteilung einer Operationsmethode entscheidet letztlich allein das klinische Ergebnis. Experimentelle Untersuchungen, oder, wie in der hier vorliegenden Arbeit, numerische Analysen können dazu beitragen, Mißerfolge zu erklären und Verbesserungen anzustreben.

Für die interkorporalen Fusionen ist nach den hier vorgestellten Simulationsrechnungen das Problem der relativ hohen Pseudarthroserate nicht in mangelnder oder abnehmender primärer Kompressionsfestigkeit zu suchen, sondern in einer reduzierten Stabilität gegenüber primären Schub- und Biegedeformationen. Zur mechanischen Veranschaulichung kann für die interkorporalen Fusionsformen der Vergleich mit einem axial belasteten einseitig abgespannten Mast herangezogen werden (s. auch EVANS (4)). Ziel einer zusätzlichen Fixierung, sei es extern oder intern, sollte es daher sein, die die Heilung beeinflussenden Schub- und Biegedeformationen abzufangen.

Unter den betrachteten Implantaten lieferten insbesondere die dorsale und ventrale Platte hohe Primärstabilitäten. Bei entsprechender Indikation stellt sicherlich die Verplattung ein stabiles Operationsverfahren dar, wenn man in der Nachbehandlung berücksichtigt, daß sich die Platten infolge der hohen Lastaufnahme frühzeitig lockern können. Es ist bei Kombination mehrerer Implantate jedoch darauf zu achten, daß die gewählte Kombination zu einem mechanisch ausgewogenen Tragsystem führt.

Für degenerative Bandscheibenerkrankungen und das Postdiskotomiesyndrom stellt nach den durchgeführten Simulationsrechnungen mit kritischer Wertung der Ergebnisse die posterolaterale Fusion mit einer interspinalen Knochenstrecke den besten Kompromiß unter den betrachteten Fusionsformen dar (6).

Literatur

(1) *Belytschko, T., T. P. Andriacchi, A. B. Schultz, J. Galante:* Analog studies of forces in the human spine: Computational techniques. J. Biomechanics, 6 (1973), 361–371
(2) *Chroscielewski, J., L.-P. Nolte:* Strategies for the solution of non-linear problems in structural mechanics and their implementation into the MESY-concept (in German). IFM Mitt. 48, Ruhr-Univ. Bochum (1985)
(3) *Cloward, R. B.:* Posterior lumbar interbody fusion updated. Clin. Orthop. Rel. Res., 193 (1985) 16–19
(4) *Evans, H. E.:* Biomechanics of lumbar fusion. Clin. Orthop. Rel. Res. 193 (1985) 38–46
(5) *Junghanns, H.:* Die funktionelle Pathologie der Zwischenwirbelscheiben. Langenbecks Arch. Clin. Chir., 267 (1951) 393
(6) *Krämer, J., D. Kolditz, R. Schleberger:* Lumbosacral distraction spondylodesis with autologous bone graft together with posterolateral fusion. Arch. Orthop. Trauma. Surg., 103 (1984) 107–111
(7) *Miller, J. A. A., K. A. Haderspeck, A. B. Schultz:* Posterior element loads in lumbar motion segments. Spine 7 (1982) 192–203
(8) *Panjabi, M. M., K. Takata, K. G. Vijay:* Kinematics of lumbar intervertebral foramen. Spine, 8 (1983) 348–357
(9) *Posner, I., A. A. White, W. T. Edwards, W. C. Hayes:* A biomechanical analysis of the clinical stability of the lumbar and lumbosacral spine. Spine, 7 (1982) 374–389
(10) *Salis-Soglio v., G.:* Die ventrale interkorporelle Distraktions-Spondylodese an der Lendenwirbelsäule. Z. Orthop., 123 (1985) 852–858
(11) *Schultz, A. B., T. B. Belytschko, T. P. Andriacchi:* Analog studies of forces in the human spine: Mechanical properties and motion segment behavior. J. Biomechanics, 6 (1973) 373–383
(12) *White, A. A., M. M. Panjabi:* Clinical biomechanics of the spine. J. B. Lippincott Company, Philadelphia 1978
(13) *White, A. H., G. Wynne, L. W. Taylor:* Knodt rod distraction lumbar fusion. Spine, 8 (1983) 434–437

III Frakturen und degenerative Wirbelsäulenerkrankungen

A. PLATTENSYSTEME

Die operative Versorgung der instabilen Frakturen der Halswirbelsäule

K. A. Matzen, W. Köppl, H.-H. Springer, Augsburg

Einleitung

Lange Zeit stellte die skelettale Extension mit der von CRUTCHFIELD (8) angegebenen Technik die einzige Behandlung frischer instabiler Halswirbelsäulenverletzungen dar.

Erst nach den operativen Erfolgen bei der zervikalen Diskopathie (ROBINSON und SMITH (17), CLOWARD (5, 6), DEREYMAEKER und MULIER (9), DOHN (10), setzte sich das operative Vorgehen zur Stabilisierung der Halswirbelsäule langsam aber nicht allgemein durch (CLOWARD (7), BÖHLER, J. (1, 2), JUNGHANS (15), ROY-CAMILLE (18), GELEHRTER und FRITZ (11), BÖHLER und GAUDERNAK (3)).

Insbesondere GROTE et. al. (12–14) haben eindringlich auf die möglichst sofortige operative Behandlung der instabilen Halswirbelsäulenverletzungen hingewiesen.

Nach wie vor hat die Forderung von JUNGHANS (15) seine Richtigkeit: *Jede* Halswirbelsäulenverletzung stellt einen Notfall dar, der noch am Unfalltag operiert werden muß.

Definition

Unter instabilen Halswirbelsäulenverletzungen sind folgende Verletzungsarten zu verstehen:
- Kompressionsfrakturen mit Beteiligung der Wirbelkörpervorder- und Hinterkante, meist mit Einsprengung von Knochenfragmenten in den Spinalkanal.
- Flexionsfrakturen mit und ohne Beteiligung des Bandapparates.
- Luxationen mit Zerreißungen des Bandapparates, meist des gesamten Bewegungssegmentes, oft in Kombination mit Frakturen.

Die Flexionsfrakturen und Luxationen sind häufig vergesellschaftet mit ein- und doppelseitigen Luxationen mit Verhakungen der Gelenkfortsätze.

Indikation zur Operation

Allgemein sehen wir in jeder instabilen Halswirbelsäulenverletzung eine Indikation zur operativen Stabilisierung. Der Zeitpunkt der Operation richtet sich nach vorhandenen Nebenverletzungen, die Dringlichkeit zur Operation orientiert sich an möglichen neurologischen Ausfällen.

Eine Indikation zur sofortigen operativen Intervention besteht u. E. nur dann, wenn sich vom Zeitpunkt des Unfalles bis zur Einlieferung in die Klinik eine eindeutige Verschlechterung der neurologischen Situation (aufsteigender Querschnitt) ergeben hat.

Lassen Sie mich kurz die operative Indikation anhand einiger Beispiele erläutern:

Bei Patienten mit neurologischen Ausfällen bis zum kompletten Querschnitt wird durch die operative Stabilisierung der Halswirbelsäule die Pflegefähigkeit des Patienten erheblich verbessert, und es wird darüber hinaus möglich, die sofortige Rehabilitation des Unfallverletzten einzuleiten.

Bei Patienten mit neurologischen Ausfällen, die jedoch nicht zum totalen Querschnitt geführt haben, kann unmittelbar an den operativen Eingriff die Rehabilitation begonnen werden ohne die Gefahr einer Verschlechterung des neurologischen Zustandsbildes.

Bei Patienten ohne neurologische Ausfälle stellt die operative Stabilisierung der Halswirbelsäule die einzige Methode dar, kurzfristig die Gefährdung des Rückenmarks zu beseitigen. Nur durch die operative Stabilisierung der instabilen Halswirbelsäule ist auch dieser Patient einer sofortigen Mobilisation zuzuführen.

Bei instabilen Halswirbelsäulenverletzungen mit ein- oder doppelseitigen Verhakungen der Gelenkfortsätze stellt das kombinierte dorsale und ventrale Vorgehen die einzige Möglichkeit einer schonenden Reposition der Halswirbelsäule unter Sicht dar.

Bei diesen Patienten ist selbstverständlich auch eine sofortige Rehabilitation nach Stabilisierung der Halswirbelsäule zu erreichen.

Bei veralteten posttraumatischen Fehlstellungen der Halswirbelsäule mit und ohne Gelenkluxation und Verhakungen ist durch die Reposition und segmentale Stabilisierung der Halswirbelsäule eine Besserung des Beschwerdebildes zu erzielen und durch die gleichzeitige Revision der segmentalen Nervenwurzel möglicherweise die neurologische Situation zu verbessern.

Operationsziel

Nach dem hier Gesagten sind die Ziele der operativen Stabilisierung der Halswirbelsäule bei instabilen Verletzungen folgende:
1. möglichst exakte Reposition des beteiligten Bewegungssegmentes zur Vermeidung von Rückenmarksspätschäden,
2. Revision des Spinalkanals zur Entfernung von Knochenfragmenten und Bandscheibensequestern und
3. stabile Fixation der Halswirbelsäule zur Vermeidung von längerdauernden Extensionsbehandlungen und Gipsruhigstellungen.

Operationstechnik

Die Art der operativen Versorgung der instabilen Halswirbelverletzung richtet sich nach dem Ausmaß der Zerstörung im Bereich des Wirbelkörpers bzw. des Bewegungssegmentes.

Bei isolierten knöchernen Verletzungen, meist mit Beteiligung der angrenzenden Bandscheibe, wird von ventral der Defekt im Wirbelkörper einschließlich der angrenzenden Bandscheibe ausgeräumt, das hintere Längsband revidiert und der Defekt mit einem autologen oder homologen Span überbrückt und mit einer Orosco-(H)-Platte oder Caspar-Platte stabilisiert.

Bei frischen oder auch veralteten Fehlstellungen des Bewegungssegmentes mit und ohne knöcherne Beteiligung des Wirbelkörpers, jedoch mit ein- oder doppelseitiger Gelenkluxation empfiehlt sich ein Vorgehen zunächst von dorsal mit Revision und Reposition der Wirbelgelenke und Stabilisierung mit einer Drahtcerclage. Anschließend wird in gleicher Narkose die ventrale Revision, Auffüllung und Stabilisierung des Defektes angeschlossen.

Im folgenden sei das operative Vorgehen im einzelnen beschrieben:

Dorsales Vorgehen

In Bauchlage werden von einem Mittelschnitt aus die Dornfortsätze, Wirbelbögen und Gelenkfortsätze von dorsal dargestellt. Das zerrissene Ligamentum interspinosum wird bis zum Ligamentum flavum reseziert, die verhakten Gelenkfacetten werden sorgfältig dargestellt und eventuell schon vorhandene narbige oder knöcherne Verbindungen im Gelenkfortsatzbereich mit einer schmalen Knochenstanze reseziert.

In die Basis des darüberliegenden Dornfortsatzes wird ein Bohrloch eingebracht, durch dieses eine Drahtcerclage gezogen, welche um den darunterliegenden Dornfortsatz geschlungen wird. Diese Drahtcerclage ist an beiden Seiten mit Verdrillungen zu sehen. Zwischen die noch luxierten Gelenkfacetten werden feine Raspatorien eingeschoben und dadurch die sagittale Luxation beseitigt.

Durch Anziehen der Drahtcerclage reponiert sich die vertikale Luxation von allein. Eine zusätzliche Verplattung oder Spondylodese von dorsal ist nicht nötig.

Ventrales Vorgehen

Der Patient wird in gleicher Narkose auf den Rücken umgelagert. Die Halswirbelsäule wird vorsichtig unter gleichzeitiger Bildwandlerkontrolle hyperlordosiert.

Der Hautschnitt erfolgt am rechten medialen Rand des M. sternocleidomastoideus oder horizontal in den Hautfalten. Stumpfes Spalten des Platysma in Faserrichtung. Stumpfes Vorgehen am medialen Rand des M. sternocleidomastoideus unter Spaltung der Fascia colli superficialis.

Die A. carotis communis wird mit dem Finger ertastet und danach wird weiter stumpf zwischen Gefäß-Nerven-Bündel lateral sowie Schilddrüse, Trachea und Ösophagus medial auf die Wirbelsäule vorpräpariert.

Nach Höhenlokalisation mit Bildwandler wird die Fascia colli profunda längs gespalten und

mit den Mm. longi colli vorsichtig (cave: A. vertebralis) von der Vorderfläche des Wirbelkörpers abpräpariert.
Das vordere Längsband wird ausgeschnitten. Die zerborstenen Teile des Wirbelkörpers und die Bandscheibe ausgeräumt. Hierzu wird grundsätzlich ein Operationsmikroskop benutzt. Dies ist nötig, um Verletzungen des hinteren Längsbandes zu erkennen, sowie Bandscheiben- und Knochensequester aus dem Wirbelkanal auszuräumen, bei veralteten Verletzungen narbige Verwachsungen der Dura zu lösen.
Bei vorliegenden Duraverletzungen lassen sich diese unter Kontrolle mit dem Mikroskop leichter versorgen.
Die Ausräumung des Bandscheibenraumes ohne »Sehhilfe« (Mikroskop) stellt eine unnötige zusätzliche Gefährdung des Patienten dar. Die angrenzende intakte Wirbelkörperendplatte wird entknorpelt und teilweise dekortiziert. In den entstandenen Defekt wird ein autologer Beckenkamm- oder homologer Span eingefalzt. Die Stabilität der Halswirbelsäule wird mit einer H- oder Doppel-H-Platte (OROZCO und LLOVET (16), die von vorne auf die Wirbelkörper aufgeschraubt wird, erreicht. Die Verschraubung geschieht grundsätzlich unter Bildwandlerkontrolle, um die Wirbelkörperhinterkante nicht zu überschreiten.
Die verwendeten Schrauben erreichen im allgemeinen einen festen Sitz im Wirbelkörper, wenn sie gerade mit der Schraubenspitze die Hinterkante tangieren.

Patientengut

Von 1982 bis 1984 wurden an der Orthopädischen Klinik München-Großhadern 25 Patienten mit instabilen Verletzungen der Halswirbelsäule operativ versorgt. Es handelte sich um 17 männliche und acht weibliche Patienten im Alter von 14 bis 59 Jahren.
Die Zuverlegung erfolgte z. T. direkt vom Unfallort oder über auswärtige Krankenhäuser. Neben den konventionellen Röntgenaufnahmen wurde in fast allen Fällen zusätzlich ein Computertomogramm angefertigt, um den Wirbelkanal zu beurteilen.
Die operative Versorgung erfolgte bei direkter Zuverlegung in den ersten sechs bis acht Stunden, bei Verlegungen von anderen Krankenhäusern war dieser Zeitraum meist verstrichen.

Tab. 1 Zeitraum zwischen Unfall und Operation

Operation am Unfalltag	1 Pat.
OP 2. und 3. Tag	8 Pat.
OP 4. und 10. Tag	7 Pat.
OP später als am 10. Tag	9 Pat.

Die Eingriffe erfolgten im allgemeinen im Rahmen des normalen Operationsprogrammes nach Ausschluß von Nebenverletzungen. So war es möglich, immer das gleiche Team zur operativen Versorgung einschließlich der Instrumentierung und Lagerung des Patienten heranzuziehen.

Tab. 2 Im einzelnen lagen vor:

Kompressionsfrakturen	7
Luxationen	3
Luxationsfrakturen	19
Flexionsfrakturen	3
	n = 32 Fälle

Es handelte sich um 25 Patienten, z. T. mit Mehrfachverletzungen im Bereich der Halswirbelsäule. Der Zeitraum zwischen Unfall und Operation ist aus *Tabelle 1* ersichtlich.
In 22 Fällen wurde eine ventrale Spondylodese unter Stabilisierung mit einer H-Platte vorgenommen. Zusätzlich wurde bei sieben Patienten in der gleichen Narkose eine dorsale Stabilisierung mit einer Drahtcerclage nach Reposition luxierter einseitiger oder doppelseitiger Gelenke durchgeführt.
Eine ausschließliche dorsale Stabilisierung war in drei Fällen erforderlich. Es handelte sich um Luxationen mit intaktem vorderen Längsband.
Nach der Lokalisation waren hauptsächlich die Bewegungssegmente C 5/C 6 (elf Fälle) und das Bewegungssegment C 6/C 7 (14 Fälle) betroffen (Tab. 3).

Tab. 3 Lokalisation der Wirbelkörper mit betroffenem Segment

Segment C1/C2	
Segment C2/C3	1 Fall
Segment C3/C4	1 Fall
Segment C4/C5	2 Fälle
Segment C5/C6	11 Fälle
Segment C6/C7	14 Fälle
Segment C7/Th1	3 Fälle
	n = 32 Fälle

Verletzungsursachen

Bei 16 Fällen handelt es sich um Verletzungen durch Verkehrsunfälle. In je vier Fällen zogen sich die Patienten die Verletzung beim Sprung in seichtes Wasser oder aus großer Höhe zu (Tab. 4).

Tab. 4 Verletzungsursachen

PKW-LKW-Unfall	n = 14
Zweiradunfall	n = 2
Skiunfall	n = 1
Kopfsprung in seichtes Wasser	n = 4
Sturz aus großer Höhe	n = 4
	n = 25

Postoperative Versorgung

Die Patienten wurden unmittelbar postoperativ mit einem modifizierten fest angelegten Schanz-Watteverband noch in Narkose versorgt. Der Verband wird so breit angewickelt, daß er den Raum zwischen Kinnspitze und Jugulum voll ausfüllt und so eine ausreichende Stabilisierung der Halswirbelsäule bietet.
Beim ersten Verbandswechsel nach 24–36 Stunden wird der Verband entfernt und im allgemeinen eine Camp-Kopfstütze angelegt. Mit dieser Kopfstütze wird der Patient bis zum röntgenologischen Nachweis der knöchernen Überbrückung des Bewegungssegmentes im allgemeinen drei Monate versorgt.
Eine postoperative längere Liegezeit oder eine Gipsbehandlung hat sich als nicht notwendig erwiesen. Die Patienten werden am ersten postoperativen Tag mobilisiert. Der stationäre Aufenthalt betrug zwischen acht und 14 Tagen.
Bei insgesamt 16 der 25 Patienten bestanden unmittelbar präoperativ neurologische Ausfälle, in sieben Fällen ein inkompletter und in sechs Fällen ein kompletter Querschnitt, in drei Fällen wurden nur radikuläre Symptome in Form von Parästhesien der oberen Extremitäten beobachtet.
Der eine Woche postoperativ erhobene neurologische Status zeigte bei allen Patienten mit radikulärer Symptomatik eine deutliche Besserung gegenüber dem Vorbefund.
Die Veränderung der neurologischen Klassifizierung ist aus der Tabelle 5 ersichtlich.

Tab. 5 Veränderung der neurologischen Klassifizierung

	prä-op.	post-op.
Keine neurologischen Ausfälle	29	4 / 1 / 29
Brauchbare Motorik Radikuläre Symptome	6	12 2
Restmotorik Sensibilität erhalten	16	1 3
Nur Restsensibilität	3	2

Komplikationen

In einem Fall wurde bei einer Patientin mit einem kompletten Querschnitt in Höhe C 3/C 4 nach Flexionsfraktur eine aufsteigende Lähmung mit Atemlähmung beobachtet.
In einem Fall kam es zu einer Infektion im Bereich der Knochenentnahmestelle, in zwei Fällen zu Streßulzera und in einem Fall zu einem paralytischen Ileus.

Zusammenfassung

Therapeutisches Ziel bei instabilen Halswirbelsäulenverletzungen ist es, möglichst rasch die Kontinuität und Stabilität der Halswirbelsäule wiederherzustellen, um so die Gefährdung des Halsmarks zu beseitigen.
Dies ist nur durch eine möglichst rasche operative Stabilisierung der Halswirbelsäule zu erreichen.
Bei den von uns im Jahr 1982–1984 operierten 16 Fällen mit Verletzungen der Halswirbelsäule *und* neurologischen Ausfällen ließ sich in sechs Fällen durch den operativen Eingriff eine Besserung der neurologischen Situation durch die Korrektur der Halswirbelsäulenfehlstellung und Entlastung des Halsmarks erreichen.
Bei den Fällen mit komplettem Querschnitt war es möglich, durch Wiederherstellung der Stabilität der Halswirbelsäule diese Patienten einer möglichst raschen Rehabilitation zuzuführen.
Bei den neun Fällen ohne neurologische Ausfälle gelang nach der operativen Stabilisierung die Frühmobilisierung des Patienten.
Mit einer Ausnahme konnte bei allen Fällen eine Besserung der Situation des Patienten durch die operative Stabilisierung erreicht werden.

Literatur

(1) *Böhler, J.:* Operative Behandlung von Halswirbelsäulenverletzungen. H. Unfallheilk. 108 (1971) 132–136

(2) *Böhler, J.:* Operative Behandlung instabiler Frakturen und Luxationsfrakturen der HWS. Unfallchir. 3, (1977) 25–31

(3) *Böhler, J., T. Gaudernak:* Anterior plate stabilization for fracturedislocation of the lower cervical spine. J. Trauma (Baltimore) 20, (1980) 203–205

(4) *Caspar, W.:* Fortschritte bei der vorderen zervikalen Plattenstabilisierung. Erste Erfahrungen mit der Trapez-Osteosyntheseplatte und einem neuen Instrumentarium für die Halswirbelsäulenchirurgie. In: Biomechanik der Wirbelsäule. Ergebn. praxisbez. Grundlagenforschung 5. Münchner Symposion für exp. Orthopädie Thieme, Stuttgart–New York 1983

(5) *Cloward, R. B.:* The anterior approach for removal of ruptured cervical disc. J. Neurosurg. 15, (1958) 602

(6) *Cloward, R. B.:* Vertebral body fusion for ruptured cervical discs. Amer. J. Surg. 98 (1958) 722

(7) *Cloward, R. B.:* Treatment of acute fractures and fracture dislocation of the cervical spine by vertebral body fusion. J. Neurosurg. 18 (1961) 1621–1626, 201–209

(8) *Crutchfield, W. G.:* Skeletal traction for dislocation of the cervical spine. Report of a case. South Surg. 2 (1933) 156–159

(9) *Dereymaeker, A., J. Mulier:* La fusion vertébrale par voie ventrale dans la discopathie cervicale. Rev. neurol. 99 (1958) 597–616

(10) *Dohn, D. F.:* Anterior interbody fusion for treatment of cervical-disk condition. Jama 197 (1966) 897–900

(11) *Gelehrter, G., G. Fritz:* Behandlung der Halswirbelverletzungen mittels Bewegungsstabiler vorderer Spondylodese und H-Platte. Arch. Orthop. Traumat. Surg. 92 (1978) 83–87

(15) *Junghans, H.:* Die operative Behandlung für die Schleuder- und Abknickverletzung der Halswirbelsäule. Mschr. Unfallheilk. 74 (1971) 485

(16) *Orozco, D. R., J. Llovet Tapies:* Osteosintesis en las lesiones traumaticas y degenerativas de la columna cervical. Revejta Traumatol. Cirurg. Rehabil. 1 (1971) 45–52

(17) *Robinson, R. A., G. W. Smith:* Antero-lateral cervical disc removing and interbody fusion for cervical disc syndrome. Bull. Johns Hopkin Hosp. 96 (1955) 223–224

(18) *Roy-Camille, R.:* Chirurgie du radis cervical. La nouvelle presse medicale 1/42 (1972) 2847–2849

Die operative Behandlung von Wirbelsäulenfrakturen und degenerativen Erkrankungen unter Verwendung der Autokompressionsplatte

O. Schmitt, Ch. Hurm, Homburg

Traumatische Einwirkungen im Bereich der Wirbelsäule haben funktionelle Störungen des Achsenorganes infolge Beeinträchtigung von Form und Stabilität zur Folge. Dabei kommt es häufig zu sekundären Funktionsstörungen im Bereich des Rückenmarkes bzw. der auda equina, die sowohl aufgrund einer Substanzzerstörung infolge von Kontusion, Quetschung oder Überdehnung, als auch durch Milieuveränderung aufgrund hämorrhagischer Einblutungen bzw. Ödembildung in ihrer Funktion teilweise oder vollständig zerstört sein können.

Form und *statische Stabilität* werden in erster Linie durch die Wirbelkörperreihe und Bandscheibenverbindungen gewährleistet, während die Bogenreihe überwiegend als mechanischer Schutz für Rückenmark und Nervenwurzeln anzusehen ist und der gesamten Wirbelsäule über Gelenkfortsätze, dorsalen Bandapparat und Muskulatur eine knöcherne bzw. ligamentäre *dynamische Stabilität* verleiht.

Das Ziel der *operativen Behandlung* nach Wirbelsäulenfrakturen muß demzufolge darin bestehen, die infolge des Traumas veränderte Form und Stabilität weitgehend wiederherzustellen. Bei Vorliegen neurologischer Ausfälle gilt es über die infolge unmittelbarer Traumaeinwirkung entstandenen und meist irreversible Substanzzerstörung hinausgehende Schäden zu vermeiden. Die *Indikation* zur operativen Behandlung ist somit dann zu stellen, wenn aufgrund schwerwiegender Formabweichung und Instabilität durch konservative Behandlung keine normale Wirbelsäulenbelastbarkeit wiederherzustellen ist und wenn durch mechanische Dekompression kurzfristig sich entwickelnde neurologische Ausfälle verhindert bzw. die Aussicht auf weitgehende Wiederherstellung der neurologischen Funktion langfristig dadurch verbessert werden können.

Degenerative Veränderungen verursachen vor allem im Bereich der statisch bzw. dynamisch am stärksten beanspruchten Wirbelsäulenregionen der Hals- bzw. Lendenwirbelsäule allmählich sich entwickelnde Instabilitäten aufgrund eines Bandscheibenverschleißes und sekundäre neurologische Störungen durch spondylotische bzw. spondylarthrotische Veränderungen, die durch anlagemäßig vorhandene Instabilitäten im unteren Lumbal- bzw. lumbosakralen Übergangsbereich (Spondylolyse) noch zusätzlich begünstigt werden können. Nach Dekompression der neurologischen Strukturen durch Beseitigung der spondylotischen und spondylarthrotischen Engstellen ist auch hier die Stabilisierung durch Spondylodese notwendig, wobei zur Erweiterung der Foramina intervertebralia zusätzlich eine Distraktion des betroffenen Bewegungssegmentes erforderlich ist.

Zur segmentalen Stabilisierung der Wirbelsäule verwenden wir eine Autokompressionsosteosynthese, die sich sowohl zur Frakturstabilisierung, als auch zur Spondylodese bei degenerativen Erkrankungen eignet und aufgrund der zusätzlichen Anwendung des Autokompressionsprinzips eine zuverlässige osteosynthetische Stabilisierung gewährleistet. Hierbei stehen zur Stabilisierung des HWS-Bereiches spezielle Osteosyntheseplatten zur Verfügung, die im Bereich der kranialen bzw. kaudalen Lochpaare ein Spannloch besitzen. Im BWS- und LWS-Bereich verwenden wir die Extremitätenplatten mit Streck- und Kraftspannloch.

Wir haben an unserer Klinik Erfahrungen sowohl bei der Behandlung von Wirbelsäulenfrakturen, als auch bei degenerativen Erkrankungen mit und ohne Verwendung der Autokompressionsplatte sammeln können und vergleichende röntgenologische Untersuchungen durchgeführt, vor allem um festzustellen, in welchem Ausmaß die zusätzliche osteosynthetische Stabilisierung zu einer Verbesserung der langfristigen Formstabilität führt.

Methode

Die *segmentale Stabilisierung* erfolgte in allen Fällen vom ventralen Zugang mit Verwendung eines Beckenspanes. Zur Osteosynthese wurde im Bereich der Halswirbelsäule eine spezielle

Die operative Behandlung von Wirbelsäulenfrakturen und degenerativen Erkrankungen 61

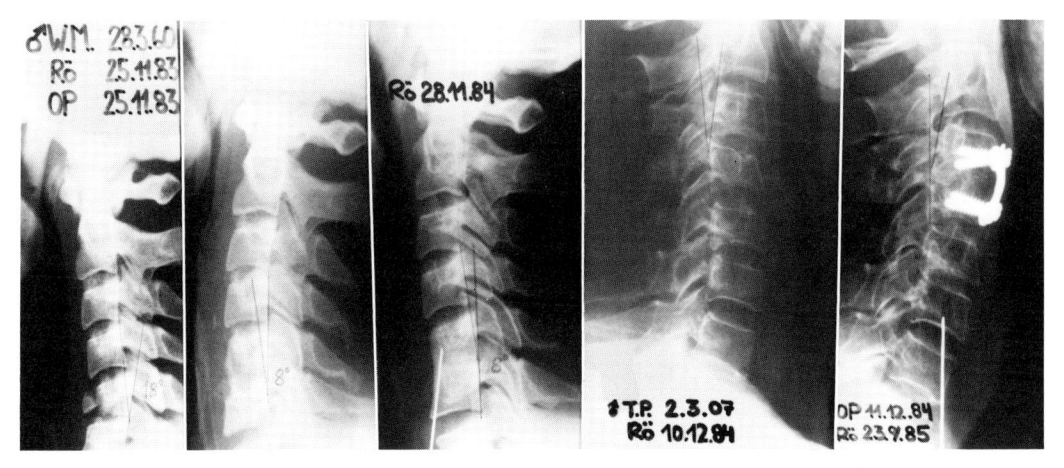

Abb. 1a, b: Operative Stabilisierung einer instabilen HWK 5 – Fraktur durch alleinige Spaneinklemmung mit gutem Korrekturergebnis (a). Osteosynthese einer instabilen Luxationsfraktur von HWK 3 mit Bogenfraktur ohne neurologische Ausfälle (b).

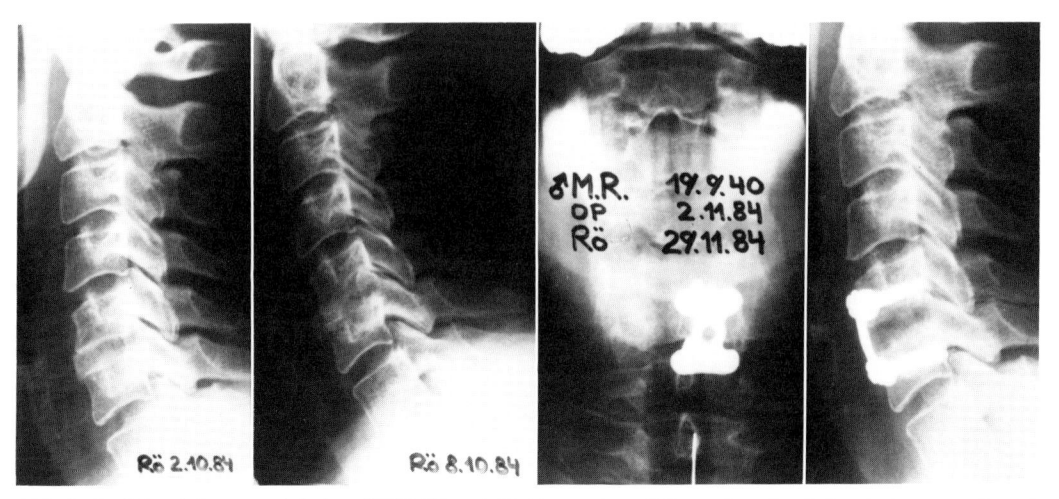

Abb. 2a, b: Distraktionsspondylodese HWK 5/6 nach Nukleotomie und Uncusektomie mit Spanlockerung aufgrund unzureichender Ruhigstellung (a). Zustand nach erneuter Spondylodese und Stabilisierung durch Osteosyntheseplatte mit langfristig idealem Behandlungsergebnis.

Abb. 3a, b: Instabile Berstungsfraktur LKW 2 mit Spinalkanaleinengung ohne neurologische Ausfälle. Zustand nach Reposition und Osteosynthese mit idealem Ausheilungsergebnis (a). Instabile Berstungsfraktur von LWK 4 mit Spinalkanaleinengung ohne neurologische Ausfälle. Zustand nach Reposition und Osteosynthese, in idealer Stellung ausgeheilt (b).

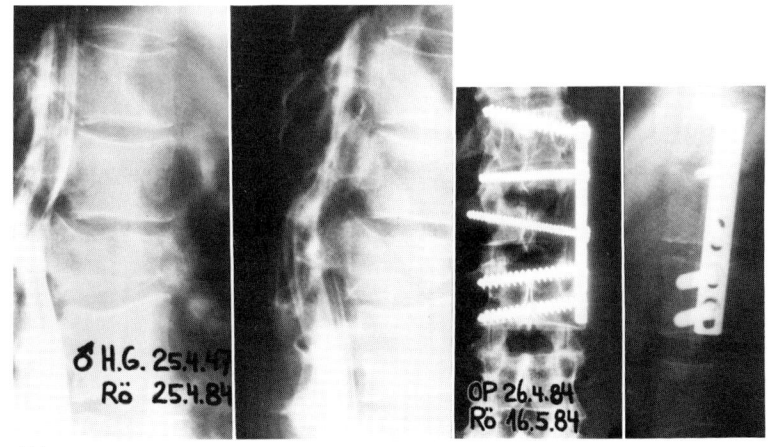

Abb. 3a

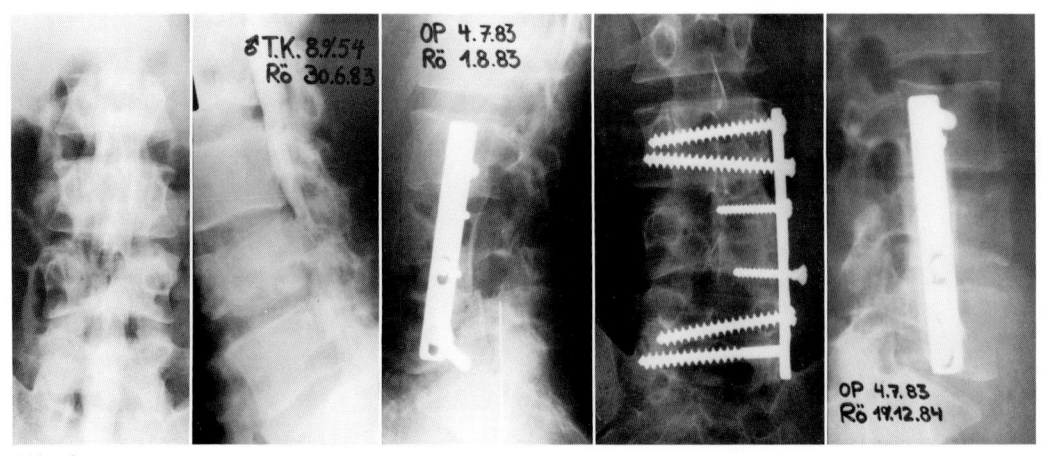

Abb. 3b

Abb. 4a, b: Gutes Endresultat nach Distraktionsspondylodese mit alleiniger Spaneinklemmung LWK 4/5 (a). Spondylodese LWK 5/S1 durch alleinige Spaneinklemmung vom transabdominellen Zugang mit insgesamt gutem Distraktionsergebnis, stabil ausgeheilt (b).

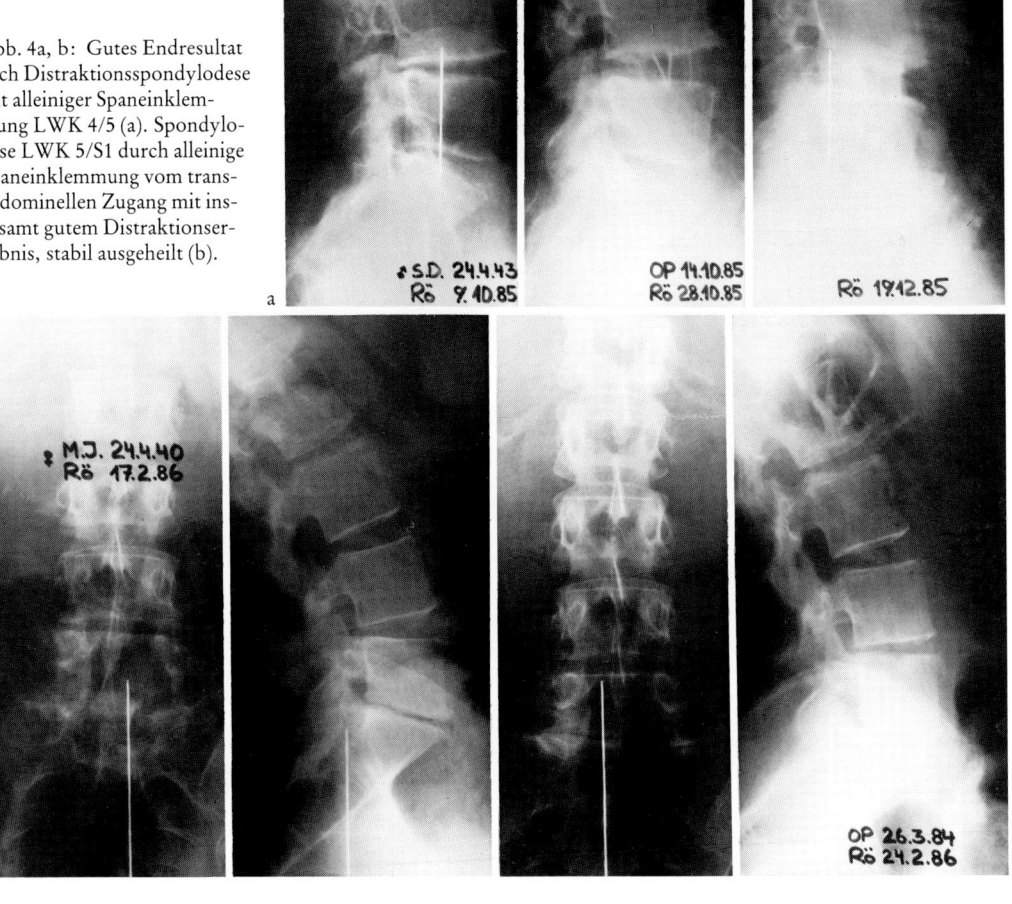

Abb. 5a

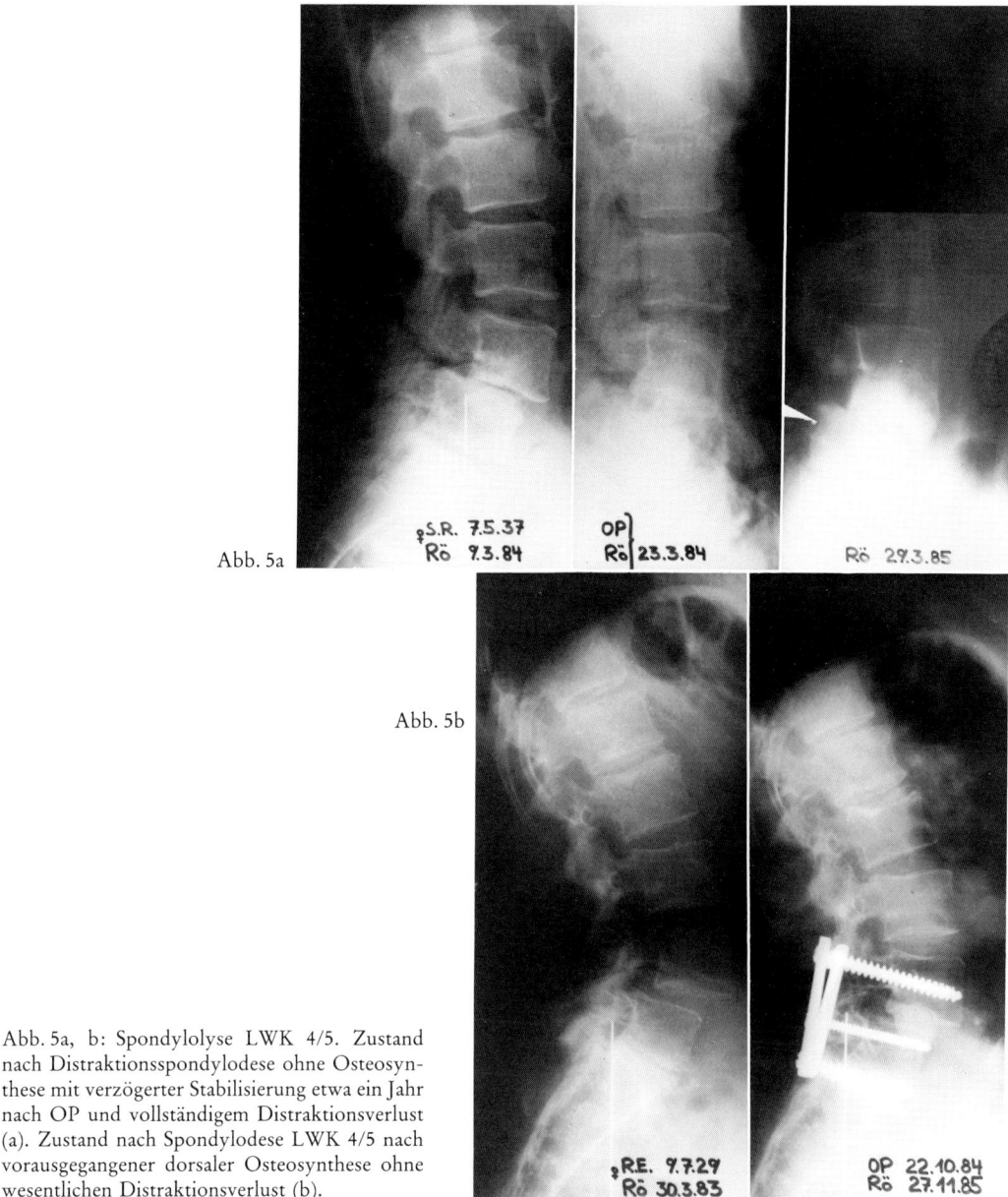

Abb. 5b

Abb. 5a, b: Spondylolyse LWK 4/5. Zustand nach Distraktionsspondylodese ohne Osteosynthese mit verzögerter Stabilisierung etwa ein Jahr nach OP und vollständigem Distraktionsverlust (a). Zustand nach Spondylodese LWK 4/5 nach vorausgegangener dorsaler Osteosynthese ohne wesentlichen Distraktionsverlust (b).

Autokompressionsplatte verwandt. Im Bereich der BWS und LWS kamen die üblichen Extremitätenplatten zur Anwendung.

Im Bereich der *Halswirbelsäule* wird zur *Frakturstabilisierung* nach Entfernung der Wirbelkörperfragmente und Rückenmarks- bzw. Nervenwurzeldekompression die Aufrichtung und Spanverklemmung je nach Ausmaß der Wirbelkörperzerstörung mono- bzw. bisegmental durchgeführt. Bei zusätzlicher Osteosynthese wird die Platte im Bereich der stabilen Nachbarsegmente nach dem Autokompressionsprinzip verschraubt (*Abb. 1a, b*).

Bei *degenerativen Veränderungen* erfolgt die Bandscheibenausräumung, Uncusektomie, Abtragen der Randleisten, erforderlichenfalls Dekompression der A. vertebralis und Verklemmung eines horizontal eingebrachten Beckenspanes nach vorausgegangener Wirbelkörperdistraktion. Bei Verwendung einer Osteosyntheseplatte wird diese im Bereich der Nachbarsegmente unter Einbeziehen der dorsalen Wirbelkörperkortikalis verankert und der Beckenspan zusätzlich durch eine Kortikalisschraube fixiert (*Abb. 2a, b*).

Im Bereich der *Brust- bzw. Lendenwirbelsäule*

erfolgt bei Vorliegen einer *Fraktur* zunächst die Entfernung der Wirbelkörperfragmente, erforderlichenfalls mit Rückenmarksdekompression, Anfrischen der stabilen Deck- und Bodenplatten im Bereich der Nachbarsegmente sowie vertikales Einklemmen eines breiten Beckenspanes nach vorausgegangener Hyperextension des betreffenden Wirbelsäulenabschnittes durch kräftigen Druck auf die Dornfortsatzreihe. Die Stabilisierung erfolgt durch Verankerung der Osteosyntheseplatte im Bereich der stabilen Nachbarsegmente, wenn möglich unter Verwendung je zweier Spongiosaschrauben, so daß bei anschließender Autokompression eine stabile Spanverklemmung erreicht wird (*Abb. 3a, b*).

Bei Vorliegen *degenerativer Veränderungen* erfolgt die Spondylodese im Bereich der Lendenwirbelsäule durch Einklemmen zweier vertikal, gegenläufig eingebrachter Beckenspäne nach vorausgegangener kräftiger Distraktion und Deck- bzw. Bodenplattenanfrischung, die bis einschließlich LWK 4/LWK 5 von ventrolateral im lumbosakralen Übergang vom transabdominellen Zugang erfolgt (*Abb. 4a, b*).

Eine zusätzliche Osteosynthese ist lediglich bei Vorliegen einer dorsalen Instabilität erforderlich, die bei Vorliegen einer Spondylolisthese zweizeitig durchgeführt wird, nach dorsaler Reposition und nachfolgender ventraler Spondylodese (*Abb. 5a,b*).

Die *Ruhigstellung* bis zur knöchernen Stabili-

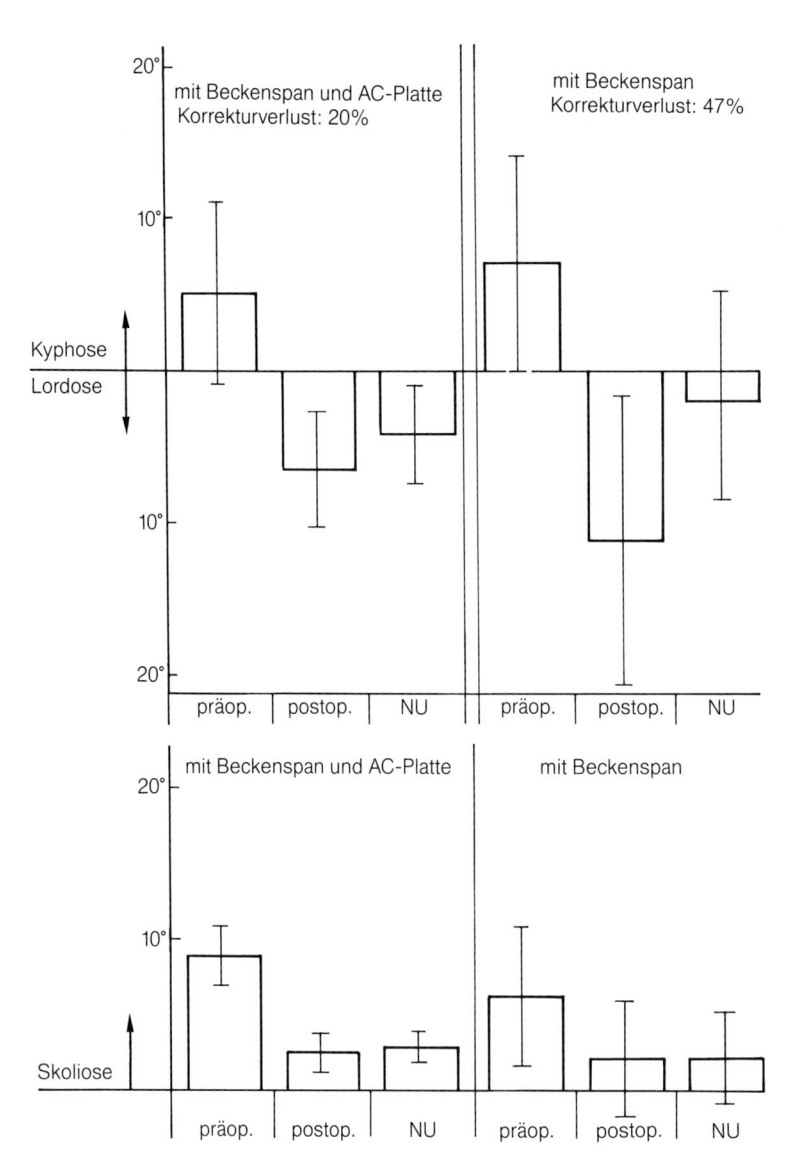

Abb. 6: Korrektur und Korrekturverlust nach Stabilisierung von HWS-Frakturen.

sierung erfolgte im Bereich der *Halswirbelsäule* nach Stabilisierungsmaßnahmen ohne Osteosynthese durch eine Zervikalorthese mit Hinterhaupt- bzw. Unterkieferstütze. Bei Verwendung einer Osteosyntheseplatte genügt eine Schaumstoff-Zervikalstütze. Die Mobilisierung kann hierbei bereits am ersten postoperativen Tag erfolgen, soweit das Ausmaß der neurologischen Ausfälle dies zuläßt. Nach Stabilisierungsmaßnahmen im Bereich der *Brust- und Lendenwirbelsäule* erfolgt die Mobilisierung beginnend mit der dritten postoperativen Woche zunächst auf dem Tilttable, wobei ein Reklinationskorsett bzw. Überbrückungsmieder bis zur knöchernen Stabilisierung verordnet wird.

Ergebnisse

Eine segmentale Stabilisierung frakturbedingt erfolgte in 93 Fällen (männlich: 69,5%, weiblich: 30,5%; Durchschnittsalter 34 J.), aufgrund degenerativer Veränderungen in 83 Fällen

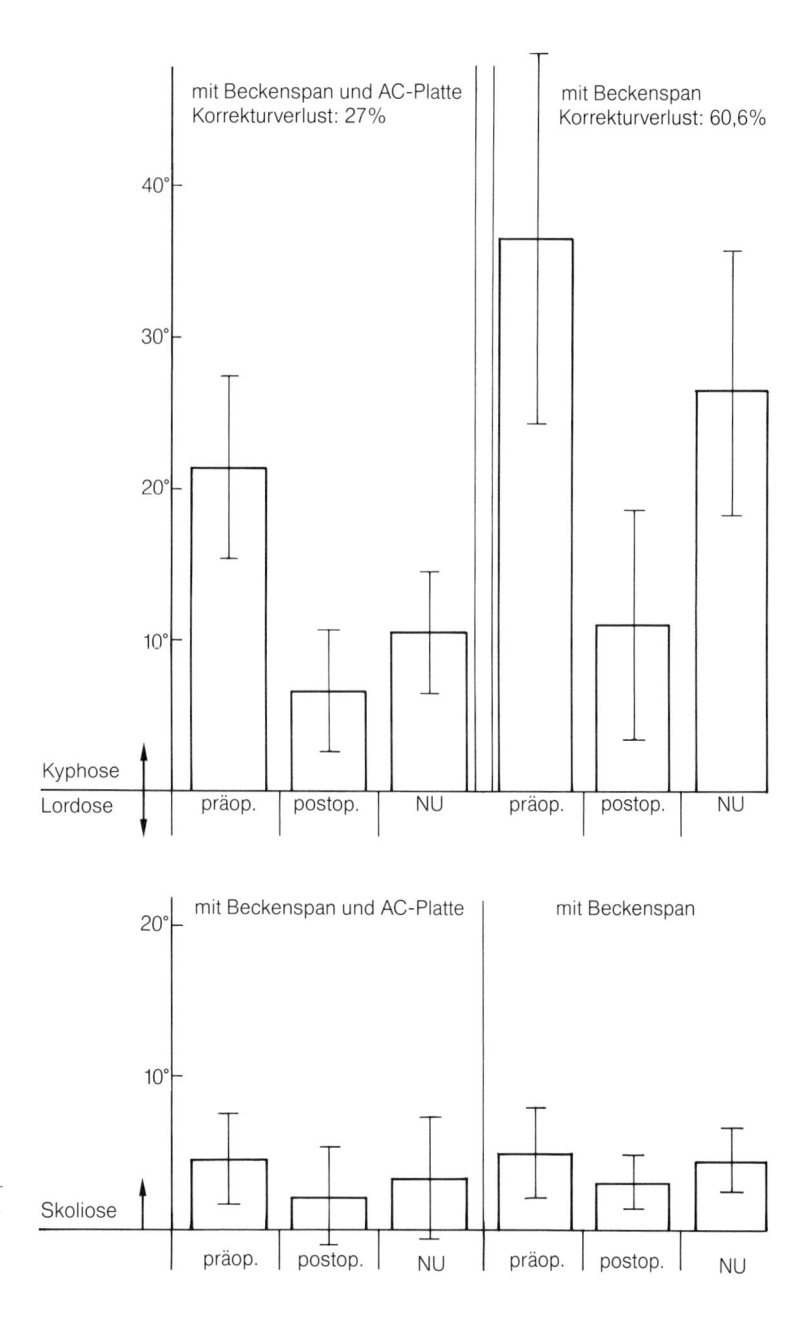

Abb. 7: Korrektur und Korrekturverlust nach Stabilisierung von BWS-Frakturen (D1–D8).

Tab. 1 Lokalisation und durchgeführte Behandlung

HWS	Frakturen	n = 18
	mit Osteosynthese	n = 6
	ohne Osteosynthese	n = 12
	degenerativ	n = 52
	mit Osteosynthese	n = 12
	ohne Osteosynthese	n = 40
		n = 70
BWS (D1 – D8)		
	Frakturen	n = 13
	mit Osteosynthese	n = 8
	ohne Osteosynthese	n = 5
		n = 13
BWS/LWS (D9 – L5)		
	Frakturen	n = 62
	mit Osteosynthese	n = 45
	ohne Osteosynthese	n = 17
	degenerativ	n = 31
	mit Osteosynthese	n =
	ohne Osteosynthese	n = 31
		n = 93

(männlich: 43,5%, weiblich: 56,5%; Durchschnittsalter 43,4 J.). Die Lokalisation befand sich überwiegend im HWS- bzw. BWS/LWS-Bereich (*Tab. 1*).

Bei *traumatischen Fehlstellungen* im Bereich der *Halswirbelsäule* konnte eine gute postoperative Korrektur sowohl mit, als auch ohne Osteosyntheseplatte erreicht werden. Bei der Nachuntersuchung zeigte sich jedoch bei den osteosynthetisch stabilisierten Frakturen bezüglich der kyphotischen Fehlstellung ein deutlich besseres Ergebnis (Korrekturverlust mit Osteosynthese: 20%, ohne Osteosynthese: 47%). Die skoliotische Fehlstellung konnte mit beiden Methoden langfristig gleichermaßen gut ausgeglichen werden (*Abb. 6*).

Im Bereich der *Brustwirbelsäule* war die Osteosynthese zur Kyphosekorrektur ebenfalls deutlich überlegen (Korrekturverlust mit Osteosynthese 27%, ohne Osteosynthese 60,6%). Die Skoliose konnte auch in diesem Wirbelsäulenbereich mit beiden Methoden bis zum Nachuntersuchungszeitpunkt gut stabilisiert werden (*Abb. 7*).

Auch im Bereich des *thorakolumbalen Überganges* und der *Lendenwirbelsäule* konnte die traumatisch bedingte Kyphosierung mit Hilfe der Osteosynthese am besten korrigiert werden (Korrekturverlust mit Osteosynthese 23%, ohne Osteosynthese 74,5%). Auch hier zeigten sich bezüglich der Skoliosekorrektur mit beiden Stabilisierungsmethoden gleich gute Resultate (*Abb. 8*).

Die Überprüfung der Zusammensinterung zeigte vor allem im BWS-Bereich (Korrekturverlust mit Osteosynthese 21%, ohne Osteosynthese 109%) und im BWS/LWS-Bereich (Korrekturverlust mit Osteosynthese 32%, ohne Osteosynthese 75%) deutlich stabilere Verhältnisse bei Verwendung einer Osteosyntheseplatte. Im Bereich der Halswirbelsäule dagegen waren diesbezüglich keine wesentlichen Unterschiede festzustellen (Korrekturverlust mit Osteosynthese 38,4%, ohne Osteosynthese 35,2%) (*Abb. 9a*).

Bei *degenerativen Veränderungen* zeigte die Distraktionsspondylodese im Bereich der Halswirbelsäule bei Verwendung einer Osteosyntheseplatte deutlich geringere Korrekturverluste (6%) als bei alleiniger Verwendung eines Beckenspanes (48%).

Im Bereich der Lendenwirbelsäule betrug der mittlere Korrekturverlust 40,5% (*Abb. 9b*).

Diskussion

Die Ergebnisse unserer *röntgenologischen Verlaufsbeobachtung nach operativer Stabilisierung instabiler Frakturen* im Bereich der Wirbelsäule mit Osteosynthese bzw. alleiniger Beckenspanstabilisierung haben gezeigt, daß durch eine zusätzliche Osteosynthese die Stabilität nach Reposition instabiler Frakturen vor allem im Bereich der stärkeren biomechanischen Belastungen ausgesetzten Brust- bzw. Lendenwirbelsäule wesentlich verbessert werden kann. Das Frühergebnis nach operativer Reposition war bei beiden Verfahren gleich gut, konnte jedoch bei alleiniger Beckenspanverklemmung langfristig nicht gehalten werden.

Somit konnte in fast allen Fällen eine stärkere kyphotische Abknickung, die von vielen Autoren für klinisch schlechte Behandlungsergebnisse verantwortlich gemacht wird (TROJAN, (1)) verhindert werden. Die Aufrechterhaltung der ursprünglichen Wirbelkörperhöhe stellt unseres Erachtens neben der Kyphosekorrektur ein erstrebenswertes Behandlungsziel dar, da Neuralgien infolge mechanischer Nervenkompression hierdurch vermieden werden können. Die traumatisch bedingte Höhenminderung konnte im Bereich der Halswirbelsäule vollständig beseitigt werden. Im Brust- bzw. Lendenwirbelsäulenbereich betrug der mit Osteosynthese erreichte bleibende Höhenverlust je-

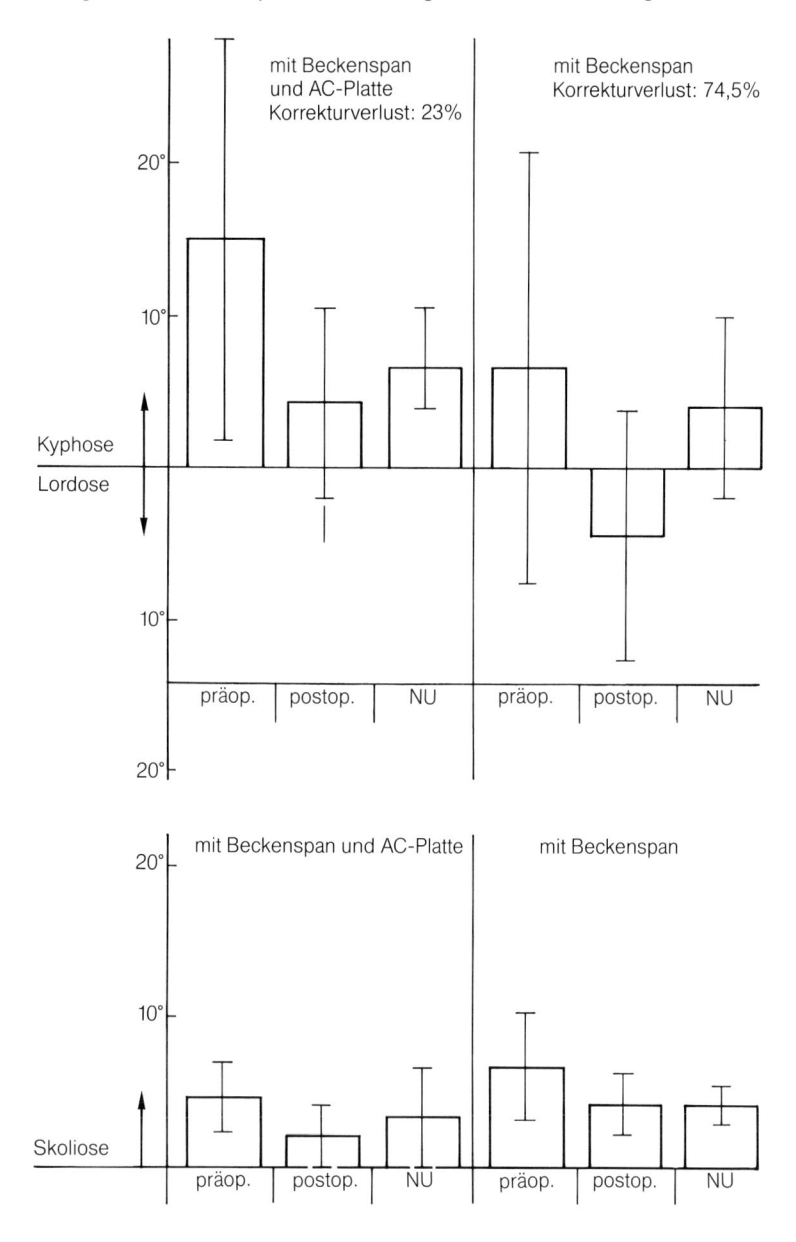

Die operative Behandlung von Wirbelsäulenfrakturen und degenerativen Erkrankungen 67

Abb. 8: Korrektur und Korrekturverlust nach BWS/L-Stabilisierung von BWS/LWS-Frakturen (D9–L5).

weils etwa 17%, so daß mit der Autokompressionsosteosynthese insgesamt eine gute Wiederherstellung von Form und Stabilität der Wirbelsäule gelang.

Verglichen mit der dorsalen Reposition und Stabilisierung bringt das ventrale Vorgehen insofern Vorteile, als bei Spinalkanaleinengung hier eine bessere Dekompression möglich ist und die Frakturstabilisierung im Bereich der lasttragenden Wirbelkörperreihe erfolgen kann.

Die segmentale Osteosynthese zur Stabilisierung nach operativer Behandlung bei *degenerativen Veränderungen* zeigt im Bereich der Halswirbelsäule bei zusätzlicher Osteosynthese ebenfalls ein besseres Behandlungsergebnis. Hier wurde ein deutlich geringerer Distraktionsverlust als bei Stabilisierung ohne Osteosynthese festgestellt, so daß der Aufwand der zusätzlichen Osteosynthese auch in Anbetracht einer besseren Spanabsicherung sich lohnt, vor allem wenn zusätzlich osteoporotisch bedingte Instabilitäten im Bereich der Deck- bzw. Bodenplattenanteile vorliegen. Dies ist grundsätzlich auch für die Lendenwirbelsäulenregion gültig. Wie unsere Ergebnisse jedoch gezeigt haben, kann auch mit alleiniger Beckenspanverklemmung, gegenläufig vertikal eingebracht

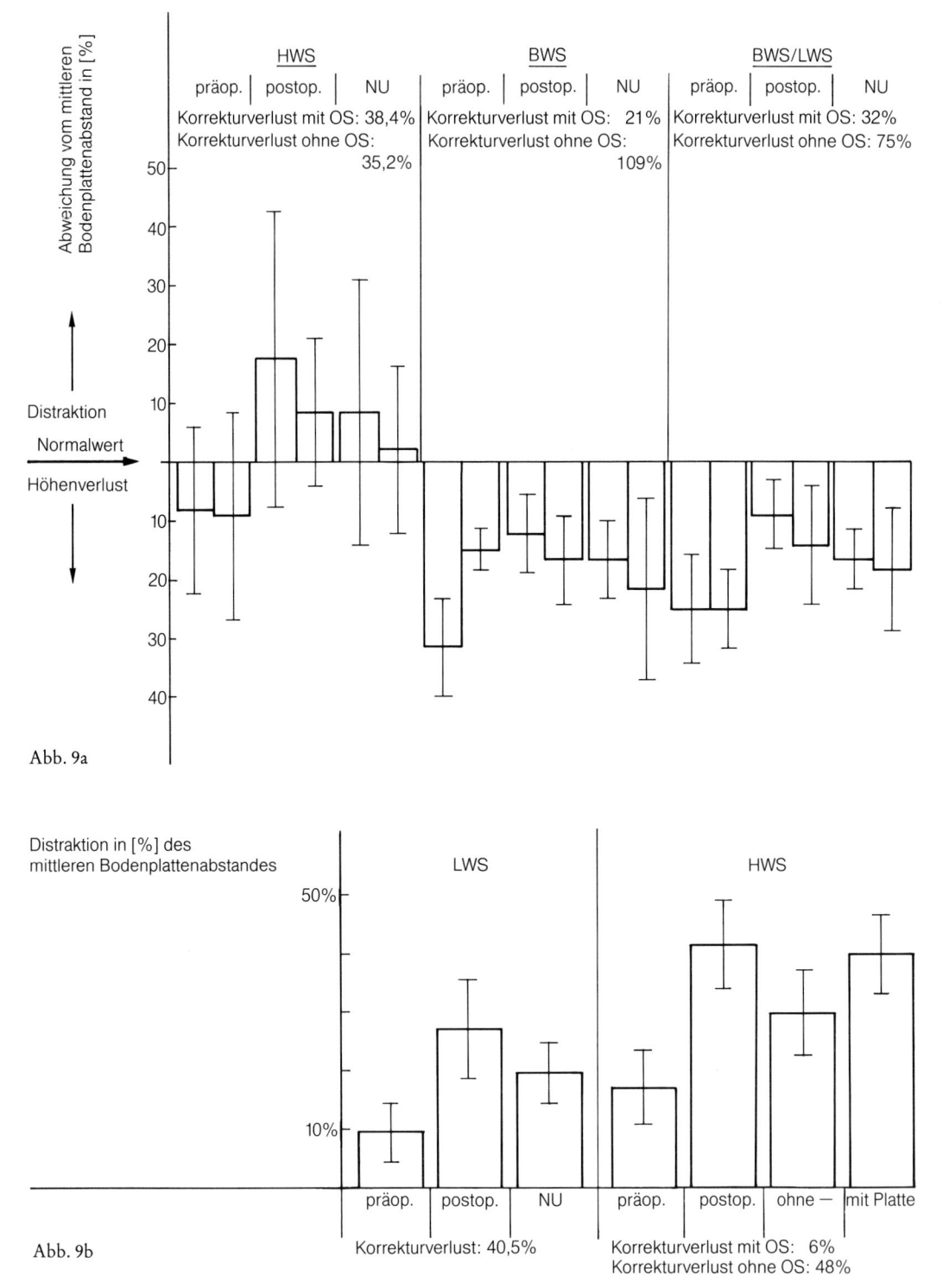

Abb. 9a, b: Zusammensinterung des operativ stabilisierten Segmentes nach WS-Fraktur mit und ohne AC-Platte (a). Distraktionsgewinn nach Spondylodese mit Beckenspan bei degenerativen Veränderungen der WS (b).

unter Berücksichtigung des zu erwartenden Höhenverlustes auch ohne Osteosynthese ein befriedigendes Gesamtresultat erreicht werden. Aufgrund der guten muskulären Absicherung im Lendenwirbelsäulenbereich kann auch nach kräftiger alleiniger Spandistraktion eine gute Stabilität erreicht werden, so daß Frühmobilisierung auch ohne Osteosynthese möglich ist. In diesem Wirbelsäulenbereich lohnt sich daher unseres Erachtens eine zusätzliche Osteosynthese, die den Eingriff und auch das Operationsrisiko wesentlich vergrößert, nicht. Eine osteosynthetische Stabilisierung empfiehlt sich jedoch in den Fällen, in denen eine dorsale Instabilität vorliegt, da wir hier regelmäßig eine verzögerte Spaneinheilung mit erheblichem Distraktionsverlust nach alleiniger Spaneinklemmung beobachtet haben (*Abb. 5a*).

Mit der Verwendung des Autokompressionssystems zur segmentalen Stabilisierung im Bereich der Wirbelsäule kann somit nach Frakturen im gesamten Wirbelsäulenbereich eine gute Stabilität, Frühmobilisierung und zufriedenstellendes Behandlungsresultat erreicht werden. Hierbei stellt die zusätzliche Kompression bei eingeklemmtem Beckenspan eine wesentliche Stabilitätsverbesserung, verglichen mit alleiniger Verwendung einer Neutralisationsplatte, dar.

Literatur

(1) *Trojan, E.*: Langfristige Ergebnisse von 200 Wirbelbrüchen der Brust- und Lendenwirbelsäule ohne Lähmungen. Z. f. Unfallmed. u. Berufskrankh. 65 (1972) 122–134

Ergebnisse der operativen Stabilisierung frischer und veralteter Verletzungen der Brust- und Lendenwirbelsäule

M. Blauth, H. Tscherne, N. Haas, Hannover

Bis heute wird die Frage, ob eine frische Brust- und Lendenwirbelsäulenverletzung mit neurologischer Symptomatik operativ stabilisiert werden sollte, nicht einheitlich beurteilt. Fortschritte im Verständnis der Biomechanik haben zu verbesserten Implantaten sowie neuen Operationstechniken geführt und die Zahl der Anhänger einer operativen Intervention anwachsen lassen (4, 6, 7).

Wir möchten kurz unser Vorgehen bei frischen und veralteten Verletzungen der Brust- und Lendenwirbelsäule darstellen und dann über Nachuntersuchungsergebnisse berichten.

Dislozierte Läsionen der Brust- und Lendenwirbelsäule sollten nach einer ersten orientierenden Untersuchung sofort geschlossen durch Längszug und Lordosierung reponiert werden. So kann man frühzeitig eine Dekompression des Rückenmarkes erreichen. Anschließend überprüfen wir die Stellung der Wirbelsäule durch konventionelle Röntgenaufnahmen. Parallel dazu wird eine neurologische Untersuchung veranlaßt. Ein Computertomogramm gibt vor allem Aufschluß über die Verhältnisse im Wirbelkanal sowie die dorsalen Wirbelstrukturen und ist für die Indikationsstellung und Operationsplanung hilfreich.

Bei korrekter Stellung der Wirbelsäule und freiem Spinalkanal führen wir eine kurzstreckige paraspinale Spondylodese mit zwei Platten oder in Zukunft mit dem Wirbelsäulenfixateur nach KLUGER (5) durch. Ist der Spinalkanal auch nach der Reposition eingeengt, wird nach Flavektomie und partieller Laminektomie von dorsal dekomprimiert und eine Spondylodese meist über zwei Segmente angeschlossen. Ergänzt werden diese Maßnahmen in geeigneten Fällen durch eine transpedikuläre Spongiosaplastik (2). Auch bei zerstörter dorsaler Wirbelkörperhinterwand läßt sich so eine Übungsstabilität erreichen.

Erscheint die dorsale Dekompression aussichtslos oder liegt nach versuchter Reposition weiterhin eine Fehlstellung der Wirbelsäule vor, muß von ventral nach partieller oder totaler Spondylektomie dekomprimiert und der Defekt mit einem massiven auto- oder homologen Knochenblock überbrückt werden. Die interkorporelle Spondylodese wird an der Brustwirbelsäule mit einer lateralen Platte gesichert, am thorakolumbalen Übergang sowie an der Lendenwirbelsäule verwenden wir zusätzlich eine ventrale Platte. Auch mit diesem Verfahren ist in den meisten Fällen eine frühfunktionelle Nachbehandlung möglich (*Abb. 1*).

Die Indikation zur sofortigen Operation sehen

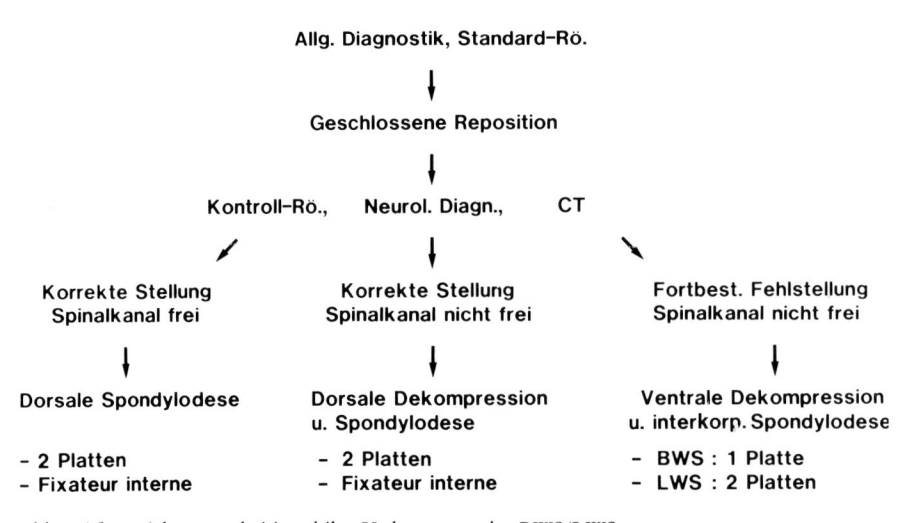

```
                    Allg. Diagnostik, Standard-Rö.
                                 ↓
                       Geschlossene Reposition
                                 ↓
          Kontroll-Rö.,   Neurol. Diagn.,   CT
                 ↙               ↓               ↘
     Korrekte Stellung    Korrekte Stellung    Fortbest. Fehlstellung
     Spinalkanal frei     Spinalkanal nicht frei   Spinalkanal nicht frei
            ↓                    ↓                    ↓
     Dorsale Spondylodese  Dorsale Dekompression  Ventrale Dekompression
                           u. Spondylodese        u. interkorp. Spondylodese

     - 2 Platten           - 2 Platten            - BWS : 1 Platte
     - Fixateur interne    - Fixateur interne     - LWS : 2 Platten
```

Abb. 1 Therapiekonzept bei instabilen Verletzungen der BWS/LWS.

Ergebnisse der operativen Stabilisierung frischer und veralteter Verletzungen 71

Frische Verletzungen: 53 (51 Pat.) ♂ 32 / ♀ 19

Veraltete Verletzungen: 13 ♂ 7 / ♀ 6

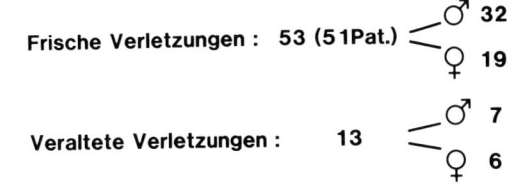

Abb. 2 Patientengut 1979-1985 (n = 64).

	T6-11	T12-L1	L2-5
Kompressions-Berstungsfraktur	10	15	11
Luxationsfraktur	8	11	7
Luxation	2	–	1
Chance-Fraktur	–	–	1

Abb. 3 Verletzungsart und -verteilung (n = 66).

wir bei zunehmender Lähmung, bei freiem Intervall und bei inkompletter Neurologie mit Einengung des Spinalkanals sowie bei den seltenen offenen Verletzungen. Aufgeschobene Dringlichkeit besteht bei primär komplettem Querschnitt sowie bei instabilen Verletzungen ohne oder mit in Rückbildung begriffener Neurologie.
An der Unfallchirurgischen Klinik der Medizinischen Hochschule Hannover wurden zwischen 1979 und 1985 insgesamt 51 Patienten mit 53 frischen sowie 13 Patienten mit veralteten Verletzungen der Brust- und Lendenwirbelsäule operiert. Bei den Frischverletzten überwogen die Männer, in der anderen Gruppe war das Verhältnis ausgeglichen (*Abb. 2*).

Die Häufigkeitsverteilung aller Frakturen und Luxationen zeigte den typischen Gipfel am thorakolumbalen Übergang. Kompressionsberstungs- und Luxationsfrakturen waren auf die thorakale Wirbelsäule, den thorakolumbalen Übergang und die lumbale Wirbelsäule etwa gleichmäßig verteilt. Neben drei verhakten Luxationen gab es eine Chance-Fraktur (*Abb. 3*).

Betrachtet man die verschiedenen Indikationen, wurde bei den Frischverletzten am häufigsten wegen einer Instabilität operiert, bei Patienten mit primär kompletter Neurologie zur Pflegeerleichterung und rascheren Rehabilitation. Eine Verlegung des Spinalkanals bei inkomplettem Querschnitt sowie eine zunehmende Neurologie waren in jeweils knapp 30% der Fälle die ausschlaggebenden Gründe für den operativen Eingriff. Drei irreponible Luxationen wurden schon erwähnt (*Abb. 4*).

Bei den veralteten Verletzungen war die mit Schmerzen verbundene Fehlstellung am häufigsten vertreten. Sechsmal handelte es sich um eine kyphotische Abknickung, zweimal um eine posttraumatische Skoliose.

Über 50% der Frischverletzten waren bereits 24 Stunden nach dem Unfall operiert, in der Gruppe der verspätet stabilisierten Frakturen lag das Unfallereignis durchschnittlich 13 Monate zurück.

Insgesamt 30mal wurde ein ventraler Zugang gewählt. Bei diesem Beispiel (*Abb. 5*) handelt es sich um eine 23jährige Patientin, die von einem schweren Gegenstand getroffen wurde und dabei eine Luxationsfraktur L2 erlitt. Nach partieller Spondylektomie des zweiten LWK, Dekompression des Rückenmarkes und Anfrischen der Bodenplatte von L1 wurden ein autogener Knochenblock und zwei Platten eingebracht. Sechsmal wurde die Spondylodese von

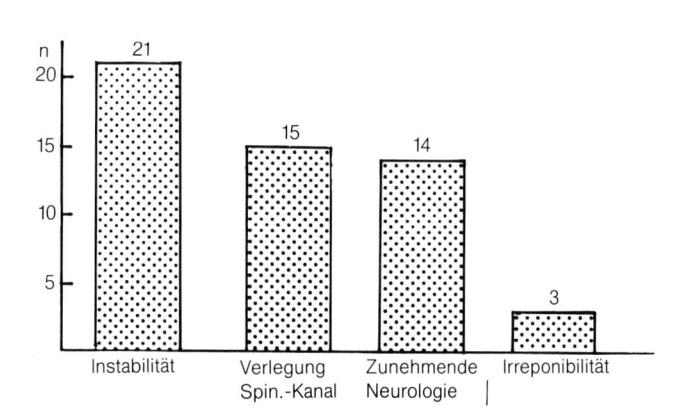

Abb. 4 Operationsindikationen bei 53 frischen Verletzungen der BWS/LWS.

(Instabilität: 21; Verlegung Spin.-Kanal: 15; Zunehmende Neurologie: 14; Irreponibilität: 3)

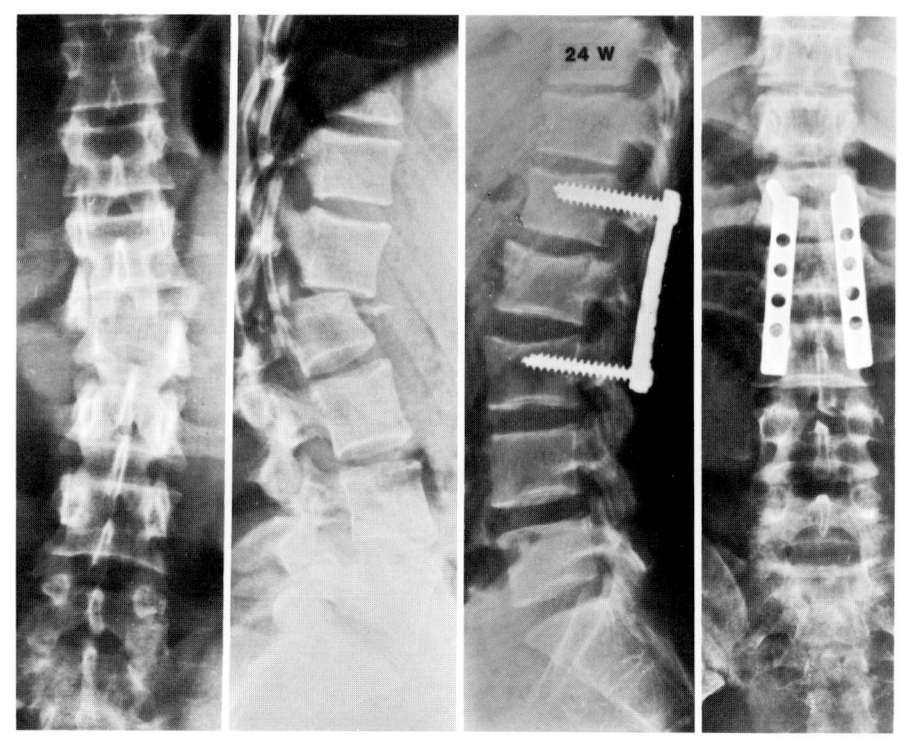

Abb. 5 Luxationsfraktur LWK 2. Ventrale Spondylodese mit autogenem Knochenblock und zwei Platten.

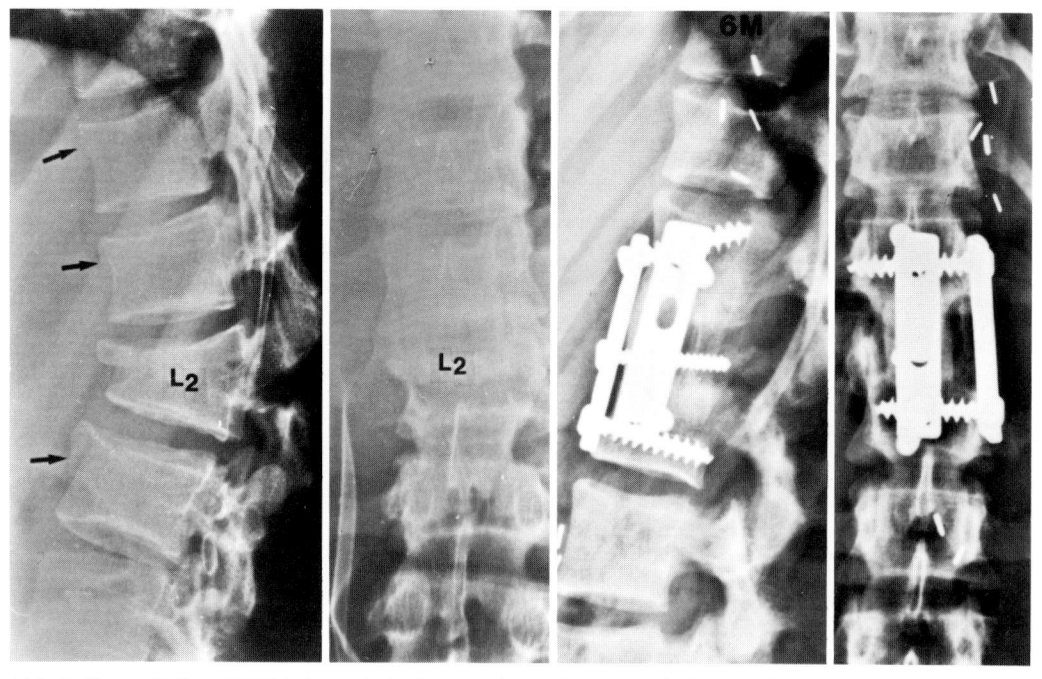

Abb. 6 Chance-Fraktur LWK 2. Paraspinale Osteosynthese mit zwei Kerbplatten nach dorsaler Dekompression.

Anzahl der Segmente	dorsal	ventral	komb.
1	4	13	-
2	19	14	2
3	6	3	2
4	2	-	-
5	1	-	-

Abb. 7 Überbrückte Segmente bei 66 Spondylodesen.

ventral nur mit Hilfe eines massiven auto- oder allogenen Knochenspanes vorgenommen.
32mal gingen wir von dorsal vor wie bei diesem 20jährigen Patienten mit Chance-Fraktur des zweiten LWK (*Abb. 6*). Nach Reposition erfolgte eine paraspinale Osteosynthese mit zwei Kerbplatten über zwei Segmente. Ein kombinierter Zugang kam viermal bei veralteten Läsionen vor.
Betrachtet man die Zahl der jeweils überbrückten Segmente, so waren es dorsal meist zwei und ventral eines oder zwei. Langstreckige Spondylodesen waren die Ausnahme (*Abb. 7*).
Zur Beurteilung des neurologischen Verlaufs benutzten wir die Einteilung nach FRANKEL u. a. (3). Präoperativ lag 17mal ein kompletter Querschnitt vor, neunmal war eine Restsensibilität erhalten. Nutzlose und nützliche Motorik fanden sich etwa gleich häufig. Nur sechs Patienten hatten keine Neurologie. Postoperativ blieben 34 Patienten in der gleichen Gruppe. Bei 12 von ihnen war es zu einer Besserung des neurologischen Befundes gekommen, die jedoch nicht für eine Einteilung in eine höhere Gruppe ausreichte. 14 Patienten verbesserten sich um eine und fünf um zwei Stufen.
Radiologisch konnten 54 Patienten mit 56 Spondylodesen durchschnittlich drei Jahre und vier Monate postoperativ untersucht werden. 55 Verblockungen waren fest verheilt, in einem Fall mußte wegen einer Pseudarthrose erneut operiert werden. Häufig fanden wir Schrauben- und Cerclagenbrüche. In erster Linie waren Kleinfragmentschrauben betroffen. Dieser Schraubentyp wird von uns heute nicht mehr benutzt.
Aus den zahlreichen Messungen zur Stellung der Wirbelsäule wollen wir hier nur den Winkel nach COBB (1) in seitlicher Projektion herausgreifen. Die Ausgangskyphose war mit 11° bei der Lendenwirbelsäule am niedrigsten und mit 23° an der Brustwirbelsäule am höchsten. Die Verbesserung postoperativ betrug in allen Abschnitten um 20°. Der Korrekturverlust zum Zeitpunkt der Nachuntersuchung lag zwischen 5° bei der Lendenwirbelsäule und 10° an der Brustwirbelsäule (*Abb. 8*). Vergleicht man dorsale mit ventraler Spondylodese, zeigen sich keine ausgeprägten Unterschiede. Bei den ventralen Operationen war die Kyphose präoperativ deutlicher, die Korrektur gelang bei den dorsalen Verblockungen um durchschnittlich 3° besser. Der Korrekturverlust lag in beiden Gruppen bei durchschnittlich 8°.
32 von 54 nachuntersuchten Patienten gaben

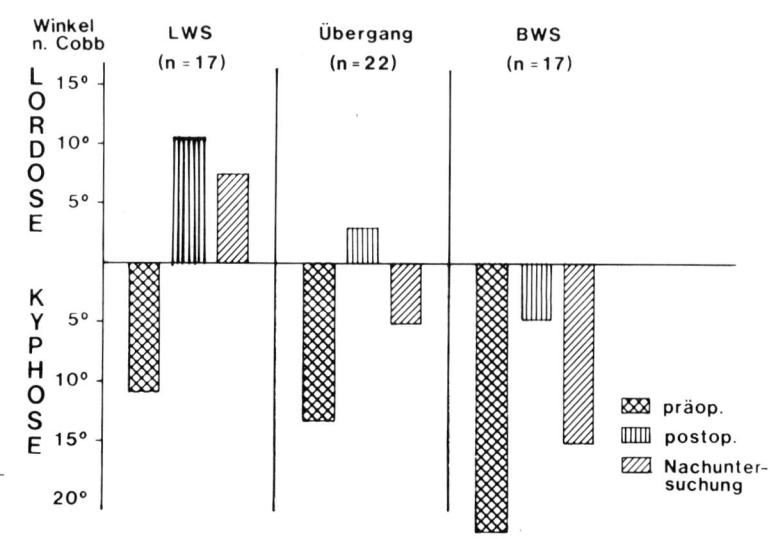

Abb. 8 Seitlicher Winkel n. COBB prä- und postoperativ sowie bei der Nachuntersuchung.

keine wesentlichen Beschwerden an. 14 klagten über gelegentliche leichte Schmerzen zum Beispiel nach längerem Sitzen oder Stehen. 8 Patienten berichteten über Schmerzen, die häufiger zu einer Beeinträchtigung führten.

Zusammenfassend läßt sich feststellen, daß sowohl die dorsale als auch die ventrale kurzstreckige Spondylodese bewährte Verfahren zur Stabilisierung frischer und chronischer Verletzungen der Wirbelsäule sind. Die Indikation zum dorsalen Vorgehen wird im thorakolumbalen Bereich und der Lendenwirbelsäule bei uns in letzter Zeit weitergestellt, da auch von diesem Zugang aus eine Dekompression des Spinalkanals möglich ist. An der thorakalen Wirbelsäule sowie bei veralteten Läsionen verblocken wir jedoch noch überwiegend von ventral.

Literatur

(1) *Cobb, J. R.:* Outline for the study of scoliosis. Instructional course lectures 5. Edwards, Ann Arbor 1948
(2) *Daniaux, H.:* Technik und erste Ergebnisse der transpedikulären Spongiosaplastik bei Kompressionsbrüchen im Lendenwirbelbereich. Acta Chir Austr 43 (1982) 79
(3) *Frankel, H. L.:* Ascending cord lesion in the early stages following spinal injury. Paraplegia 7 (1969) 111–118
(4) *Jelsma, R. K., P. T. Kirsch, L. F. Jelsma, W. C. Ramsey, J. F. Rice,:* Surgical treatment of thoracolumbar fractures. Surg Neurol 18 (1982) 156
(5) *Kluger, P.:* Persönliche Mitteilung (1984)
(6) *McAfee, P. C., H. A. Yuan, N. A. Lasda:* The unstable burst fracture. Spine 7 (1982) 365–373
(7) *Roy-Camille, R., G. Saillant, S. Marie-Anne, P. Mamoudy:* Behandlung von Wirbelfrakturen und -luxationen am thorakolumbalen Übergang. Orthopäde 9 (1980) 63–68

Posterior Plate Stabilization in the Treatment of Spine Fractures and Degenerative Diseases

R. Roy-Camille, Paris

Surgical Treatment with Pedicle Screw Plates for Thoracic and Lumbar Injuries

General Considerations

Pedicle screw plates are effective not only for stabilization but also for reduction because of the premolded pedicle holes (26 mm). This is the average regular distance between two pedicles.
The extent of osteosynthesis of the spine depends on the level of the injury. In case of acute fracture, osteosynthesis without grafting is sufficient to obtain bony healing. The spine will recover its mobility after the plates are removed. In the case of significant disk injury, after plate removal, one may observe a secondary disk collapse with kyphosis. This is an indication for fusion to bridge the injured disk because it is less extensive than the plating.

Reduction of the Displacement

Technique

The pedicle screw plating is performed through a posterior approach in prone position. This position reduces most of the local kyphosis. From T1 to T5, we use a standard surgical table with a head holder. From T5 to T10, it is also possible to use a standard surgical table, but use of an orthopaedic surgical table, such as a Judet table, is more effective. For thoracolumbar and lumbar levels, this particular table enables reproduction of the lumbar lordosis and reduction of the traumatic kyphosis by pulling and lifting the lower limbs. This maneuver is only done after laminectomy and cord control. Often the reduction also needs a local action such as a tyre lever maneuver with spatulas introduced between the dislocated articular facets.
The spine is then remodeled by application of the plates, the pull of the screws, and reduction of the vertebrae back to their normal position. It is also important to point out that the recovery of the normal interpedicular distance helps to correct the vertebral collapse. This reduction ist most effective for cord decompression because the vertebral canal comes back to its normal shape and volume, but a compressive sequestrum may still be in the canal.
It ist necessary to remember that the routine laminectomy as a simple decompressive procedure has no other indication. It can be decompressive, but it is first of all an approach to the vertebral canal.
Removal of posterior compressive bony fragments is relatively easy. Below L1, the dura may be retracted to gain access around the cauda equina. However, above L1 it is dangerous to retract the cord. This is why we advocate the enlarged posterolateral approach. The laminectomy is extended laterally, on one or both sides, at the expense of the articular masses, the pedicles and the transverse process. It is possible to go far anteriorly and to replace or to remove a compressive bony or to remove a discal sequestrum in front of the cord. This is achieved by going around the dura and the cord without touching them.

Pedicle Characteristics

It is the strongest part of the vertebra. It is mostly a cylinder of cortical bone with some cancellous bone in its center.
From 35 cadaveric dissections, we have determined characteristics of the pedicles at thoracic and lumbar levels. The study of the horizontal and vertical diameters of the pedicles confirms that there is no problem implanting one and sometimes two screws into a pedicle.
The vertical diameter from T1 to L5 increases steadily from 0.7 to 1.5 cm. The horizontal diameter from T1 to L5 increases from 0.7 to 1.6 cm with a minimum in T5 of 0.5 cm.
The pedicle direction from T1 to T3 is rather oblique medially. From T4 to L4, its direction is almost sagittal. The angle never extends beyond 10 degrees, except for L5, whose direction is 30 degrees oblique. At this level, the pedicle is very broad and easy to drill straight on. It is

thus possible to implant into the pedicle a 3.6 or 4 mm screw without perforation.

Mechanical Properties

Mechanical properties have been studied at the biomechanical laboratory of the Arts and Metiers School in Paris. They confirm the quality of the fixation. During this experiment, 108 screws have been tested. The pull-out strength is rather high, with an average of 76 Deca Newton for a 3.6 mm Phillips screw and 80 Deca Newton for a 4 mm Müller screw. The average useful implantation length is 3 cm. A longer screw does not give a better trip into the cancellous bone of the vertebral body. Surgically, the length of the screws must include the thickness of the plate and will change with the level of the spine.

Instrumentation

The design of the posterior plates is done according to spine anatomy. The average distance between two adjacent pedicles is 2.6 cm. The plates are created with holes every 1.3 cm. It is therefore possible to fix two adjacent vertebrae with a pedicular screw in every second hole. The screws are 3.1 cm long at the thoracic level, 3.8 cm long at the thoracolumbar junction, and 4.5 cm long at the lumbar level. Between the pedicular screws are optional short articular screws that may complete the fixation. They are 1.9 cm long and thus are easy to fix into the articular facets. The plates are curved similar to the normal spine at the thoracolumbar junction, which is the most common site of fracture. The holes are reinforced by a collar, giving the plates a homogeneous resistance. They are made out of cobalt chromium alloy of stainless steel. Both types of plates can be bent if necessary. Different lengths, ranging from 49 to 190 mm with five to 15 holes, have been designed.

We have also designed a special plate for short fixation at the lumbar level, where it is possible to implant two screws into each pedicle. This plate has one central hole, the three holes on each side, distant of only 9 mm with only one reinforcement for the three holes. We choose the best two of the three holes to implant the two screws into each pedicle.

Special plates also exist for lumbosacral fixation and fusion.

Surgical Procedure

In both the lumbar and thoracic levels, the posterior entrance point to the pedicle is situated at the crossing of two lines. In the thoracic spine, the entrance point of the drill is marked by the crossing of a vertical line, passing through the middle of the inferior articular facets, and a horizontal line, passing through the middle of the insertion of the transverse process. This point is situated 1 mm below the middle of the facet joint.

In the lumbar spine the landmarks are quite similar: the horizontal line passes through the middle of the insertion of the transverse processes but is deeper than in the thoracic spine. The vertical line is given by the joint itself, which at this level is sagittal and vertical. The entrance point is thus situated 1 mm below the facet joint on a typical vertical bony crest. This crest is hidden by soft tissues and needs to be cleaned during the approach.

A lateral radiograph taken at the beginning of the operation or after the reduction gives the pedicle's direction in relation to the ground. This is the direction to follow, preventing drilling too caudally or too cranially. One also must not drill too medially or laterally in the sagittal plane.

Throughout the drilling for 3 cm, one has to feel a continuous, firm bony opposition. To check the position, another radiograph is taken with metallic pins in the different holes. Afterwards, the plates are positioned on the spine with the pins through the holes. They will be replaced by the screws.

This step is very important because the implantation of the pedicular screws will achieve the full reduction. Indeed, when the plates are applied on the vertebral grooves, the adaptation to the spine is rarely perfect because of a persistent kyphosis, a small lateral translation, or a rotational displacement. The plates are positioned on the spine guided by the pins in the pedicular holes. This is easy because the pins are flexible. The screw implantation starts from the central portion of the plates working towards the ends. When the screws are tightened, the spine returns progressively back towards the plates, recovering its normal curvature (*Fig. 1*).

In case of fracture, the usual osteosynthesis includes five to seven vertebrae at this level, five vertebrae at the thoracolumbar junction, and three vertebrae only at the lumbar level with the special plates. In case of dislocation, the lesion

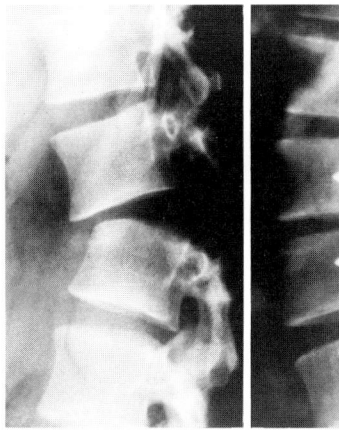

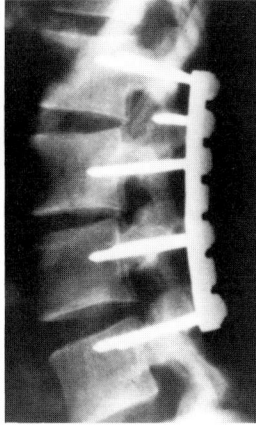

Fig. 1: Stabilization of a fracture-luxation with Roy-Camille-plates

is at the disk, so the osteosynthesis includes one vertebra.

Postoperative Care

In all cases, a postoperative corset or a Minerva corset is necessary. It is therefore possible to restore patients to an almost normal lifestyle within the first postoperative days.
All patients without neurologic involvement are able to walk as soon as the corset is ready (five to seven days). The others will be seated, and the physiotherapy and rehabilitation program will start as soon as the first postoperative days are over.
For thoracic fractures from T1 to T6 of T7, which is the top of the thoracic kyphosis, we use a Minerva corset. In all other cases, we use a leather or plastic corset similar to a Boehler corset. This complementary stabilization is necessary for three to four months until fracture healing and fusion are achieved.

Results

Results and complications are detailed for a continuous series of 123 acute thoracolumbar fractures with a follow-up of more than two years in 115 cases.

Material and Methods

This series includes 123 patients, 75 of whom were male. The age of the patients ranged from 15 to 70 years, with a mean age of 30 years. The injury was caused by a traffic accident in 58 cases and a fall in 47 cases. We must emphasize the high rate of polytrauma and associated lesions. There were six cases of severe cranial trauma responsible for death in three patients, 30 cases of chest trauma, three intra-abdominal hemorrhages necessitating laparotomy, and 29 cases of limb or pelvis fractures requiring surgical treatment.

Fracture Level

54 cases of fractures occurred at the thoracolumbar junction level, 29 at the lumbar level, and 40 at the thoracic level. In five cases, there were associated spinal lesions. There were cervical spine lesions in two cases.
The degree of the kyphosis has been measured in two ways. The vertebral kyphosis was determined by the angle between the superior and the inferior plateaus of the broken vertebra. The local kyphosis, depending more on disk and ligament injuries, was measured by the angle between the lower plateau of the adjacent upper vertebra. In this series, the local kyphosis was more than 20 degrees in 74 cases.

Postoperative Spinal Reduction and Longterm Results

The measurement of the vertebral kyphosis enables us to appreciate the quality of the reduction on the postoperative radiograph. The vertebral kyphosis after reduction is less than 5 degrees in 77% of the cases.
The longterm study demonstrates the quality of the stabilization given by the pedicle screw plates. In the series of 115 patients with longterm follow-up, the vertebral kyphosis remained unchanged in 42 cases. For the other cases, the mean loss was off 3 degrees. We have observed no case of plate breakage. In 25 cases at lumbar level, we have seen fractures of caudal screws. Such fractures occurred around the 16th month. At that time, the fracture has healed. This screw fracture is induced because of the recovery of the spinal mobility. This has caused us to remove the plates between the 12th and the 24th months after surgery.

Complications

Death occurred in seven cases. It was not related to the spinal surgery. In five cases it was a complication of the polytrauma, and in two cases it resulted from a pulmonary embolism.

We observed six cases of infection. Three were early infections. They were all cured after an early revision. The plates were removed in the three delayed cases. We have not observed any incidence of meningitis.

Conclusion

The management of thoracolumbar and lumbar injuries depends on the mechanical and neurologic problems due to the injury of bone, ligament, disk, and cord. These different data must be analyzed precisely in preoperative planning to determine the anatomopathology of the lesion. Then it is possible to distinguish between the indications for conservative and surgical treatment.

In the case of surgical treatment, we think that thoracic and thoracolumbar injuries are a perfect indication for a posterior approach to reduce the fracture, remove cord compressive fragments from the canal, and stabilize the spine with pedicle screw plates.

Such a technique with pedicle screw plates allows a satisfactory and stable reduction. Most of the cases are completely reduced, and in the two postoperative years, the mean loss of correction is only 2 degrees.

Treatment of Cervical Spine Injuries by a Posterior Osteosynthesis with Plates and Screws

The anatomy of the lower cervical spine is not commonly well known. When a posterior fixation is desired we can only see the posterior aspect of the posterior arches. Their shape will thus need the knowledge of the anterior elements.

Anatomy

The vertebral posterior arch includes the spinous process in the middle with the laminae on both sides and the articular masses more lateral. A groove just like a valley is located at the border between the lamina and the articular mass bulging as a hill. The cord is in front of the spinous process and the laminae. The vertebral artery is in front of the valley, the roots at each level are coming out of the canal through the foraminae, they are lying at the level of the articular joint seen from behind. The fixation plates will be placed over the articular masses and the screws implanted into these masses.

Surgical Procedure

It is easy to implant screws into the articular masses when the exact position of the cord, the vertebral artery and the roots is well known. By their lateral position, the screws avoid the cord, by their implantation into the articular masses and their length they avoid the roots in the foraminae, they also avoid the vertebral artery being lateral to the valley where it flows.

Surgery is performed through a posterior approach. The patient is in prone position the head firmly fixed with a head holder that enables a flexion-extension range motion. A traction device, if necessary, can be fixed to the operating table. After a local xylocaine and adrenaline infiltration, the posterior approach is mostly achieved with an electro cutter going down to the lateral side of the articular masses in order to facilitate the finding of the reference marks where to implant the screws. The biggest problem to perform this fixation is to know the exact place where to drill and where to implant the screws. This point is located at the top of the articular mass hill exactly in its middle. The drilling is done with a 2.8 mm drill when using a 3.6 mm screw.

A special drill with depth gauge prevents from going too far ventrally. A slow motor drill is necessary. The drilling direction will be perpendicular to the vertebral plan or 10° oblique laterally but never medially. The lateral obliquity is to increase safety and to make sure to avoid the vertebral artery. Performed with such care, we have not noted complications. It is thus much easier and simpler to implant a screw instead of a wiring that is used in some cases and goes through a hole drilled at the same place into the articular mass. The screws diameter is 3.6 mm and they are 16 or 19 mm long. The plates shape is premouled to fit the cervical spinal lordosis. They are 2 mm thick, 1 cm wide and the holes are positioned every 13 mm. Usually two plates are implanted symmetrically with two to five holes depending on the number of vertebrae that have to be fixed (*Fig. 2*).

Experimental Study

It was performed with the help of Veterans Administration Hospital in New Haven. We have investigated the osteosynthesis mechanical properties in flexion and extension stress.

Two cervical vertebrae from a fresh cadaver

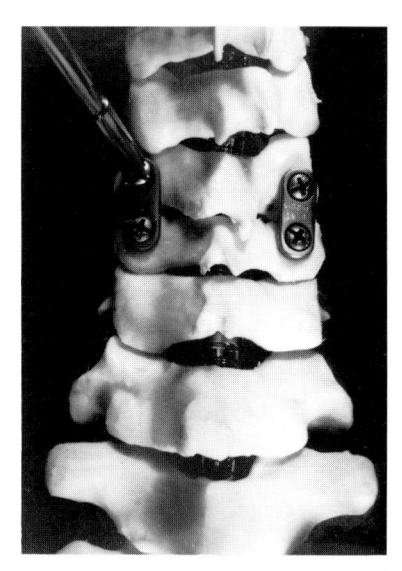

Fig. 2: Stabilization of two cervical vertebrae with Roy-Camille-plates, demonstrated on a model.

were fixed posteriorly together with a symmetrical pair of two holes plates. The lower vertebra was firmly fixed, the stress being applied to the upper vertebra. Displacements were analyzed during the stress with displacement gauges. The whole experimentation was performed in a large glass box in order to keep a constant hygrometric level and to stay as close as possible to in vivo characteristics.

Displacements were measured as well as radiographed. All the results have been computerized.

The average breaking load in extension stress is 52.5 kg (515 N). This represents 60% of the load necessary to dislocate two normal cervical vertebrae. These results have been compared with the other methods of cervical posterior fixation. For an extension stress, a posterior wiring on the spinous processes or in the articular masses is inefficient to stabilize the spine. The posterior plates fixation gives an increase of 60% to the normal stability. A methylmetacrylate fixation on the spinous processes gives a 99% increase of stability.

For a flexion stress the posterior wiring between the spinous processes gives a 33% increase of stability, the same wiring but around a complementary bone graft gives a 55% increase of stability, the increase is of 88% when the wiring is going through the articular masses. The plate fixation gives a 92% increase of stability.

Posterior Spinal Plate Fixation in the Lower Cervical Spine Injuries

This surgical technique with plates and screws implanted into the articular masses will thus be available to stabilize all cervical spine injuries with prevailing posterior lesions as well as severe sprains. In current practice, this technique is often used because most of cervical injuries include a dislocation, a fracture, or a fracture dislocation of the articular masses (*Fig. 3*). The posterior approach is the best one for reduction

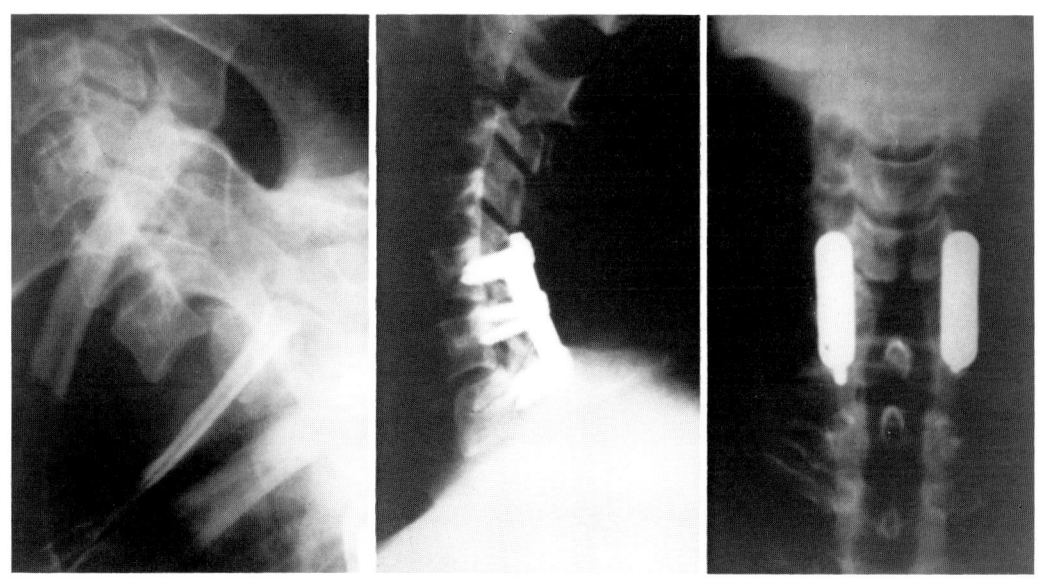

Fig. 3: Stabilization of a fracture dislocation in the lower cervical spine with two Roy-Camille-plates.

and the posterior plates stabilize the bony lesion as well as the disk and ligament injuries which are associated. We shall also see that tear drop fractures are as well stabilized with this posterior fixation.

In case of facet joint fracture with dislocation: It is very often a fracture of the upper articular facet. Its displacement follows the upper vertebra. It gives a rotation to the cervical spine and a characterisics subluxation. Two problems have thus to be solved:

- The fixation which is difficult because the stabilization given by the articular facet is missing.
- The cure of a cervicobrachial neuralgia induced by the displacement of the broken fragment into the foramina compressing the root.

Fixation will be achieved with a reconstruction of the broken articular facet. Special plates having a tile shape make such a reconstruction possible it is a real joint arthroplasty. The upper part of the plate is oblique and is slipped between the facet joints, the lower part is fixed in the articular mass. At the beginning of our experience the plate was first used alone, we now prefer to combine a tile plate with a standard one. The plates are placed one on another like a ›porte manteau‹. These combined posterior plates enable to stabilize the joint being implanted into the upper and the lower vertebrae.

If the fragment is displaced into the foramina with root compression it is necessary to remove it before achieving the ›port manteau‹ fixation.

Postoperative Care

Simple injuries as unilateral dislocations are immobilized six weeks by a simple collar. More unstable lesions are immobilized two or three months by a Minerva corset.

Results

A study of a continuous series of 221 cases of lower cervical spine injuries treated by this technique shows that there is no secondary displacement in 85.2% of the cases. When there is a displacement it is 5 degrees and less in 8.8%, 5 to 10 degrees in 3%, over 10 degrees in 3%.

Case 2

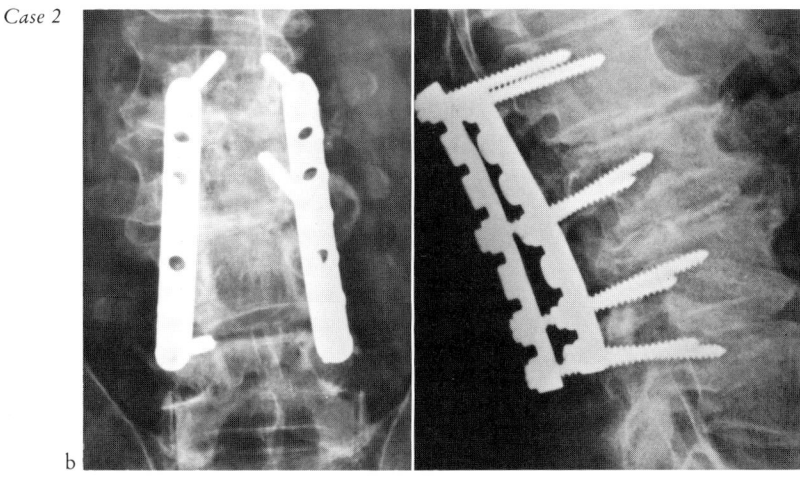

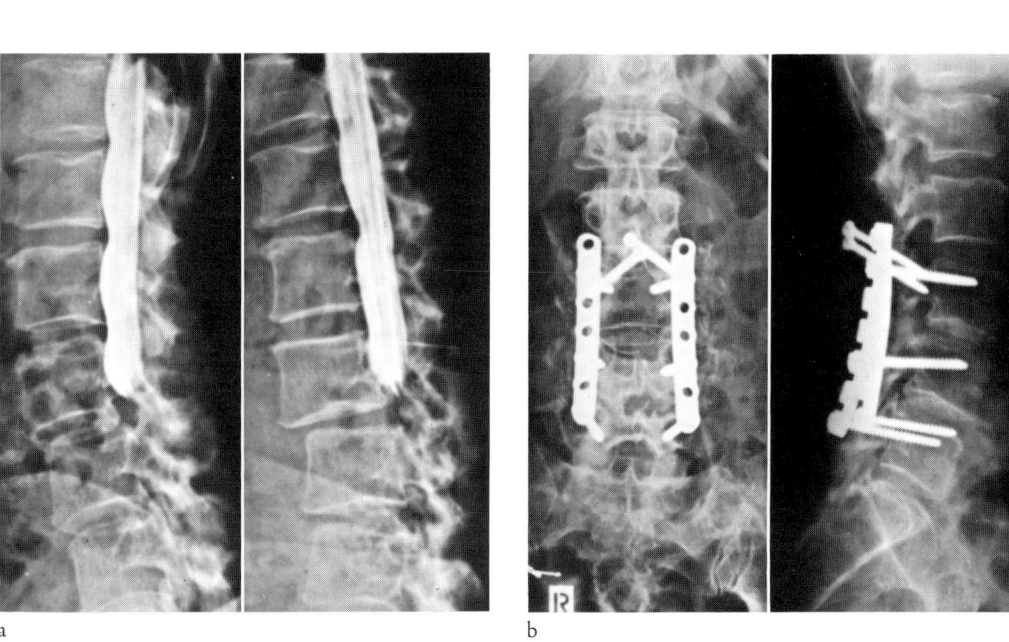

Case 3: D. a): Multisegmental instability. 65-year-old woman was complaining since last seven years about back pain combined with twitching pain in both legs, predominantly in left leg. Further more she could not walk freely more than 20 meters and also was not able to climbe staircase, so that she had to crawl up and down from her 4th floor appartement although she had no motor-plasy. The myelogram shows a complete block of dye from L 3 downward by existing pseudospondylolisthesis L 3/L 4. b) After a laminectomy of L 3 and partly L 2 und L 4 a partly calcified totally herniated disk L 3/L 4 was removed from both sides and a Roy-Camille-plate spondylodesis was performed from L 3 to L 5. Because of persisting instability between L 2/L 3 translaminar screw fixation of facetjoints L 2/L 3 was performed.

which forced us to remove the instrumented materials three months after operation. While removing the metals one was surprised to find a very good consolidation.

During the radiographic control we could even view some loosening of screws in two cases which we look upon as an indirect sign of joint insufficiency or beginning pseudarthrosis. Due to the lack of clinical symptoms we did not see any necessity to remove the osteosynthesic materials.

The postoperative follow-up study from three to 18 months showed in 28 out of 44 patients, who were controlled under the following criterions (*table 1*), very good results. This encourages us to proceed on with instrumented spondylodesis with continuous clinical check-up.

Erfahrungen mit segmentalen Wirbelsäulenstabilisierungen nach Roy-Camille bei Wirbelsäulenfrakturen

K. Kunze, P. Schermuly, Gießen

Seit zwei Jahren werden in der Unfallchirurgischen Universitätsklinik Gießen Wirbelsäulenfrakturen, bei denen die Stabilität der Wirbelsäule nicht mehr gewährleistet ist, oder bei denen es zu einer hochgradigen Einengung des Spinalkanals gekommen ist, operativ stabilisiert. Wir verwenden dabei die Spondylodeseplatten Modell St. Georg von Professor WOLTER, die von dorsal her mittels transpedunkulärer Verschraubung nach ROY-CAMILLE angebracht werden. Diese Platten weisen Schlitzlöcher auf, deren Ränder wellenförmige Einkerbungen besitzen. Diese Schlitzlochgeometrie erlaubt es, die Schrauben immer exakt in die Bogenwurzel einzubringen, trotzdem können die festangezogenen Schrauben in den Schlitzlöchern nicht mehr gleiten. Die Platten besitzen ein angedeutetes U-förmiges Profil, welches eine hohe Stabilität der Platten gewährleistet. Das U legt sich über die Gelenkfortsätze (*Abb. 1 u. 2*).

Seit 1984 haben wir bei 28 Patienten mit frischen Frakturen der Rumpfwirbelsäule zwischen Th 10 und L 5 diese Platten 29mal angewendet. (Bei einem Patienten kam es bei liegenden Spondylodeseplatten fünf Monate nach dieser Operation anläßlich eines zweiten adäquaten Traumas zu einer neuerlichen Wirbelkörperfraktur unterhalb der noch liegenden Platten.) Es handelte sich dabei um fünf inkomplette Berstungsfrakturen, 16 komplette Berstungsfrakturen, fünf Flexions-Distraktions-Frakturen und drei Translationsverletzungen.

Sechs dieser 28 Patienten wiesen komplette Querschnittslähmungen auf, sie befinden sich in Behandlung entsprechender Querschnittszentren. Zwei Patienten sind ins Ausland verzogen und für uns z. Z. nicht erreichbar. Bei zwölf der 22 Patienten ohne Querschnittslähmung liegt die Operation mehr als ein Jahr zurück, zehn dieser Patienten konnten wir nachuntersuchen. Darunter auch der Patient

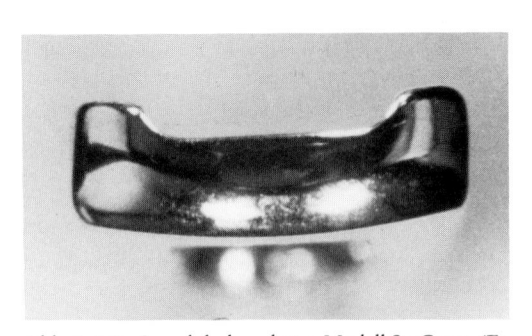

Abb. 1 + 2: Spondylodeseplatten Modell St. Georg (Fa. Link) mit Schlitzlochgeometrie und U-förmigem Profil. Die Schlitzlöcher erlauben ein exaktes Einbringen der Schrauben in die Bogenwurzeln, bei fest angezogenen Schrauben können diese nicht mehr in den Löchern gleiten. Das U-förmige Profil gewährleistet eine hohe Stabilität.

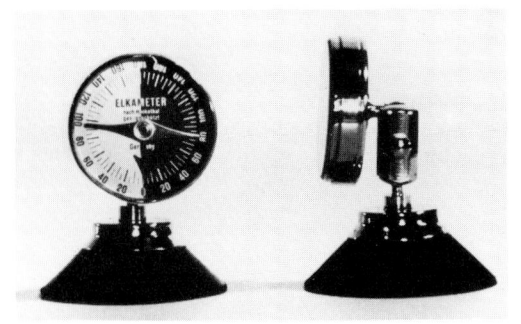

Abb. 3: Elkameter nach HACKETHAL: Bei senkrechter Einstellung der Geräte können mit Hilfe der nach unten weisenden Pfeile die Bewegungen in der frontalen und in der sagittalen Ebene zwischen den gewünschten Meßpunkten bestimmt werden, bei waagerechter Einstellung der Geräte mit den Kompaßnadeln die Drehbewegungen.

mit der »Plattenrandfraktur«. Zwei Patienten sind – wie bereits gesagt – ins Ausland verzogen.
Bei den Nachuntersuchungen wurden neben den subjektiven Beschwerden des Patienten die Beweglichkeit der Wirbelsäule mit dem Elkameter nach HACKETHAL bestimmt, und zwar in der Sagittalebene, in der Frontalebene und die Drehbewegungen (Abb. 3). Ferner wurden die Zeichen nach OTT und SCHOBER geprüft sowie eine gleichartige Meßstrecke mit L 1 als Mittelpunkt (Abb. 4). Der Fingerkuppenbodenabstand wurde zur Bewertung nicht herangezogen, weil hier die Beweglichkeit der Hüftgelenke mit eingeht. Die Höhenminderung der Wirbelkörpervorderkante sowie der Wirbelkörperhinterkante wurde nach dem Unfall, nach der Metallentfernung, welche sechs bis neun Monate nach dem Unfall durchgeführt wurde, und zum Zeitpunkt der Nachuntersuchung bestimmt, also mindestens zwölf Monate nach dem Unfall. Bestand eine keilförmige Kompression des Wirbelkörpers, wurde auch der Kyphosewinkel mitbestimmt.

Die gemessenen Bewegungsumfänge zeigen, daß trotz der langstreckigen Plattenfixierung – immerhin wurden konsequent die beiden benachbarten Segmente des verletzten Wirbels mitfixiert – bei einer Metallentfernung sechs bis neun Monate nach dem Unfall die Beweglichkeit der Wirbelsäule nicht wesentlich leidet. Der Bewegungsumfang in der Sagittalebene beträgt fast 90°, in der Frontalebene 80°, bei einer Normalbeweglichkeit von 60° bis 80°. Die Drehbewegungen wiesen einen Durchschnittswert von 65° auf bei einem Normalwert von 60°

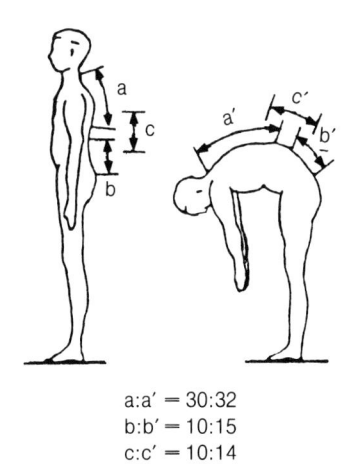

a:a′ = 30:32
b:b′ = 10:15
c:c′ = 10:14

Abb. 4: Meßstrecken und ihre Normwerte.

a) Ott
Meßstrecke DF C7 30 cm caudal
b) Schober
Meßstrecke DF S1 10 cm cranial
c) Meßstrecke 10 cm mit Mittelpunkt DF L1

bis 80° (Tab. 1). Höhergradige Bewegungseinschränkungen wurden lediglich bei älteren Patienten gefunden. Auch bei der Bestimmung der Meßstrecke nach OTT und SCHOBER konnten keine wesentlichen Einschränkungen festgestellt werden. Bei der Meßstrecke nach OTT betrugen die Werte 30/32 cm, bei der Meßstrecke nach SCHOBER 10/13,6 cm und bei einer Meßstrecke von 10 cm mit dem Mittelpunkt des Dornfortsatzes L 1 10/13,7 cm.
Die Höhenminderung der Wirbelkörpervorder- und -hinterkanten konnte weitgehend ausgeglichen werden. Die durchschnittliche Höhenminderung nach dem Unfall betrug für die Wirbelkörpervorderkante 12,15 mm, nach der operativen Versorgung betrug sie 3,3 mm und zum Zeitpunkt der Nachuntersuchung 3,8 mm. Bei der Wirbelkörperhinterkante betrug die durchschnittliche Höhenminderung nach dem Unfall 5,4 mm, nach der Metallentfernung 1,7 mm und zum Zeitpunkt der Nachuntersuchung 1,8 mm (Tab. 2). Lediglich bei

Tab. 1 Durchschnittliche Bewegungsumfänge, gemessen zwischen C7 und S1 mit dem Elkameter nach HAKKETHAL (n = 10)

Vorwärts-Rückwärtsneigen	62/0/26,5
Seitwärtsneigen re/li	40,5/0/40
Drehen re/li	31/0/34

Tab. 2 Durchschnittliche Höhenminderung des Wirbelkörpers in mm (n = 10)

	präoperativ	postoperativ	Nachuntersuchung
Wirbelkörpervorderkante	12,5 ± 5 (38,5%)	3,3 ± 1,4 (10%)	3,8 ± 1,7 (12%)
Wirbelkörperhinterkante	5,4 ± 3,7 (16%)	1,7 ± 1,7 (5%)	1,8 ± 1,7 (5,5%)
Rechnerische Ausgangshöhe	Vorderkante 32,5 ± 3,9	Hinterkante 33,5 ± 4,2	

der Bestimmung des Kyphosewinkels mußten wir feststellen, daß bei drei Patienten nach der Plattenentfernung es doch zu einer deutlichen Zunahme des Kyphosewinkels gekommen war. Bei diesen Patienten ist offensichtlich die Bandscheibe in den defekten Wirbelkörper eingesunken. Eine wesentliche Höhenminderung des Wirbelkörpers selbst konnte auch bei diesen Patienten nicht festgestellt werden (Abb. 5 u. 6). Alle drei Behandlungen resultieren aus der Anfangszeit des Jahres 1984, in der wir noch keine Spongiosatransplantationen vorgenommen haben. Inzwischen füllen wir Wirbelkörper, die stark komprimiert waren, nach der Aufrichtung transpedunkulär oder wenn eine Laminektomie durchgeführt worden war, auch durch die Hinterkante des Wirbelkörpers mit Spongiosa auf. Wir hoffen damit, das Einsinken der Bandscheibe in den Wirbelkörper nach der Metallentfernung zu vermeiden.

Bei der Operation gehen wir im einzelnen so vor, daß wir nach Freilegen der Wirbelsäule von dorsal her zunächst zwei Schanz-Schrauben in die benachbarten Wirbelkörper transpedunkulär einbringen und mit Hilfe eines Wagner-Apparates eine Distraktion und eine Reposition durchführen. In vielen Fällen kommt es dabei zu einer Reposition des oftmals wie eine Schublade in den Wirbelkanal hineinstehenden Hinterkantenfragmentes des Wirbelkörpers.

Wir kontrollieren dies mit einer intraoperativ durchgeführten Myelographie. Bleibt trotzdem eine Einengung des Spinalkanales bestehen, führen wir die Laminektomie aus und enttrümmern den Spinalkanal. Anschließend werden die beiden Spondylodeseplatten rechts und links mittels transpedunkulärer Verschraubung fixiert. Die Abbildungen 7–11 zeigen das Beispiel eines Patienten mit dieser kompletten Berstungsfraktur des ersten Lendenwirbelkörpers. Die Bilder nach der operativen Versorgung, die Röntgen-Kontrollen und computertomographischen Kontrollen nach der Metallentfernung zeigen, daß der Wirbelkörper zwar noch einen Defekt aufweist, der Spinalkanal ist aber vollständig frei, und es ist auch zu keinem Repositionsverlust gekommen (Abb. 7–11).

An Komplikationen hatten wir bei der Metallentfernung bei fünf Patienten sieben Schraubenbrüche; bis auf einen Schraubenrest ließen sich diese aber immer komplikationslos entfernen. Die Schraubenbrüche traten durchweg erst fünf bis sechs Monate nach der Versorgung der Wirbelkörperfrakturen auf. Eine schwerwiegende Komplikation hatten wir bei einem Patienten, bei dem es bei der Metallentfernung über einen für uns noch ungeklärten Mechanismus zu einer kleinen Ruptur am kranialen Nierenpol kam, aus der es aber so stark blutete, daß eine Revision und Übernähung dieser Ruptur

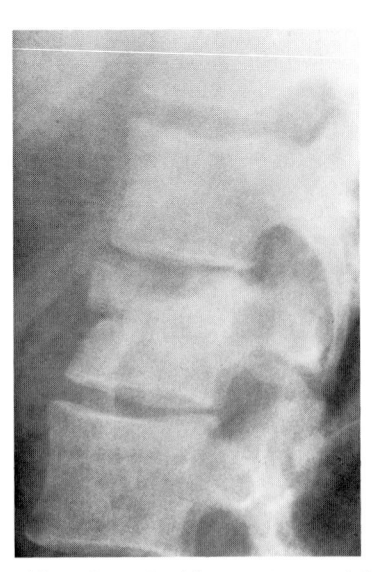

Abb. 5: Der aufgerichtete 1. LWK nach kompletter Berstungsfraktur mit hochgradiger Kompression des Wirbelkörpers nach der Metallentfernung acht Monate nach dem Unfall.

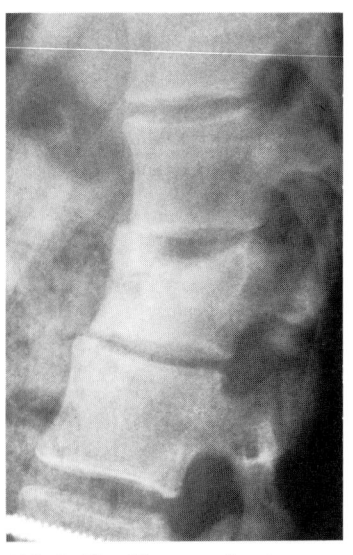

Abb. 6: Vier Monate später ist es zu einem Einsinken der Bandscheibe in den Wirbelkörper gekommen, der Wirbelkörper selber ist nicht zusammengesintert. Die Patientin gab keine wesentlichen Beschwerden an. Unten im Bild ist ein abgebrochener Schraubenrest erkennbar.

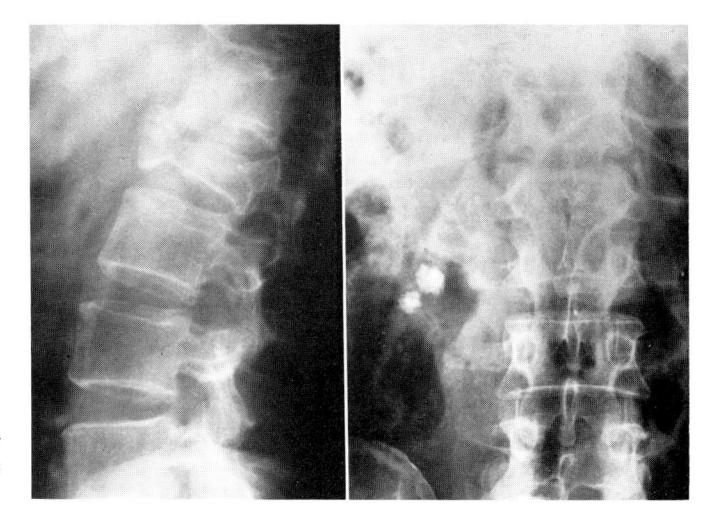

Erfahrungen mit segmentalen Wirbelsäulenstabilisierungen nach Roy-Camille 87

Abb. 7: 56jähriger Patient mit einer kompletten Berstungsfraktur des 1. LWK.

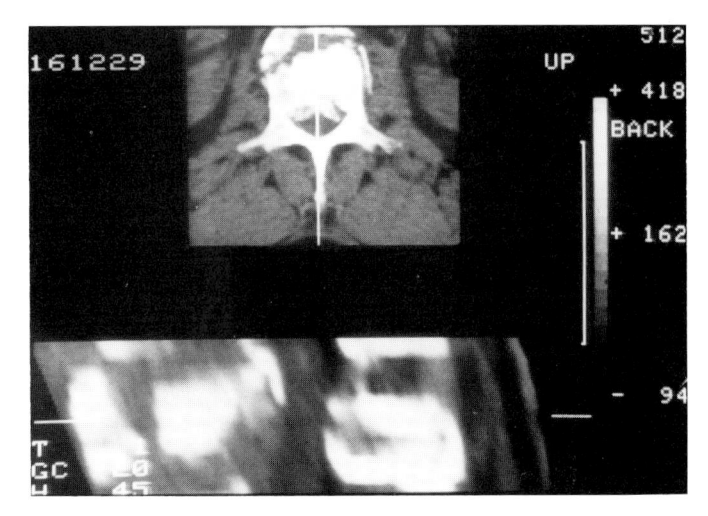

Abb. 8: Im CT ist die Zerstörung der Hinterwand des Wirbelkörpers und in der sagittalen Rekonstruktion die Einengung des Spinalkanales erkennbar. Es bestand eine Reithosenanästhesie.

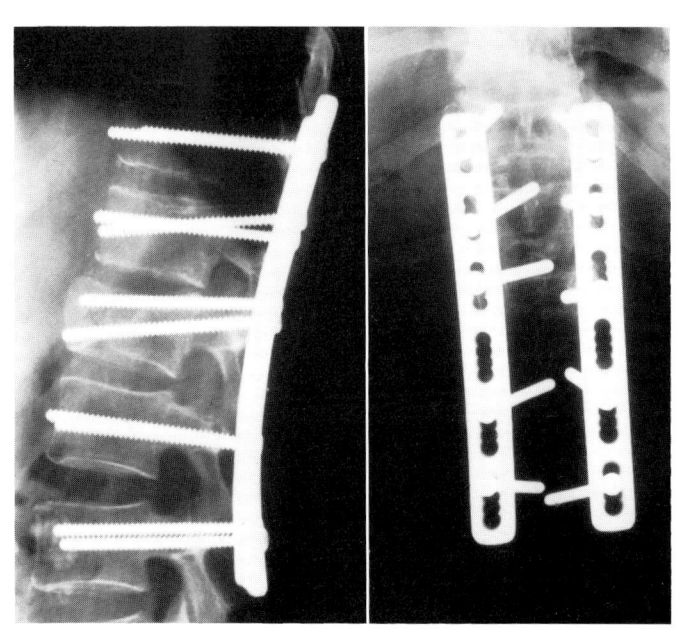

Abb. 9: Die operative Versorgung des 1. LWK mit zwei Spondylodeseplatten. Drei Tage nach der Operation sind keine neurologischen Ausfälle mehr nachweisbar.

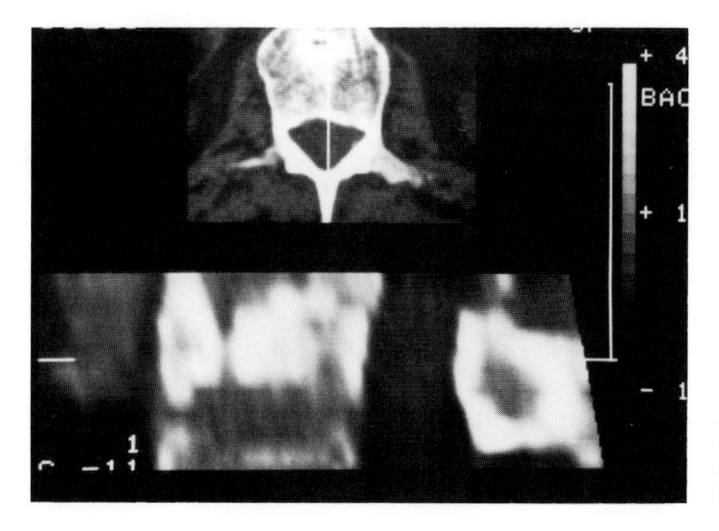

Abb. 10: Die Computertomographie nach der Metallentfernung neun Monate nach dem Unfall zeigt den freien Spinalkanal.

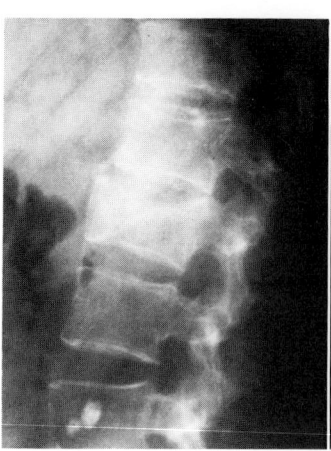

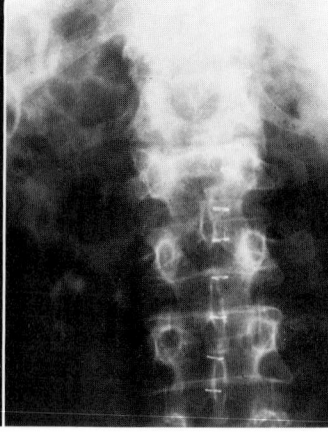

Abb. 11: Das Ergebnis nach der Metallentfernung: es zeigt sich eine beginnende Blockwirbelbildung zwischen Th 12 und L 1. Dies bestätigt sich auch im weiteren Verlauf, ein Repositionsverlust tritt nicht ein.

erforderlich wurde. Plattenbrüche haben wir bisher nicht beobachten müssen.

Fünf der zehn Patienten gaben völlige Beschwerdefreiheit an, die anderen vier Patienten klagten über leichte Schmerzen und eine Patientin über starke Schmerzen beim Bücken, bei Drehbewegungen oder beim Sitzen.

Die Versorgung von instabilen Wirbelsäulenfrakturen mittels der dorsal angelegten Platten und transpedunkulärer Verschraubung ist in unseren Augen ein absolut empfehlenswertes Verfahren. Bei korrekter Durchführung führt es zu guten Ergebnissen, und bei rechtzeitiger Metallentfernung leidet die Beweglichkeit der Wirbelsäule trotz langstreckiger Ruhigstellung nicht.

Literatur

(1) *Böhler, J.:* Wirbelsäulenverletzungen. Hefte zur Unfallheilkunde Bd. 148 pp 216 ff. Springer, Berlin, Heidelberg, New York 1980
(2) *Denis, F.:* The three column spine and its significance in the classification of acute thoraco-lumbar spinal injuries. Spine 8 (1981) 817–831
(3) *Dick, W.:* Innere Fixation von Brust- und Lendenwirbelfrakturen. Aktuelle Probleme in Chirurgie und Orthopädie. Bd. 28, Huber, Stuttgart 1984
(4) *Katthagen, B. D., J. Müller-Färber:* Langzeitergebnisse der funktionellen Wirbelbruchbehandlung. Zbl. Chir. 106 (1981) 1480–1491
(5) *Link, W.:* Wirbelsäulenplatten Modell St. Georg. Firmenprospekt Waldemar Link, Hamburg 1984
(6) *Louis, R.:* Les théories de l'instabilité. Rev. Chir. Orthop. 63 (1977) 423–425
(7) *McAffee, P. C., H. A. Yuan, B. E. Frederickson, J. P. Lubicky:* The value of computed tomography in thoraco-lumbar fractures. J. Bone Joint Surg. (Am.) 65 (1983) 461–473

(8) *Merlino, A. F.:* A protractor for measuring scoliosis by Cobb Technique. J. Bone Joint Surg. 55 A (1973) 1098–1099
(9) *Morscher, E.:* Klassifikation von Wirbelsäulenverletzungen. Orthopädie 9 (1980) 2–6
(10) *Roy-Camille, R.:* Management of fresh fractures of the thoracic and lumbar spine. Hefte zur Unfallheilkunde Bd. 148, S. 18. Springer, Berlin – Heidelberg – New York 1980
(11) *Tänzer, B., E. Gmelin, E. Burmester, E. Babaian, G. Hohlbach, H. D. Weiss.:* Die Computertomographie der traumatisierten Wirbelsäule. Röntgenpraxis 37 (1984) 13–18
(12) *Weber, B. G., F. Magerl:* Konservative und operative Behandlung von Wirbelfrakturen. Helv. Acta 45 (1978) 609–618
(13) *Wolter, D.:* Vorschlag für eine Einteilung von Wirbelsäulenverletzungen. Unfallchirurg 88 (1985) 481–484
(14) *Wolter, D.:* Die dorsale Spondylodese der Rumpfwirbelsäule mit Platten. Vortrag auf der chirurgischen Arbeitstagung der Hessischen Landesärztekammer am 6. 10. 85 in Bad Nauheim

Erfahrungen mit der postoperativen Frühmobilisation bei traumatisch Querschnittgelähmten

G. Exner, F.-W. Meinecke, Hamburg

Die Möglichkeiten zur operativen Stabilisierung der verletzten Wirbelsäule beim frischverletzten Querschnittgelähmten haben am Querschnittgelähmten-Zentrum des Berufsgenossenschaftlichen Unfallkrankenhauses in Hamburg den Beginn eines neuen Therapiekonzeptes markiert.

Mußten früher die querschnittgelähmten Verletzten bis zur Ausheilung der Fraktur immobilisiert werden, so gestattet die operative Stabilisierung jetzt die frühzeitige Mobilisation mit Erhalt der Funktion nicht gelähmter Körperpartien und speziellem Training derer kompensatorischer Möglichkeiten.

Ziele des Eingriffes sind – neben der Dekompression – die größtmögliche Stabilität der Fusion, volle Belastung bis zur Rollstuhlfähigkeit innerhalb von 21 Tagen und Verzicht auf äußere Schienung.

Der Eingriff selbst wird bei uns in der Regel notfallmäßig durchgeführt. Der Zugang am Hals wird von ventral gewählt, an der übrigen Wirbelsäule von dorsal. An Material verwenden wir an der HWS H- und Schlitzloch-Platten, an der Brust- und Lendenwirbelsäule Kerb- und Schlitzlochplatten oder den Fixateur interne, gelegentlich auch andere Verfahren.

Grundsätzlich wird Spongiosa verwendet, ventral als Block, dorsal durch den transpedikulären Weg.

In der postoperativen Weiterbehandlung unterscheiden wir zwischen gelähmten und nicht gelähmten Patienten. Beide Gruppen werden zwar früh funktionell behandelt, doch suchen wir beim nicht Gelähmten die Risiken der Belastung für die Fusion durch zusätzliche Verordnung eines Stützkorsetts auszuschalten, während der gelähmte Patient ohne Korsett mobilisiert wird, um volle Funktionsausnutzung zu haben und gleichzeitig Hautschäden im Lähmungsbereich zu vermeiden. Die Risiken früher Materialermüdung und der Nachsinterung halten wir in einem tolerablen Ausmaß für vertretbar. Nicht nur die anatomische Wiederherstellung der Wirbelsäulenverletzung ist für uns das Hauptziel, sondern die Frühmobilisation innerhalb von 21 Tagen. Einige Ausnahme-

Tab. 1 Gesamtkollektiv (10.84 – 01.86) (n = 59)

HWS	mit Lähmung	23	25
	ohne Lähmung	2	
BWS/LWS	mit Lähmung	28	34
	ohne Lähmung	5	
	veraltete Instabilität	1	

gelung ist die schon intraoperativ erkennbare, nicht belastbare Fusion.

Unter diesen Gesichtspunkten wurde das Patientenkollektiv der letzten 14 Monate einer kritischen Wertung unterzogen.

Tabelle 1 zeigt das Gesamtkollektiv. Vom Oktober 1984 bis Januar 1986 haben wir 23 Halswirbelsäulenbrüche bei querschnittgelähmten Patienten versorgt, zwei bei ungelähmten Patienten. Brüche im Brust- und Lendenwirbelsäulenbereich versorgten wir bei 28 querschnittgelähmten Patienten und bei fünf ungelähmten. Eine veraltete Instabilität im Bereich der BWS wurde einmal versorgt.

Tab. 2 Osteosynthesematerial

HWS	H-, Schlitzlochplatten	23
	Schrauben (Dens)	2
BWS/LWS	Schlitzloch- oder Kerbplatten	27
	Fixateur interne	6
	Zuggurtung	1

Die Übersicht (*Tab. 2*) zeigt das verwendete Osteosynthesenmaterial, 23 H- oder Schlitzlochplatten und zweimal eine Schraubenosteosynthese zur Versorgung einer Densfraktur. Im BWS/LWS-Bereich benutzten wir Schlitzloch- und Kerbplatten in 27 Fällen, sechsmal einen Fixateur interne sowie einmal eine Zuggurtung.

An Komplikationen (*Tab. 3*) hatten wir zwei Infekte, zweimal eine frühzeitige, revisionsbedürftige Materiallockerung, einmal verschlechterte sich die Neurologie, einmal trat eine Embolie auf, zweimal eine Thrombose und dreimal eine Ateminsuffizienz bei hochquerschnittge-

Tab. 3 Komplikationen

Infekt	2
frühzeitige Materiallockerung	2
Verschlechterung der Neurologie	1
Embolie	1
Thrombose	2
Ateminsuffizienz (Tetraplegie)	3
Dekubitus	1
Delir	1
Streßblutung	1
Tod in Tabula	1

lähmten Verletzten. Des weiteren traten auf ein lagerungsbedingter, frühzeitiger Dekubitus, ein Delir, eine Streßblutung und einmal hatten wir einen Tod in tabula.
Aussagen zur Mobilisation werden in der *Tabelle 4* anhand eines Kollektivs von 36 Patienten zusammengestellt. Diese untersuchten wir mindestens sechs Monate nach der Operation oder nach der Metallentfernung.
Bei den Halswirbelverletzten mobilisierten wir neun innerhalb von 21 Tagen, sechs danach.

Tab. 4 Mobilisation
n = 36 (mindestens 6 Monate postoperativ oder nach Materialentfernung)

< HWS		> BWS/LWS	
21 Tage	21 Tage	21 Tage	21 Tage
9	6	15	6

Tab. 5 Spätmobilisation wegen:

HWS n = 6		BWS/LWS n = 6	
Ateminsuffizienz	3	Thrombose	2
Dekubitus	2	Embolie	1
Streßblutung	1	Dekubitus	1
		Osteoporose	1
		ohne Lähmung	1

Bei den BWS/LWS-Fusionierten mobilisierten wir früh 15 und spät sechs Patienten.
Die Zusammenstellung in der *Tabelle 5* zeigt, warum diese Spätmobilisation notwendig wurde.
Bei den Halswirbelsäulenverletzten fanden sich dreimal eine Ateminsuffizienz, zweimal ein frühzeitig aufgetretener Dekubitus und einmal eine Streßblutung.
Die Spätmobilisation des BWS/LWS-Überganges war zweimal bedingt durch eine Thrombose, einmal durch eine Embolie, einen frühzeitigen Dekubitus und eine toxische Osteoporose. Ein Patient war ungelähmt und wurde bei gleichzeitigen Calcaneus-Brüchen erst nach einem Vierteljahr mobilisiert.
Der Einfluß der Mobilisation auf die Spondylodese ist in *Tabelle 6* aufgezeigt. Bei den Halswirbelsäulen-Fusionierten war bei einer Patientin eine zunehmende Fehlstellung zu beobachten, zufällig unter den Spätmobilisierten. Hier handelte es sich um eine unversorgt gebliebene Etage.
Im BWS-LWS-Bereich fanden sich bei den Frühmobilisierten eine Materiallockerung und drei Schraubenbrüche, während bei den Spätmobilisierten jeweils nur eine Lockerung und ein Bruch zu verzeichnen war. Ein postoperatives Korsett verordneten wir je Gruppe einmal, zwei Patienten verlegten wir frühzeitig in ihre Heimatländer.
In *Tabelle 7* ist der Korrekturverlust nach Mobilisation aufgezeigt. Im Halswirbelsäulenbe-

Tab. 7 BWS/LWS-Kollektiv
(n = 21)

Korrekturverlust	kein Verlust	verlegt
14	5	2
⌀ 12° (0° – 28°)		

Tab. 6 Mobilisation und Spondylodese
(n = 36)

HWS		BWS/LWS			
< 21 Tage	> 21 Tage	< 21 Tage		> 21 Tage	
9	6	15		6	
0	zunehmende Fehlstellung 1	Materiallockerung	1	Materiallockerung	1
		Materialbruch	3	Materialbruch	1
		postoperatives Korsett	1	postoperatives Korsett	1
		verlegt	1	verlegt	1

reich hatten wir keine Verluste, im BWS/LWS-Bereich dagegen Verluste bei 14 Patienten. Fünf Patienten zeigten keine Nachsinterung, zwei Patienten konnten nicht kontrolliert werden wegen ihrer Verlegung. Im Durchschnitt hatten wir einen Verlust von etwa 12°, der maximale Verlust betrug 28°, dieses bei einem Spätmobilisierten mit der erwähnten toxischen Osteoporose.

Unter den 14 Frühmobilisierten (*Tab. 8*) fanden sich 13 Nachsinterungen im Mittel von 9°. Bei den fünf Spätmobilisierten sinterten zwei nach im Mittel von 8°. Die ausgeprägteste Nachsinterung von 28° fanden wir bei der erwähnten toxischen Osteoporose.

Eine verbliebene Restinstabilität, die einen Zweiteingriff notwendig machen wird, verbuchten wir einmal. Hier trat eine Nachsinterung von 20° ein. Der Patient ist noch mit einem Korsett versorgt.

Zusammenfassend kommen wir zu der Einschätzung, daß bei Korrekturverlusten von durchschnittlich 12° und vorwiegend peripheren Schraubenbrüchen unser Konzept einer korsettfreien Frühmobilisierung vertretbar ist. Das Zahlenmaterial ist natürlich längst nicht groß genug, dieses Konzept zu empfehlen. Wir werden mit größeren Kollektiven erneut zu diesem Thema Stellung beziehen und auch dabei Aussagen treffen über den Einfluß dieser Methode auf die Rate der Sekundärkomplikationen, wie Druckgeschwüre, Harnwegsinfekte, Thrombosen und Embolien.

Tab. 8 BWS/LWS-Kollektiv (n = 21)

Korrekturverlust bei	
Frühmobilisation n = 14	Spätmobilisation n = 5
13 (⌀ 9°)	2 (⌀ 8°)

B STABSYSTEME

Der Gebrauch des USI-Systems in der Behandlung von Wirbelsäulenfrakturen

J. Harms, Karlsbad-Langensteinbach

Es wurden schon mehrfach Versuche unternommen, die verschiedenen Formen der Wirbelfrakturen hinsichtlich Stabilität – Instabilität einzuteilen. Zu nennen sind hier LOUIS (3), ROY-CAMILLE (6), HOLDSWORTH (2), MC. AFFEE (4) und DENIS (1).

Aus klinisch praktischer Tätigkeit hat sich der von ROY-CAMILLE eingeführte Begriff des Vertebral-Mittelsegments sehr gut bewährt, der die Wirbelkörperhinterwand, die Bogenwurzeln und die Gelenke umfaßt. Der Begriff hat deswegen auch seine besondere Bedeutung erlangt, da diese Strukturen durch die Computertomographie sicher erfaßt werden können. Das von ROY-CAMILLE angegebene vertebrale Mittelsegment erlaubt allerdings nicht, den Bandapparat und die diskogene Schädigung zu beurteilen.

MAGERL (5) bemüht sich, anhand der normalen Röntgenbilder – a.-p.- und seitlicher Strahlengang – die Frakturstabilität zu beurteilen und daraus therapeutische Richtlinien zu ziehen.

Der Begriff der Stabilität bzw. Instabilität ist deswegen so schwer zu definieren, da hier eine sorgfältige Begriffdefinition fehlt, auf der anderen Seite kann ein stabil aussehender Bruch (Kompressionsbruch) fließend in eine sehr instabile Frakturform (Flexions-Extensionsverletzung) übergehen. Soweit unsere klinische Erfahrung dies zuläßt, bewährt sich jedoch das von uns angegebene Schema durchaus in der Praxis.

Das Ziel einer operativen Behandlung von Wirbelfrakturen ist die Verbesserung der neurologischen Symptomatik und Herstellung einer kurzen stabilen Fusionierung, kurze Immobilisierung und damit kurze Hospitalisierung.

Um diese Ziele zu erreichen, bietet sich eine chirurgische Technik an, die neben der Dekompression die Reposition und Stabilisation des betroffenen Wirbelsäulenabschnittes beinhaltet. Die Dekompression kann von ventral, in seltenen Fällen auch dorsal kombiniert durchgeführt werden, wobei bereits eine anatomiegerechte Reposition eine weitgehend sichere Dekompression darstellt. Die Reposition der Wirbelfraktur kann konservativ und operativ erfolgen, wobei sich für die operative Behandlung mehrere Systeme, insbesondere die Harrington-Instrumentation sowie der Fixateur interne und Fixateur externe bewährt haben. Die Luque-Instrumentation erscheint uns für die Reposition weniger geeignet. Für die Stabilisation eignet sich in den o. g. Instrumentarien durchaus auch die Luque-Instrumentation, wobei diese genau wie die Harrington- und Platteninstrumentation den Nachteil einer relativ langen Fusionierung nach einer monosegmentalen Verletzung beinhaltet. Wir ziehen für die Reposition und Stabilisation das USI-System vor, wobei es sich hier um die modifizierte Anwendung der VDS-Systeme handelt.

Die USI-Systeme bestehen aus der normalen, kurzstreckigen VDS-Instrumentation, aus dem VDS-Distraktor sowie aus dem VDS-System, d. h., daß die Gewindestange, die die Schraubenköpfe verbindet, stärker gestaltet ist und damit eine höhere Repositionskraft gewährleistet und auch eine stabilere Fusionierung sichert. Ein wesentlicher Vorteil dieser Instrumentation erscheint uns die generelle Anwendbarkeit der Implantate, d. h. ohne Wechsel des Implantates kann die gleiche Instrumentation ventral oder dorsal implantiert werden.

Unsere therapeutischen Richtlinien bei Wirbelsäulenfrakturen lassen sich wie folgt darstellen. Die Reposition geschieht entweder mit dem USI-System oder der Harrington-Instrumentation, wobei im letzteren Fall nach erfolgter Reposition der Harrington-Stab gegen USI-Systeme ausgewechselt wird. Der Reposition schließt sich die Kompression, entweder ventral-dorsal oder ventral und dorsal an, die Stabilisierung geschieht ausschließlich mit den USI-Systemen.

Anwendung der USI-Systeme bei Wirbelsäulenfrakturen

1. Wirbelfraktur mit geringer Dislokation

Hier erfolgt die hintere Reposition und Stabilisierung durch das verstärkte VDS-System, die ventrale Instrumentation und Fusion erfolgt ebenfalls über das verstärkte VDS-System. Hierdurch läßt sich eine sofortige vollbelastbare Instrumentation erzielen, die bei vielen Fällen auch eine Belastung ohne weitere äußere Ruhigstellung ermöglicht.

2. Wirbelfraktur mit starker Dislokation

Hier erfolgt in der Regel die dorsale Reposition über die Harrington-Instrumentation, da in der bisherigen Ausführung die vorhandenen VDS-Systeme nicht ausreichen, eine immer sichere Reposition zu erreichen. Nach erfolgter Reposition erfolgt das Auswechseln der Harrington-Instrumentation gegen die USI-Systeme, in der Regel geben wir auch hier dem verstärkten VDS-System, wenn immer möglich, den Vorzug. Die ventrale Instrumentation nach erfolgter Dekompression wird ebenfalls durch das verstärkte VDS-System vorgenommen.

3. Wirbelfraktur mit weitgehender Zerstörung der Hinterwand

Auch hier geschieht in der Regel die hintere Reposition und Retention in der oben beschriebenen Weise, zunächst Harrington-Instrumentation, dann Auswechseln gegen das USI-System; die ventrale Dekompression geschieht dann durch Korporektomie oder Resektion der Wirbelkörperhinterwand, wobei sich hier wegen der einfachen Handhabung der VDS-Distraktor sehr gut bewährt hat. Grundsätzlich ist jedoch auch hier die Instrumentation mit dem verstärkten VDS-System möglich.

Bei ausgeprägter Zerstörung der Hinterwand wird man sich immer die Frage stellen müssen, ob nicht der Eingriff zunächst ventral – Korporektomie – durchgeführt wird und im Anschluß daran die dorsale Stabilisierung erfolgt. Die definitive Entscheidung des entsprechenden Zugangsweges wird abhängig sein von dem Erkennen des genauen Ausmaßes der Zerstörung der Wirbelkörperhinterwand und der vorhandenen Erfahrung des Operateurs.

4. Veraltete Wirbelfraktur

Hier besteht die operative Therapie zumeist darin, zunächst eine ventrale Release- und Dekompressionsoperation durchzuführen, wobei hier häufig die partielle Korporektomie notwendig sein wird. Die ventrale Instrumentation erfolgt in der Regel mit dem VDS-Distraktor, der nach erfolgter Release-Operation eine sehr gute Aufrichtung ermöglicht, die sich anschließende hintere Stabilisierung erfolgt mit den USI-Systemen, wobei hier die Wahl zwischen den normalen VDS-Systemen oder den verstärkten Systemen zu treffen ist.

Bei zunächst ventral erfolgter Operation der Stabilisierung mit oder ohne Korporektomie kann die hintere Instrumentation immer als Kompressionsspondylodese benutzt werden, da die sichere ventrale Abstützung mit autologer Spongiosa und Instrumentation die Übernahme einer Hinterwandfunktion sicherstellt. Gerade in Fällen mit kompletter Korporektomie erscheint uns die knöcherne Überbrückung, gefolgt von zusätzlicher Instrumentation, unbedingt erforderlich, um eine stabile Situation herzustellen. Dies ist im übrigen auch das gleiche Verfahren, das wir bei der Korporektomie im Falle eines Tumorbefalles der Wirbelsäule vornehmen.

Indikation für die USI-Systeme

Die Indikation für die USI-Systeme läßt sich aufgrund der oben gezeigten Fallbeispiele wie folgt darstellen:

1. Original-VDS-System ventral

Die Indikation besteht hier bei leichter Dislokation bei einer überwiegend diskoligamentären Verletzung sowie nach erfolgter hinterer Reposition.

2. VDS-Distraktor und verstärktes VDS-System

Die Indikation für dieses System ist bei stärkerer Dislokation nach erfolgter hinterer Reposition gegeben, bei verzögerter Operation in Fällen einer veralteten Fraktur kann ebenfalls der VDS-Distraktor oder das verstärkte VDS-System empfohlen werden.

3. USI-System bei dorsaler Anwendung

Die Indikation für die dorsale Anwendung ist in der Reposition und in der Retention von Wirbelsäulenfrakturen zu sehen. Außerdem wird durch die zusätzliche hintere Instrumentation eine erhebliche Vermehrung der Stabilität nach erfolgter ventraler Instrumentation erreicht. Unter diesem Aspekt erscheint nochmals der Hinweis wichtig, daß nach primär erfolgter ventraler Instrumentation das dorsale USI-System als Kompressionssystem benutzt werden kann, was zur Erhöhung der Stabilität beiträgt.

Zusammenfassung

Die von uns durchgeführte Therapie zur Erreichung der oben genannten Operationsziele besteht in folgenden Schritten:
Zunächst dorsale Reposition unter Verwendung des USI-Systems, ggf. in Kombination mit einer vorübergehend eingebauten Harrington-Instrumentation. In der Regel wählen wir die ventrale Dekompression des Rückenmarks mit ventraler Spondylodese und ventrale Instrumentation, wobei hier ebenfalls das USI-System gewählt wird.
Wir sehen die Vorteile des USI-Systems bei der Behandlung von Wirbelsäulenfrakturen darin, daß wir bei Anwendung dieses Systems eine kurze und sichere Fusion erreichen, daß wir keinen wesentlichen Kraftverlust im Bereich der instrumentierten Strecke zu verzeichnen haben. Außerdem sind die Systeme austauschbar, d. h. sie können sowohl ventral als auch dorsal angewandt werden. Weiterhin ist auch eine Anwendung dieses Systems in der oberen Brustwirbelsäule ohne Schwierigkeit möglich. Es handelt sich daneben um ein dynamisches System, wohingegen die Platteninstrumentation eine starre Instrumentation darstellt. Wenn notwendig, können insbesondere beim Vorliegen präexistenter Skoliosen auch Korrekturkräfte mit dieser Instrumentation erzielt werden.
Wir sehen den weiteren Vorteil unserer Operationsmethode darin, daß wir neben sicherer Dekompression und damit Entlastung des Rückenmarks eine kurze Fusionsstrecke ohne wesentlichen Funktionsverlust erzielen. Diese kurze Fusionsstrecke erlaubt eine kurze Immobilisierung und kurze Hospitalisierung der Patienten.
Als Nachteil ist der relativ große Eingriff zu werten.
Wir haben diese Operationstechnik bei zwischenzeitlich mehr als 150 Patienten durchgeführt, wobei wir normalerweise den vorderen und hinteren Teil der Operation in einer Sitzung vornehmen. Die durchschnittliche Operationszeit beträgt hier drei Stunden und zehn Minuten, die kürzeste Operationszeit war bisher mit zwei Stunden und die längste Operation mit viereinhalb Stunden zu bewerten. Seit Einführung der kontrollierten Hypotension liegt der durchschnittliche Blutverlust bei 420 ml. Bei notwendiger Resektion der Wirbelkörperhinterwand kann es zu größeren Blutverlusten durch Verletzung des epiduralen Venenkomplexes kommen, insbesondere bei älteren Frakturen. Ein hoher Blutverlust ist dann möglich.
Wir haben in keinem der von uns operierten Fälle eine neurologische Verschlechterung feststellen können; in etwa 50% der Fälle ist es zu einer neurologischen Verbesserung gekommen.

Literatur

(1) *Denis, F.:* Spinal Instability as Defined by the Three-column Spine Concept in Acute Spinal Trauma. Clin. Orthop. 189:65, 1984
(2) *Holdsworth, F. W.:* Fractures, Dislocations and Fracture-Dislocations of the Spine. J. Bone and Joint Surg. 45B:6, 1963
(3) *Louis, R.:* Chirurgie du Rachis. Verlag Springer, Berlin – Heidelberg – New York – Tokio 1982
(4) *McAffee, P. C., H. A. Yuan, and N. A. Lasda:* The Unstable Burst Fracture. Spine 7:365, 1982
(5) *Magerl, F.:* Verletzungen der Brust- und Lendenwirbelsäule. Langenbecks Arch. Chir. 352 (Kongreßbericht):427, 1980
(6) *Roy-Camille, R.:* Chirurgie du Rachis Cervical. La Nouvelle Presse Medicale 1/42:2847, 1972

Indications, Technics and Results of the Surgical Treatment of Thoracolumbar Spine-Fractures with the Slot-Zielke-System

H. D. Been, Amsterdam
G. H. Slot, Nijmegen

Introduction

The common instrumentations for surgery on the dorsal side of the spine for spinal fractures, like Harrington-rods, the Jacobs-system, Luque-rods, or the dorsal Roy-Camille-plates have several weak points and disadvantages. The most important disadvantages are:
- Sometimes stability is not good enough. Slipped hooks are not rarely seen, when using Harrington-rods.
- Shifting of the vertebrae or reduction of vertebral fragments can be done only by indirect means.
- All the systems are based on a two point fixation on both sides of the affected area. This means generally, that at least five vertebrae are included in the fixation. A stiff thoracolumbar or lumbar spine provokes rehabilitation problems especially for paraplegics.
- It was believed that the application of a distractive force would result in a realignment of bony fragments and disimpact the neural canal because the fragments would remain attached to the posterior and/or anterior longitudinal ligament.

Numerous reports have now appeared which show that this is not always the case, particulary with reference to burst injuries of the spine. In these cases mostly the posterior longitudinal ligament is ruptured.

In old fractures dorsal distractive forces are of no use to correct the circumference of the spinal canal or correct a posttraumatic kyphosis.

By using the primary anterolateral approach, one can reduce malignment at the site where it is needed. Decompression can be carried out, where it is truly necessary.

A one-stage operation consisting of anterior decompression through resection of the vertebral body, realignment of the kyphotic angulation and stabilisation should be most reasonable.

Methods

Many have feared approaching the spine from the left side between Th 8 and L 2, because the artery of ADAMKIEWICZ often enters the cord at these levels. From a clinical standpoint, as well as from reports in the medical literature, this has not been a problem.

After exposing the spine the segmental arteries are tied over the anterior aspect of the vertebral bodies. Care is taken not to use sutures or use the cautery near the intervertebral foramen.

The pedicle and transverse process serve as landmarks to the position of the spinal canal. Chisels and currettes are used to remove the anterior three fourths of the vertebra. KERRISON punch rongeurs and small angled currettes are used to remove the bony fragments nearest the dura.

Following removal of the vertebral body and adjacent disk, the end plates are fashioned to accept a full thickness interbody graft taken from the iliac crest.

Then the Zielke-screws are placed in the adjacent vertebrae and the Slot-rod is brought in and carefully fixed.

Reposition can easily be achieved by using a short rod with reverse nut between the screws; when the rod is lengthened by means of this nut, reposition can be achieved. A bone graft is used as a spacer, and the rod of a correct length can be placed after removing the temporary distracting rod.

Indications

- Acute burst-fractures with retropulsion of bone fragments into the canal, with or without neurologic involvement, which on computed axial tomography show significant retropulsion of material in the spinal canal.
- Painful and/or progressive kyphotic deformities with or without neurologic involvement.

- Nonunion of anterior and middle column-fractures.
- Posttraumatic spinal stenosis, with imminent myelopathy.

Materials

Between January 1983 and July 1986 38 patients with thoracolumbar fractures were treated with the Slot-Zielke-System in the A. M. C.-Academical-Hospital in Amsterdam.
Between January 1980 and July 1986 27 patients with thoracolumbar fractures were treated with the Slot-Zielke-System in the St-Maartens Clinic in Nijmegen.
So together there are 65 patients in this series.
There were two groups in this series:
- 30 patients underwent surgical treatment within 30 days after the accident. The mean time was eleven days (range four hours–28 days).
All patients in this group had severe burst-fractures with or without neurologic involvement.
- The other 35 patients were treated more than one month after the accident. The interval between the accident and the surgical intervention was one year and three months (range three months–four years).

The main indication for surgical treatment of this group was severe pain and posttraumatic kyphosis after a period of conservative treatment.

Group 1: Materials and Results

Of this first group 23 patients were treated in Amsterdam and seven patients were treated in Nijmegen.
There were 16 men and 14 women in this group.
The mean age at surgery was 32,3 years (the age ranged from 17 till 57 years).
The mean follow-up of this group was one year and six months (range four months–3,4 years).

Level of the Fracture

Most fractures were localised in the thoracolumbar spine (*table 1*).

Table 1 Level of fracture

Th 11	2 patients.
Th 12	4 patients.
L 1	16 patients.
L 2	5 patients.
L 3	2 patients.
L 4	1 patients.
Total	30 patients.

Aetiology

A fall from serious height during work was the most common cause of accident (*table 2*).

Table 2 Aetiology

– Fall of height during work	11 patients
– Fall of height during suicide attempt	6 patients
– Fall of height during sport accident (mountain and parasailing)	2 patients
– Fall of height during flying from prison	1 patient
– Traffic accident	
a) Motorcycle	4 patients
b) Autocar.	4 patients
– Sport accident Fall during skiing	2 patients
Total	30 patients

Classification

All patients were evaluated with plain radiographs in two directions, followed always by computerized axial tomography. Myelography in combination with CT-scans was not done in this group.
We made use of the Denis classification. Most patients had burst fractures. Only one patient had a flexion-distraction-lesion (*table 3*).
In 27 cases there was a severe canal narrowing of more than 50%. Canal narrowing was al-

Table 3 Classification of Spinal fractures.
Burst fractures

• Superior and inferior end plate fractures	12 patients
• Superior end plate fracture	15 patients
• Inferior end plate fracture.	0 patients
• Flexion/rotation burst	2 patients
• Lateral burst.	0 patients
Flexion-distraction fractures	1 patient
Total	30 patients

ways the result of posteriorly displaced vertebral body fragments. The degree of canal narrowing was determined by comparing the anterior/posterior diameter of the canal at the injury level with an average obtained on similar dimensions at one level above and one below the injury level (table 4).

Table 4 Diameter of the spinal canal on CT-scan

Normal spinal canal	0 patients
Narrowing less then 50%	3 patients
Narrowing more then 50%	27 patients
total	30 patients

In this series there was no correlation between the diameter of the spinal canal and the neurologic involvement of the patients.

Neurologic State

At the time of admission for surgical treatment a complete history and physical examination were performed with careful attention of the neurologic status by a skilled neurologist.
Ten patients had neurologic lesions (table 5).

Table 5 Neurologic status

Complete neurologic lesion	2 patients
Incomplete neurologic lesion	8 patients
No neurologic lesion	20 patients
Total	30 patients
Frankel Scale	
A1	2 patients
A2	8 patients
B	3 patients
C	4 patients
D1	0 patients
D2	1 patient
E	0 patients
Total	30 patients

Surgical technique

In all 30 patients an anterior decompression was done (table 6).
Two cases required thoracotomies, 25 cases required thoraco-abdominal approaches, and three cases required a retroperitoneal approach.
In 26 patients three levels were fused, in two patients two levels were fused and in two pa-

Table 6 Number of levels instrumented

Two levels	2 patients
Three levels	26 patients
Five levels	2 patients
Total	30 patients

tients five levels were fused, due to additional surgery at the dorsal side. This additional surgery was done in one session in both cases. In one patient the Cotrel-Dubousset-system was used in the other patient a Luque-system was used. Additional surgery was done in the two patients with flexion/rotation burst fractures.
After the operation all patients were kept in bed for two weeks. Then they were verticalised or mobilised in an ortholene brace for a period of three months. After three months, when consolidation was achieved they were allowed to leave the brace.

Results Group 1

1) Union

Primary bone union occurred in 29 patients within three months. In one patient primary bone union occurred, although there was a dislocation of the rod. In this case there was a little loss of kyphosis-correction. In two patients there was a normal bone union, although a malignment. In one patient a pseudoarthrosis occurred, which needed secondary surgery by a dorsal approach, and correction with the Cotrel-Dubousset-system.

2) Pain Relief

Almost all patients were completely free of pain during the follow-up-period. One patient developed a pseudoarthrosis and suffered from severe pain. After secondary correction she was painfree (table 7).

Table 7 Level of pain

Constant pain	0 patients
Severe pain	0 patients
Moderate	0 patients
Mild pain	2 patients
No pain	28 patients
Total	30 patients

3) Postoperative Neurologic State

Two patients were completely paraplegic at presentation and remained so. Eight patients had an incomplete neurologic deficit. These eight patients improved postoperatively and during the follow-up and could be placed in an other Frankel-scale-group (table 8).

Table 8 Frankel scale of ten patients with complete and incomplete neurologic deficit from group 1

Patient	Preop.	After one month.	Follow-up
nr 1	A1	A1	A1
nr 3	C	D2	E
nr 9	C	C	D1
nr 13	D2	E	E
nr 16	C	D1	D1
nr 21	B	C	C
nr 22	B	C	C
nr 23	D1	D1	D2
nr 3M	B	D2	D2
nr 6M	A	A	A

There were no neurologic complications in the other patients.
The operations were done under spinal monitoring by using cortical somatosensory-evoked potentials, when no neurologic involvement was seen preoperatively.

4) Bowel and Bladder Function

Eight patients suffered from loss of bowel and bladder control. In all eight patients no improvement of bowel and bladder control occurred.

5) Complications

There were five cases of post-operative complications.
In group 1 there were two medical complications and three technical complications related to the instrumentation. In spite of these technical failures there was a normal union after three months in these patients. All the technical failures were found in the beginning-period, when we had started with this device.
In no patient a neurologic detorioration was seen after surgery (table 9).
One patient developed a pseudoarthrosis.

Table 9 Complications

Medical Complications	
Wound infection	0 patient
Nonunion	1 patient
Retrograde ejaculation (temporary)	1 patient
Neurologic detorioration	0 patients
Technical problems	
Rod dislocation	1 patient
Malalignment	2 patients

Group 2: Materials and Results

In this series 35 patients were treated for persistent pain and posttraumatic kyphosis.
There were 20 men and 15 women in this group.
The mean age was 32,5 years (range 21–55 years).
Most fractures were in the thoracolumbar region.
The mean follow-up of group 2 was two years and three months (range six months–5,5 years).
In nine patients we carried out decompression of the spinal cord, in 26 patients no decompression was done.

Classification

There were 14 patients with old compression fractures and 21 patients with burstfractures.

Posttraumatic Kyphosis

The mean preoperative angle of kyphosis was 35,7 degrees (range 15–104 degrees). The postoperative angle of kyphosis was 15,7 degrees (range 0–48 degrees).
During follow-up the mean angle of kyphosis was 18,4 degrees (range 0–64 degrees).
The mean loss of correction was 2,7 degrees.

Pain Relief

25 patients had a complete relief of pain with no further need of analgetics. Eight patients continued to suffer from mild pain. One patient was not improved (see table 10).

Table 10 Postoperative pain relief in group 2

Constant pain	1 patient
Severe pain	0 patients
Moderate pain	1 patient
Mild pain	8 patients
No pain	25 patients
Total	35 patients

Neurologic State

Three patients were completely paraplegic and remained so.

Eleven patients had an incomplete neurologic deficit. Four patients of this group improved and could be placed in a better Frankel-scale-group.

There were no neurologic complications in the other patients.

Complications

There were only few complications (see table 11).

Table 11

Superficial wound infection	3 patients
Retrograde ejaculation	2 patients
Pneumonia	1 patient

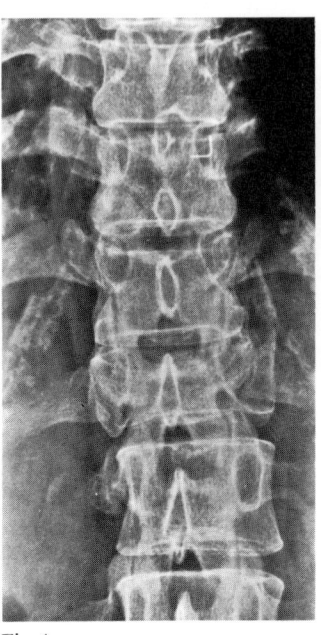

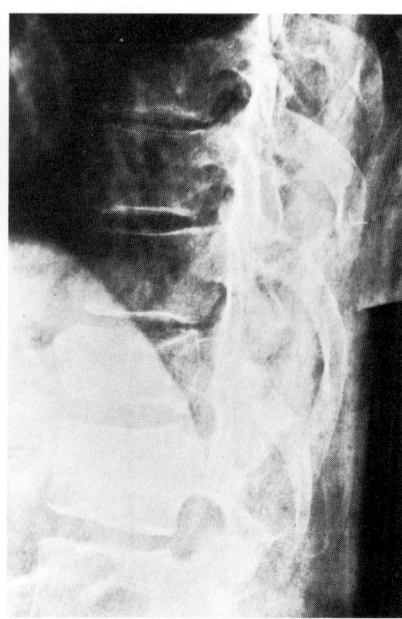

Fig. 1

Fig. 2

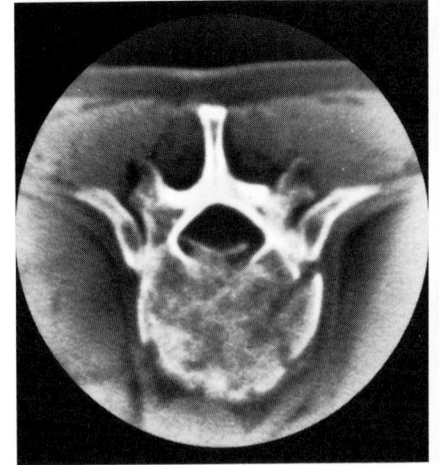

Fig. 3

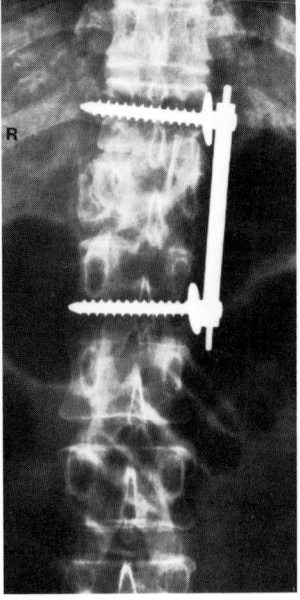

Fig. 4

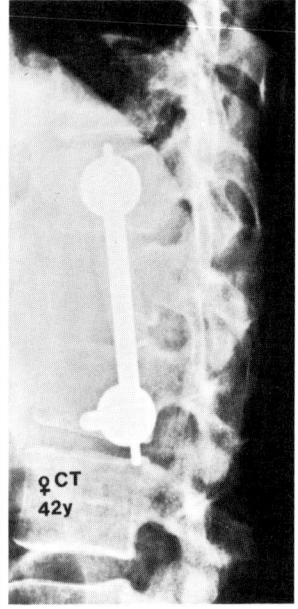

Fig. 5

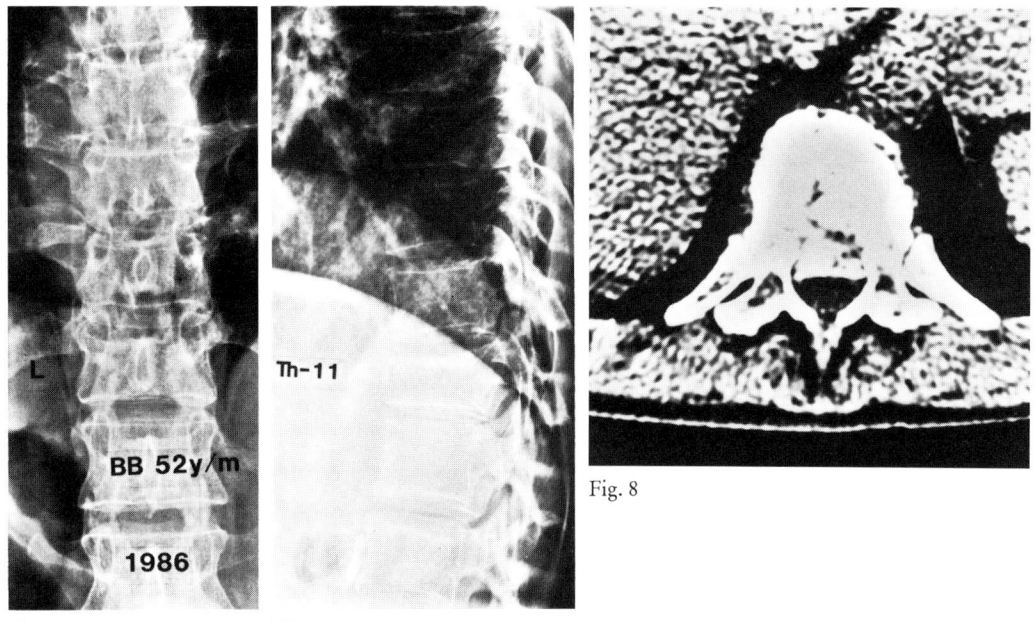

Fig. 6 Fig. 7

Fig. 8

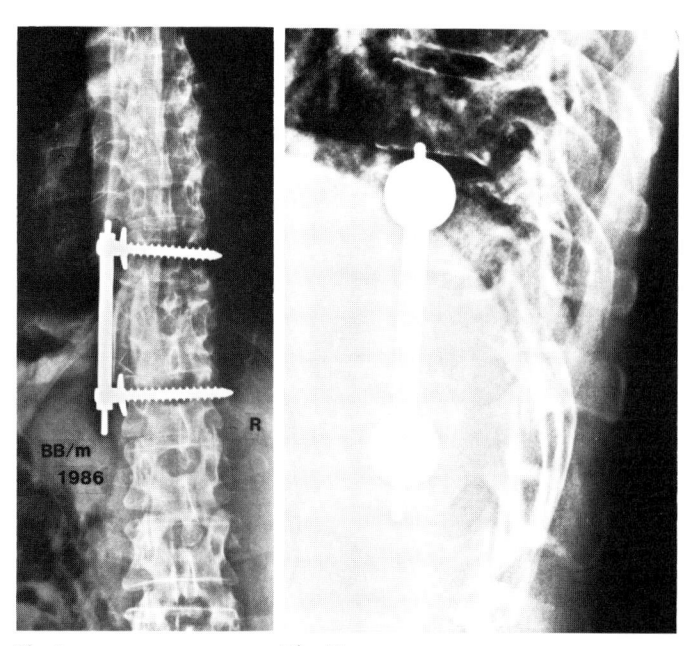

Fig. 9 Fig. 10

Case 1

A 42-year-old woman had a severe skiing-accident in March 1984. She was admitted to Amsterdam at our hospital two weeks later. She had a burst fracture Th 12. There was no neurologic deficit. She took cortison because of a lupus erythematodes. We did an anterior decompression and stabilization with the Slot-Zielke-system. Two years later she had no complaints and she is doing her work as a housewife full-time (*see fig. 1–5*).

Case 2

A 50-year-old truckdriver had an accident in March 1986. He had a severe burstfracture Th 11. He had no neurologic deficit. Surgery was performed ten days after the accident. An anterior decompression and stabilization with the Slot-Zielke-system was done. After six months he returned to his previous work fulltime and has no complaints. (*see fig. 6–10*).

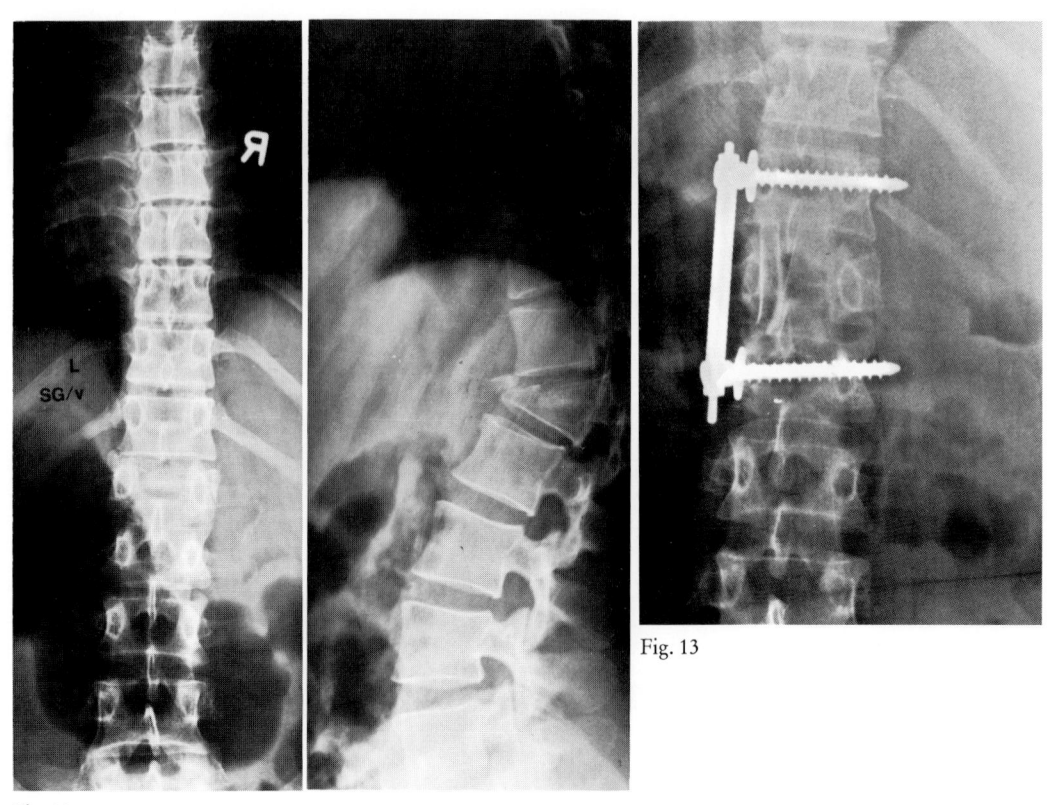

Fig. 11

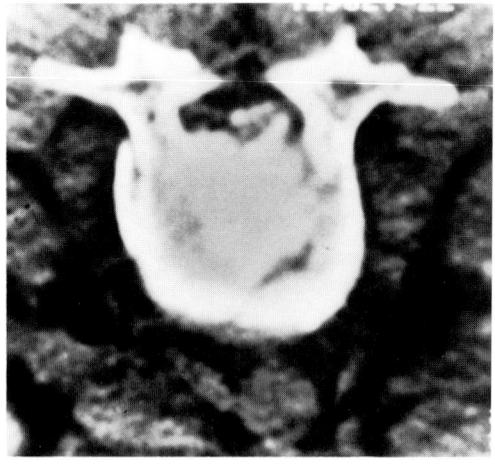

Fig. 13

Fig. 12

Case 3

A 34-year-old woman had a severe skiing-accident in February 1986. After two days she was admitted with the airplain to Amsterdam and admitted to our hospital. She had a flexion-distraction injury of L1. Surgery was done at the day of admission. An anterior decompression was done and stabilization with the Slot-Zielke-system. Neurologically she improved from Frankel-scale C to D. After some time she suffered from pain and radiographs showed loss of correction and a nonunion. For that reason a Cotrel-Dubousset-procedure was done three months later in May 1986 with almost complete correction of the lost kyphosis. Six months after the second operation she is completely free of pain (see fig. 11–16).

Conclusions

- The Slot-Zielke-system is a useful tool for stabilization of vertebral fractures on the anterior side of the spine.
- A high rate of consolidation after the stabilization of vertebral fractures with the Slot-Zielke-system is seen.
- A high rate of pain relief is reached after stabilization and correction.
- In spite of a rather difficult anterior approach of the spine, the complication rate is small.

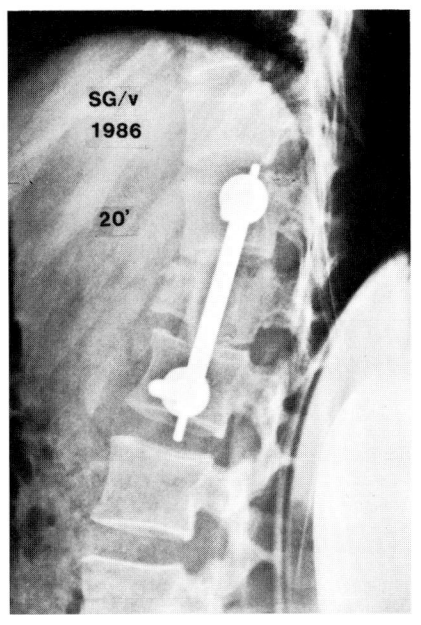

Fig. 14 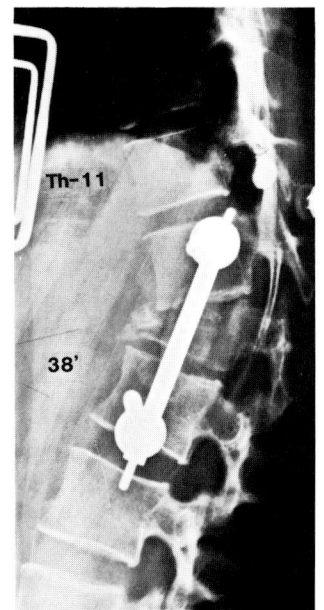　　　　　　　　　　　Fig. 15 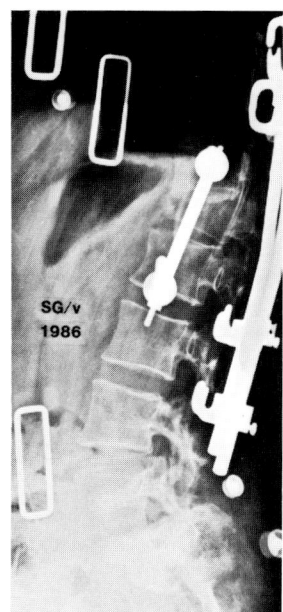　　　　　　　　　　　Fig. 16

Disadvantages

- The Slot-Zielke-system is not useful in distraction lesions and fracture-dislocation of the thoracolumbar spine.
- In resemblance to the external and internal fixation devices (MAGERL and DICK) stability is less.
- When the patient is a polytrauma-patient, for example with a contusion of the thorax, other devices should be used, because anterior approach by a thoracotomy or thoracoabdominal approach is contraindicated in this case.

Discussion

In literature many reports about an anterior decompression and stabilization in fractures of the thoracic, the thoracolumbar and lumbar spine are published. There are several stabilization devices, which all have their own advantages and disadvantages. The Slot-Zielke-system provides enough stability in cases of acute burstfractures or late posttraumatic kyphosis and allow early rehabilitation and mobilization. Most anterior fixation devices provide no good control of rotation, lateral bending and translational movements. For that reason patients with the Slot-Zielke-system are treated with ortholene-braces for a period of three months.

The new Slot-Zielke-system has a notch at both sides of the rod, which gives more rotational stability.
Compressionfractures and burstfractures are good indications for anterior decompression and stabilization with the Slot-Zielke-system. Seat belt fractures and fracture dislocations are no good indications and in these cases other tools to stabilize the spinal fractures have to be used.

References

(1) *Denis, F.:* Spinal instability as defined by the three-column spine concept in acute spinal trauma. Clin. Orthop. and Related Research. 189 (1984) 65–77
(2) *Dunn, H. K.:* Anterior stabilization of thoracolumbar injuries. Clin. Orthop. and Rel. Research. 189 (1984) 116–124
(3) *McEvoy, Bradford:* The management of burst fractures of the thoracic and lumbar spine: Experience in 53 patients. Spine 10, 7 (1985) 631–638
(4) *S. R. Garfin, C. A. Mowery, J. Suerra, L. F. Marshall:* Confirmation of the posterolateral technique to decompress and fuse thoracolumbar spine burst fractures. Spine 10, 3 (1985) 218–223
(5) *Gelderman, P. W.:* The operative Stabilization and Grafting of Thoracic and Lumbar spine fractures. Surg. Neurol. 23 (1985) 101–20
(6) *Harms, J.:* Die operative Behandlung von Frakturen der BWS und LWS mit dem VDS(Zielke)-Instrumentarium. AO-Kongress 1985 Davos
(7) *Jelsma, R.:* The Demonstration and Significance of

neural compression after spinal injury. Surgical Neurology 18, 2 (1982) 79–92
(8) *J. R. Johnson, K. B. Leatherman, R. T. Holl.:* Anterior decompression of the spinal cord for neurological deficit. Spine 8, 396–405
(9) *Kaneda, K.:* Burst fractures with neurologic deficits of the thoracolumbar spine: Results of the anterior decompression and stabilization with anterior instrumentation. Spine 8 (1984) 788–796
(10) *Kostuik, J.:* Anterior Fixation for Fractures of the Thoracic and Lumbar Spine with or without Neurologic Involvement. Clin. Orthop. and Rel. Research. 189 (1984) 103–115
(11) *McAfee, P.:* Complications following Harrington-Instrumentation for fractures of the thoracolumbar spine. The Journal of Bone and Joint Surgery. 67A, 5 (1985) 672–687
(12) *McBride, Bradford:* Vertebral body replacement with femoral neck allograft and vascularized rib strut graft. Spine 8, 4 (1983) 406–415

The Anterior Kostuik-Harrington-Fixation Device in Treatment of Fractures of the Thoracic and Lumbar Spine

J. P. Kostuik, Toronto

The last number of years have seen numerous major advances in the treatment of spinal injuries and the spinal cord injured patient. Not at least among these have been the three column concepts by Denis (2). The development of the middle column and its relationship particularly to burst fractures has enhanced the understanding of instability of the spine related to trauma.

A better classification based on angular motion and translation in contrast to the usual mechanisms of injury which are described traditionally as flexion, compression, flexion-rotation, shear, flexion-distraction, and extension. This major advance has been given to us by our engineering colleagues.

A better understanding of neurology, particularly by orthopaedic surgeons has also led to improvements.

However, the most significant advance has been the element of CT scanning, including sagittal reconstruction views. This single factor has certainly been the most outstanding feature over the last number of years in aiding us towards a better understanding of spinal trauma. It should, however, be remembered that this is still a static picture and not a dynamic picture.

It has been difficult to arrive at a single concept of stability of the spine despite the work of White and Panjabi (16) and others.

Certainly stability has a wide range, but instability can best be defined as failure of a joint or structure to withstand physiological loads. A completely stable situation is analogous to a marble searching a steady state as it is dropped down a test tube. A completely unstable situation is a marble balanced on the point of a pencil. Most problems in orthopaedic surgery are defined as having neutral stability and it is difficult however to find the end point. Certainly factors which influence spinal stability are the integrity or lack of the posterior elements, loss of anterior vertebral body height of 50% or perhaps less, angulation of 20 degrees, destruction of both the anterior and middle columns and the presence of a neurological deficit.

Certainly the presence of multiple compression fractures of a minor nature must be taken as a summation of the angular deformity or the loss of vertebral height and not each vertebral level looked upon as an entity unto itself. Certainly any transitional displacement must be unstable since to arrive at a translation all columns must be disrupted.

Chronic instability is defined as a situation where the spine is capable of further angulation leading to greater deformity. It is recognized that a compression fracture with a loss of more than 50% of the height of the vertebral body may lead to chronic instability. This also may be associated with multiple level anterior column injuries, posterior laminectomy and generally follows a failure to recognize acute instability.

Minor fractures particularly in younger people should be followed for at least one year, since it is recognized that many minor fractures may lead to late instability and indeed late neurological problems and deformity.

It should be remembered that 85% of children with a spinal cord injury prior to the onset of adolesence will develop a severe spinal deformity.

From a historical perspective treatment dates to the time prior to Hippocrates. In the 3rd and 4th Century before Christ, it was felt that a spinal cord injury was an ailment not to be treated. Hippocrates developed an extension method of treatment. The first known laminectomy was performed in the 7th Century after the birth of Christ when Paul of Aegina performed a laminectomy on a slave who had sustained a stave injury to his spine. Unfortunately the outcome is unknown.

It should be remembered that 90% of paraplegics at the time of and immediately following the first World War died, usually as a result of the complications of their paraplegia.

The second World War saw marked advances made in particular by Sir Ludwig Guttman (6, 7).

He advocated postural reductions of fractures largely because of the failure of inadequate and poor fixation techniques such as Meurig-Williams plates or Wilson plates. HADRA (8) wrote the classical paper on internal fixation in 1891 when he used silver wire.

It should be remembered however that throughout most of the world postural reduction is the method of treatment most commonly advocated even today in 1986.

It should be pointed out however that the results from a viewpoint of neurological recovery are no better in any of the modalities of treatment including bedrest, postural reduction, laminectomy with or without posterior fusion, laminectomy with posterior instrumentation, posterior reduction and instrumentation.

There is perhaps only one modality which has resulted in improvement in neurological function and this has been reported in at least three continents, that is anterior decompression for burst injuries. This however will require further study before it is fully verified.

In North America results of postural reduction of pain by GUTTMAN (6, 7) and FRANKEL et al. (4) have never been duplicated. As a result this method of treatment has never been popular. It should be pointed out that the results of laminectomy as reported by MORGAN et al. (13) show that 25% of patients treated for spinal cord injury had a worsening of their neurological state.

It is our feeling that laminectomy has no role to play in the treatment of the spinal cord injured patient with the exception of an open injury.

The early 1960's saw the development of spinal instrumentation and in particular Harrington instrumentation. HARRINGTON (9) pointed out that a three-point distractive reduction of the spine would lead to realignment of the spinal column, and enhance neural decompression. He felt that this might result in an improvement in the neurological status of many spinal cord injured patients, but unfortunately this has not been the case.

Considerable controversy as to the technique of posterior instrumentation has arisen over the years. This has to do with length of instrumentation, type of instrumentation, length of fusion, the role of associated laminectomy and more recently the approach, be it anterior or posterior.

With reference to posterior distractive instrumentation either of the Harrington type or the Jacobs-Synthes instrumentation, we prefer to instrument two levels above and two levels below and either fuse in the thoracic spine, the entire spine, or in the lumbar spine, where we now rarely use distractive instrumentation, only in the area of instrumentation. From a biomechanical viewpoint certainly reduction is better achieved by the use of distractive instrumentation three levels above and below the lesion. Contouring of the rod is an essential component of this.

The current development of improved posterior fixation techniques and in particular pedicle fixation techniques will allow for fewer levels to be fused, however we do not feel that these techniques will allow for full decompression of a burst injury in all cases.

There is no doubt that posterior instrumentation as advocated by HARRINGTON (9) and others is an ideal form of treatment of fracture-dislocation and shear injuries of the spine, which tend to occur more commonly in the thoracic spine.

We do not feel that Luque instrumentation and sublaminar wiring has a role to play in fracture treatment since distractive force cannot be applied and moreover loss of correction may be obtained by this method although there have been some refinements in technique more recently. The use of compression rods we think is valuable in the chance-type fracture (flexion-distraction) although here again we may prefer to use pedical fixation in 1986.

The controversy has been dealing with the burst injury. There is no doubt that posterior instrumentation either of the distractive type or the pedicle fixation manipulative type as advocated by DICK (3) may well result in reduction of these fractures and decompression of the neural elements. However this is often by chance and not fully realiable. Frequently patients have undergone posterior instrumentation with some improvement of their neurological status which had reached a static stage where it was felt that further improvement might ensue and subsequent investigative studies including myelography and CT scanning continue to show canal intrusion.

Subsequent decompression even years later have led in many reports to further improvement of the neurological status.

We do not agree with those who state that they will proceed initially with posterior instrumentation and reduction and then repeat a CT scan in a burst injury and if bone remains in the canal then proceed to an anterior decompression. We would advocate anterior decompression and instrumentation and grafting as a one stage procedure, where it is felt anterior surgery is warranted.

I Anterior Spinal Cord Decompression

Our current indications for anterior spinal cord decompression and instrumentation are for burst fractures only. These are firstly burst fractures who present early, that is within hours if possible, with neurological signs. Our second indication are burst injuries which present late, that is ten to fourteen days with or without neurological signs. The analogy is to a Colles' fracture where it is recognized that late reduction by closed means is often impossible after ten days because of the cancellous nature of the bone. Since burst injuries occur in cancellous bone we think that reduction at a week to ten days is often impossible by posterior methods and therefore should best be dealt with anteriorly if it is felt that the burst injury is unstable or there is canal intrusion of note. Our third indication is controversial and that is canal obstruction of 30% or more. It is recognized that this is arbitrary and will take prospective studies of numerous cases to arrive at a final answer if at all possible since it must be remembered that CT scan is a picture of a static situation, not a dynamic situation.

Our fourth indication is low lumbar fractures since we feel posterior instrumentation, with the possible exception of some of the newer pedicle techniques require immobilization over too many levels, even if the fusion is short since it is recognized at least experimentally, that long instrumentation may lead to degeneration of facet joints. Therefore in the lower lumbar spine, that is L 2, L 3, L 4 and L 5 we would prefer to go anteriorly in any case of instability even without neurological compromise.

Our final indication is post-traumatic kyphosis which we will talk about later.

Surgical Technique

Technique is usually done from a left approach although there is no reason why it cannot be done from the right. Many people now advocate a right approach in order to avoid the placement of any instrumentation near arterial-vascular structures. In 183 cases of anterior instrumentation of the Kostuik-Harrington type we have had no vascular problems.

We would prefer to make our incision in the flank at least two levels above the area to be decompressed for example in a fracture at T 12 we would prefer to go through the tenth or ninth rib.

The anterior one-third of the vertebral body is levered forward (*Fig. 1*) and then decompression is carried out slowly using very sharp chisels until the epidural space is entered. Decompression is then carried out fully with the

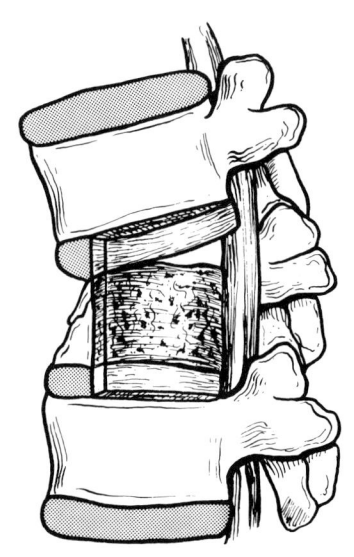

Fig. 1: Burst injury. Anterior decompression. Anterior part of body and contralateral cortex are retained.

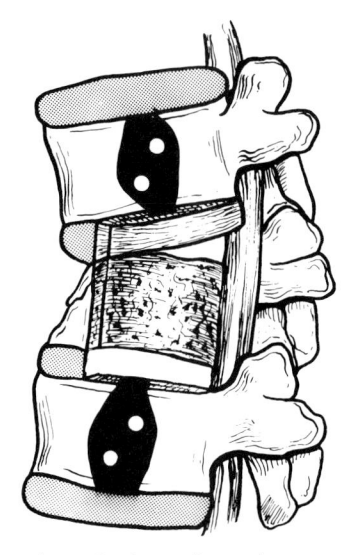

Fig. 2: Staples are inserted.

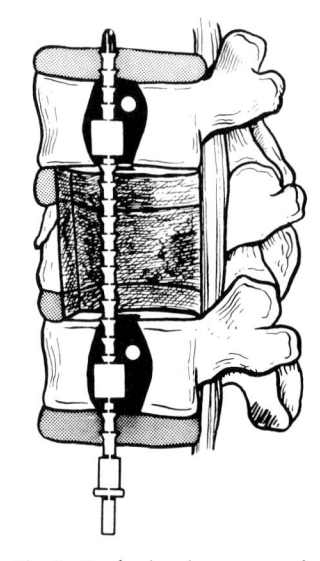

Fig. 3: Kyphosis is corrected with Harrington distraction rod.

aid of rongeurs. Control of epidural bleeding is with the use of Bipolar cautery or haemostatic agents such as Gelfoam. Following adequate decompression Kostuik screws are placed in the anterior third of the vertebral bodies including a distraction screw at one end and a collared screw at the other end. These are placed over staples (*Fig. 2*). The kyphosis is then corrected with the use of insertion of a rounded-ended Harrington rod (*Fig. 3*). A bone graft is then obtained usually bicortical, or tricortical in older osteoporotic people from the iliac crest from a separate incision and inserted. The graft is taken somewhat larger by a few millimetres than the space available (*Fig. 4*). If a rib has been excised this is added as further graft and chips are added as well. Previously inserted collar ended rods both proximally and distally are then fitted with a heavy Harrington compression rod and the screw heads are crimped. This latter rod acts as a neutralization rod only (*Fig. 5–10*).

Results

We have now used this technique in over 70 patients with burst injuries. 49 have been followed for longer now than three years.

Complications

There have been three non-unions (incidence 6%). Three patients had post-thoracotomy pain, two of whom required an extra-foraminal rhizotomy for relief. Five of these patients have continued to complain of significant residual low back pain. This occured despite a solid arthrodesis. Subsequent investigative studies with the use of discography below the levels of the fracture have found evidence of a disk herniation, frequently two or three levels below the level of injury. Since the majority of these injuries have occured in young people, prior to when one would expect the onset of disk degeneration, it was felt that the cause of residual back pain may well have to do with a soft tissue injury to the disk which has occurred and was not recognized at the time of the original injury

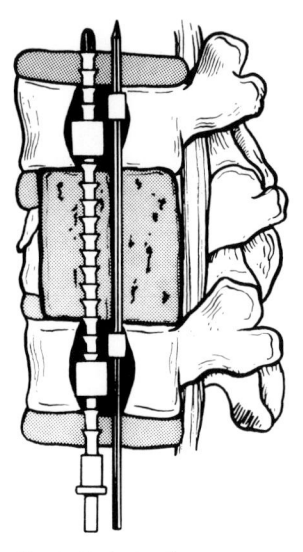

Fig. 4: Posterior heavy compression rod is used as a neutralisation rod to control rotation and add stability. Screw heads are usually crimped though nuts may be used.

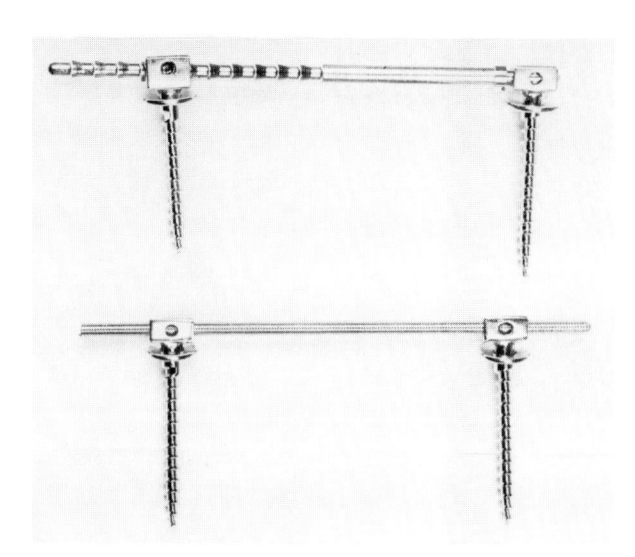

Fig. 5: Kostuik-Harrington system. Distraction and collar ended screws with round ended distraction rod and heavy compression rod.

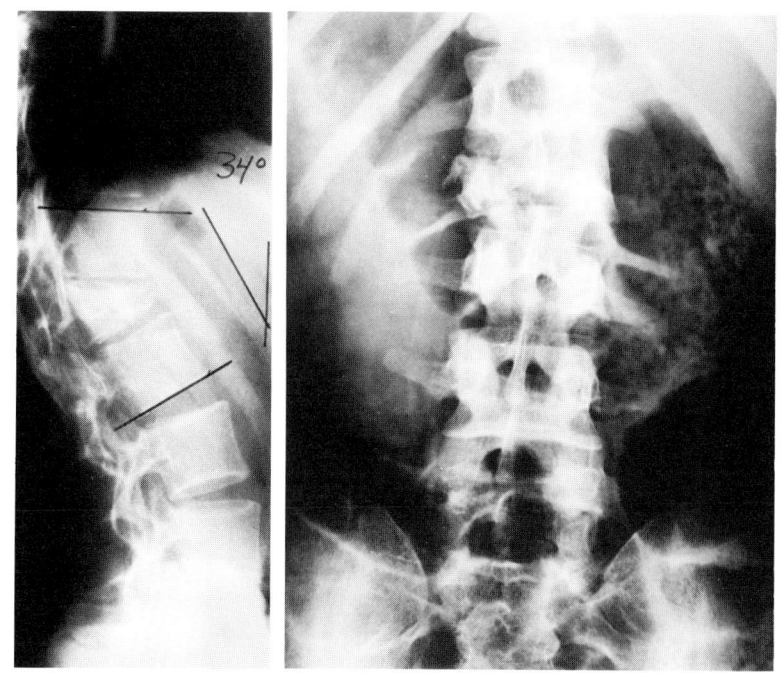

Fig. 6: Burst injury L1, Frankel grade B.

Fig. 7: Anteroposterior view L1.

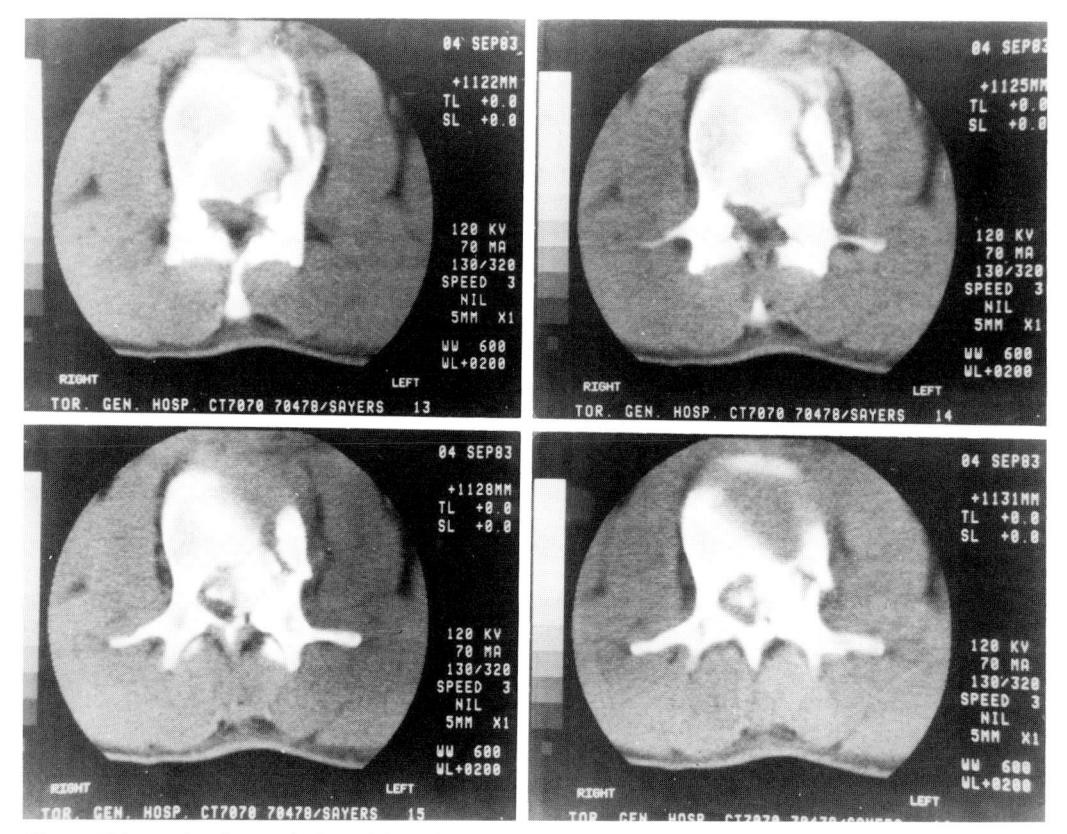

Fig. 8: CT scan showing marked canal intrusion.

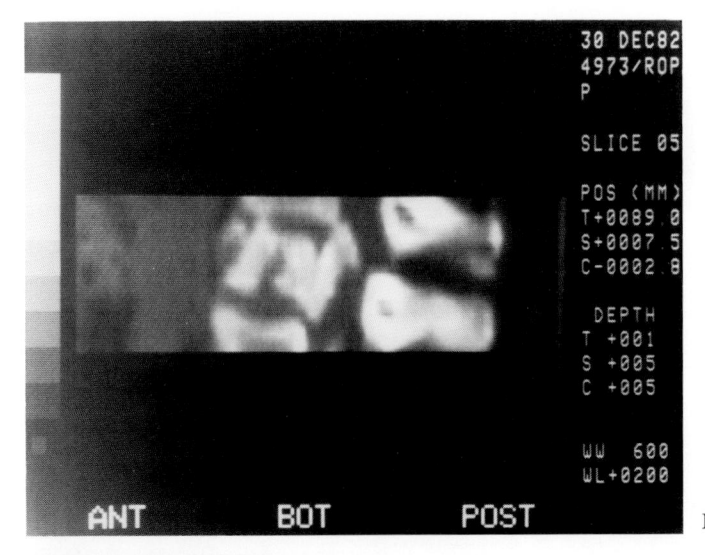

Fig. 9: Lateral reconstruction.

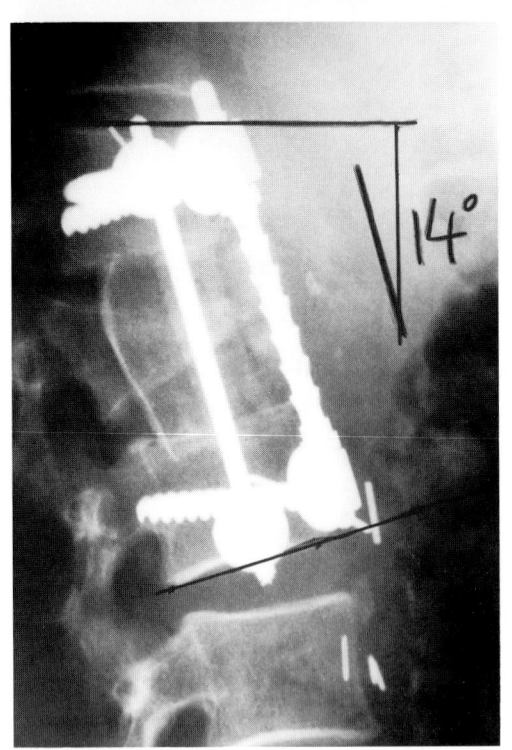

Fig. 10: Post-operative lateral. Note iliac graft and restoration of height patient recovered to a grade D.

raplegics improved. Although the numbers are far too small a trend has been noted. All complete paraplegics as one would expect by definition have remained complete. We have decompressed complete paraplegics anteriorly with burst injuries hoping that some root preservation of the thoracolumbar junction might ensure, but if they have been esteemed to be complete preoperatively they have remained so postoperatively.

In three patients with Frankel Grade D, who were decompressed within six hours of their injury, all improved by two grades.

22 patients with neurological injury decompressed less than 48 hours from the time of injury improved an average of 1.6 grades, whereas 15 patients decompressed later than 48 hours from the time of their injury and neurological insult improved only one grade, according to the Frankel classification. This seems to indicate that early decompression may result in improved neurological return.

II Post-Traumatic Kyphosis

The same system of instrumentation and treatment has been used in the treatment of post-traumatic kyphosis.

The problems with post-traumatic kyphosis are in the long run pain, progressive deformity, non-union, development of neurological problems, skin ulceration, impaired standing and impaired sitting. This is particularly true if there has been a previous posterior laminectomy. Frequently the signs and symptoms of an

since the major bony injury initially plays a much greater role.

Nine patients have had screw breakage. One patient had broken rods. The presence of screw breakage has not lead to non-union routinely but in only three cases as subsequent graft collapse went onto solid arthrodesis.

In terms of neurological recovery all partial pa-

increasing neurological deficit in a post-traumatic kyphosis are those of pain, including pain in the rectal-vaginal or scrotal area, dysesthesia, hypesthesia, weakness and decreased genitourinary and/or sexual function. The causes of an increased neurological deficit are increased deformity, local vascular insufficiency, local instability resulting in possible stenosis, fibrosis and possibly arachnoiditis.

Studies by NICHOL (14) and subsequently by ROBERTS et al. (15) show that the non-operative treatment of spinal trauma where patients developed post-operative kyphosis occured in 43% and 57% respectively.

An unpublished series of late posterior fusions for post-traumatic kyphus in Toronto by KOSTUIK et al. (10), shows that late posterior fusion did not result in improvement of pain problems secondary to this problem to post-traumatic kyphus. Unfortunately some authors (12) have shown that anterior interbody fusion alone does not provide for an adequate correction of deformity. MALCOLM et al. (11) show that anterior fusion alone had a 50% non-union rate in post-traumatic kyphus and correction of deformity was not maintained. As a result they advocated a combined approach, anterior followed by posterior fusion and instrumentation. This however was before the development of improved methods of anterior fixation.

This review consists of an analysis of 37 patients of an average age of 42 years in a time interval from injury to subsequent treatment of the post-traumatic kyphosis of two years. All patients presented with pain, eight patients presented with paresis present from the time of their injury, nine patients had developed neurological signs and symptoms secondary to bony stenosis. All patients were assessed carefully preoperatively by metrizamide myelography followed by CT scanning, discograms above and below the fracture level and facet blocks if no posterior fusion has been done.

The majority of these patients was treated with Kostuik-Harrington instrumentation. The levels of instrumentation were from T4 to L2 with 17 cases being at L1 and six patients had multiple levels of injury. Anterior decompression was carried out in 17 patients, eight of whom were paraparetic and nine of whom developed neurological signs and symptoms from bony stenosis. The initial treatment of these 37 patients was none in 23, posterior instrumentation in ten, laminectomy in four and anterior fusion in two without instrumentation. The levels fused ranged from three to nine, 20 patients had three levels fused. The average blood loss was 1414 c. c.'s. The majority of patients were immobilized postoperatively with an orthosis.

Results

In terms of paraparesis significant improvement occured in three, mild improvement in two and no improvement in three. All patients with spinal stenosis improved. The average improvement in kyphosis was from a preoperative 40% in the thoracic spine to a postoperative correction of 26 degrees average improvement of 35% and in the lumbar spine from 28 degrees to 17.5 degrees with an average improvement of approximately 37%

Union occurred in 36 of 37 cases. In terms of pain, 18 patients had no pain postoperatively, eleven mild pain, four remained the same, one was worse and three others were found to have continuing pain at other levels distal to their fracture on subsequent further investigative studies including discography and facet blocks.

Complications occurred in a few patients including one Horner's syndrome in a high thoracic lesion, one haematothorax, one post-thoracotomy syndrome, three patients developed acute respiratory distress syndrome and one patient had a late rupture of diaphragm. This patient had had a previous thoracoabdominal approach, an anterior procedure without instrumentation that had collapsed into increasing kyphus and had a second thoracoabdominal approach. Repair of her diaphragm was carried out without incidence later. Screw breakage occurred in two patients with loss of correction occurring in two patients with one patient with a non-union.

The technique advocated is the same as for the acute burst fracture. If the CT scan shows no or little canal intrusion then the dura does not require decompression. Previous posterior fusions do not require an osteotomy of the fusion mass, since the fusion mass is on the tensile side of the spine, is usually thin and malleable and with anterior distraction kyphotic deformity can be corrected.

This is particularly true if it has been a posterolateral fusion.

In conclusion in post-traumatic kyphosis the correction of kyphus can occur in the presence of a posterior fusion. Anterior instrumentation and fusion leads to a high degree of union, deformity is easily corrected, posterior osteotomies are not necessary and morbidity is minimal. Posterior fusion is not necessary as advocated by BRADFORD et al. (1). Anterior osteotomy and correction of deformity with instrumentation and grafting results in a high relief of pain and correction of deformity in contrast to posterior surgery. Neurological improvement may be seen as late as twenty years following initial fracture.

A similar technique is used for treatment of other forms of kyphosis including Scheuremann's disease, congenital kyphosis, rigid round back, kyphosis secondary to osteoporosis and tumours.

References

(1) *Bradford, D. S., B. A. Akbarnia, R. D. Winter,* and *E. L., Seljescog:* Surgical Stabilization of Fracture and Fracture Dislocation of the Thoracic Spine. Spine 2 (1977) 185
(2) *Denis, F.:* Spinal Instability as Defined by the Three-column Spine Concept in Acute Spinal Trauma. Clin. Orthop. 189 (1984) 65
(3) *Dick, W.:* Use of the Acetabular Reamer to Harvest Autogenic Bone Graft Material: A simple Method for Producing Bone Paste. Arch. Orthop. Trauma. Surg. 105 (1986) 235
(4) *Frankel, H. L., D. O. Hancock, G. Hyslop, J. Melzak, L. S. Michaelis, G. H. Ungar, J. D. S. Vernon,* and *J. J. Walsh:* The Value of Postural Reduction in the Initial Management of Closed Injuries of the Spine with Paraplegia and Tetraplegia, Part. 1. Paraplegia 7 (1979) 179
(5) *Frymoyer* (unpublished paper)
(6) *Guttman, L.:* Initial Treatment of Traumatic Paraplegia. Proc. R. Soc. Med. 47 (1954) 1103
(7) *Guttman, L.:* Spinal Deformities in Traumatic Paraplegics and Tetraplegics Following Surgical Procedures. Paraplegia 7 (1969) 38
(8) *Hadra, B. D.:* Wiring of the Spinous Process in Pott's Disease. Trans. Am Orthop. Assoc. 4 (1891) 206
(9) *Harrington, P. R.:* Instrumentation in Spine Instability other than Scoliosis. S. Afr. J. Surg. 5 (1967) 7
(10) *Kostuik, J. P., I., Macnab, S., Tile:* Unpublished Data
(11) *Malcolm, B. W., D. S. Bradford, R. B. Winter,* and *S. N. Chou:* Post Traumatic Kyphosis. J. Bone and Joint Surg. 63A (6) (1981) 891
(12) *Morscher,* (unpublished paper)
(13) *Morgan, T. H., G. W. Wharton,* and *G. N. Austin:* The Results of Laminectomy in Patients with Incomplete Spinal Cord Injuries. Paraplegia 9 (1971) 14
(14) *Nicoll, E. A.:* Fracture of the Dorso-Lumbar Spine. J. Bone and Joint Surg. 31B (1949) 376
(15) *Roberts, J. B.* and *P. H. Curtis:* Stability of the Thoracic and Lumbar Spine in Traumatic Paraplegia following Fracture or Fracture Dislocation. J. Bone and Joint Surg. 52A (1970) 1115
(16) *White, A. A.,* and *M. M. Panjabi:* Clinical Biomechanics of the Spine. J. B. Lippincott, Philadelphia 1978 p. 192
(17) *Wilkens,* (unpublished paper)

Anterior Instrumentation and Spinal Stabilization in Treating Fractures and Degenerative Diseases of the Thoracolumbar Spine

K. Kaneda, T. Hashimoto, M. Saita, S. Sato, K. Abumi, Sapporo

Several orthopaedic doctors have been engaged in the researches and clinical studies for making the anterior spinal instrumentation. The principle of the anterior spinal instrumentation was developed by Dwyer (2), Dunn (1), Kostuik (4), Slot (6), Zielke (7), including Kaneda (5) who have developed their own anterior spinal implants.

Since 1980, we have used consecutively our own system for anterior stabilisation in treatment of thoracolumbar spinal fractures. Our device (Kaneda device) consists of the vertebral plate, screw, nut, rod and the transverse fixator *(Fig. 1 and Fig. 2)*. Surgical procedures using the Kaneda device are as follows. Following anterior spinal canal decompression, the vertebral plates are fixed with screws into the vertebral bodies above and below the crushed vertebra. Kyphosis is corrected with a spreader between the screw heads and the properly sized iliac crest is fit into the space. Finally the rigid rods and nuts are applied with considerable compression force. Recently the transverse fixator *(Fig. 3 and Fig. 4)* has been used. Postoperatively patients are allowed to walk with a brace one week after surgery.

Fig. 1
A: Vertebral plate
B: Screw
C: Nut
D: Rod

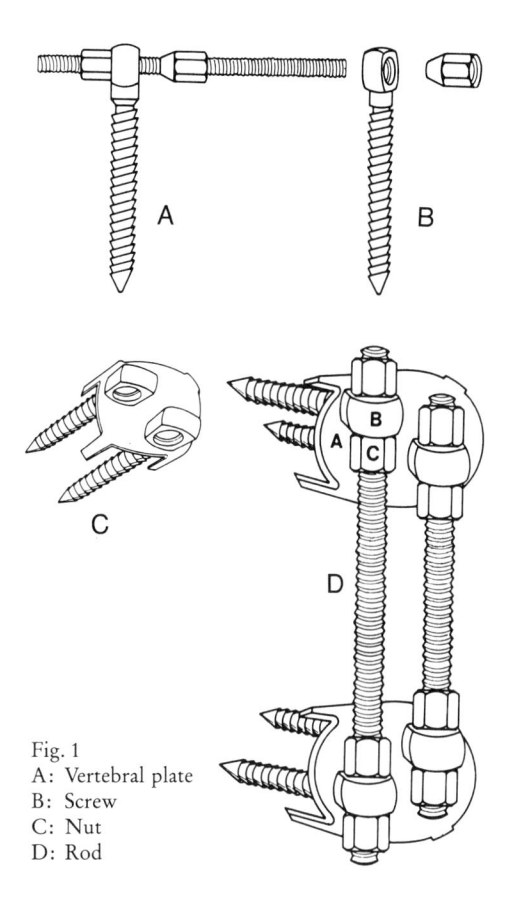

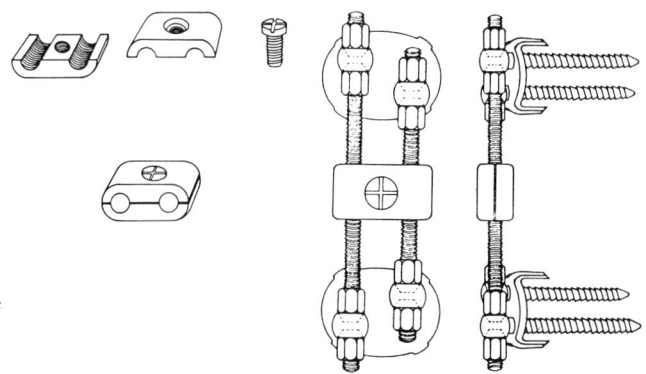

Fig. 2: Transverse fixator of Kaneda device

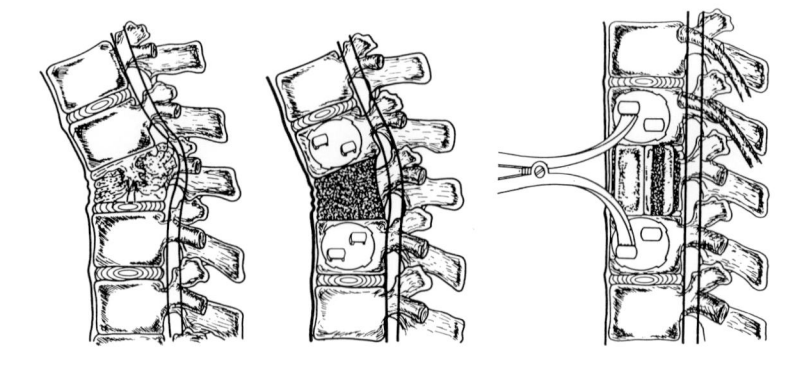

Fig. 3:
1) Anterior spinal canal decompression
2) Application of the implants
3) Correction of kyphosis

Table 2 Levels of Injuries

patients	
T6/T7	1
T7	1
T9	1
T11/T12	1
T12	9
L1/L2	2
L1	37
L2	18
L3	3
L3/L4	2
L4	4
Total	79

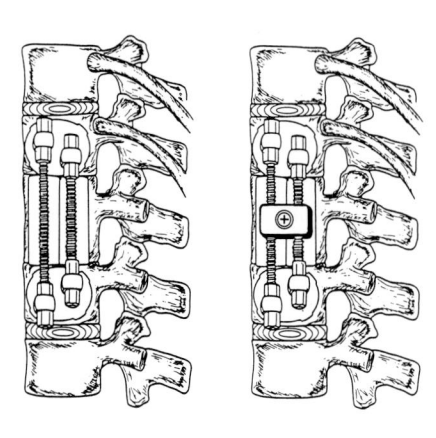

Fig. 4: Kaneda device with transverse fixator

Fractures of the Thoracolumbar Spine

Materials

Between January 1980 and December 1984, 79 patients were treated with our device. Classification of fractures is shown on *Table 1*. Levels of spinal injuries were listed on *Table 2*. In most patients, two levels, that is three vertebrae, were fused. Anterior spinal canal decompression was performed in 60 of 79 patients.

Table 1 Spinal Injuries

	patients
Burst Fractures	71
Old Compression Fractures	1
Old Dislocation Fractures	3
Flexion-Distraction Fractures	2
Posterior Shear Dislocation Fractures	2
Total	79

Case Presentation

Case 1: A 22-year-old female *(Fig. 5)* underwent L2 burst fracture with lesion of the cauda equina. Myelography and CT showed the large retropulsed bony fragment in the spinal canal and severe dural compression. Complete decompression in the spinal canal has been on the postoperative CT. Our anterior device in combination with the transverse fixator has brought about stable fusion with correction of kyphosis.

Case 2: A 42-year-old male *(Fig. 6)* underwent old L3/L4 flexion-dislocation fracture with lesion of the cauda equina. The only one level fusion with the instrumentation brought about stable reconstruction.

Results

The results of 79 patients with thoracolumbar injuries were as follows: As to fusion rate, solid fusion was gained in 96,2%. Correction of

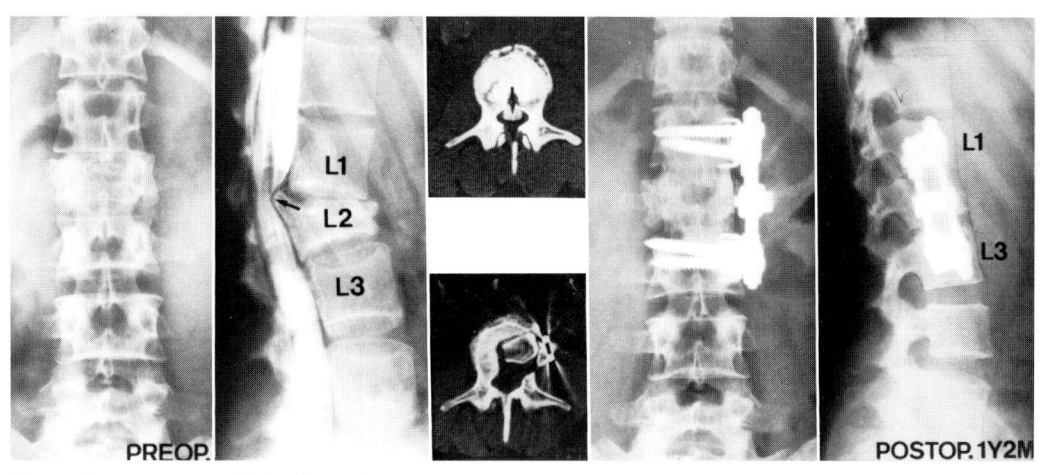

Fig. 5: Case 1. 22-year-old female. L2 burst fracture with lesion of the cauda equina.

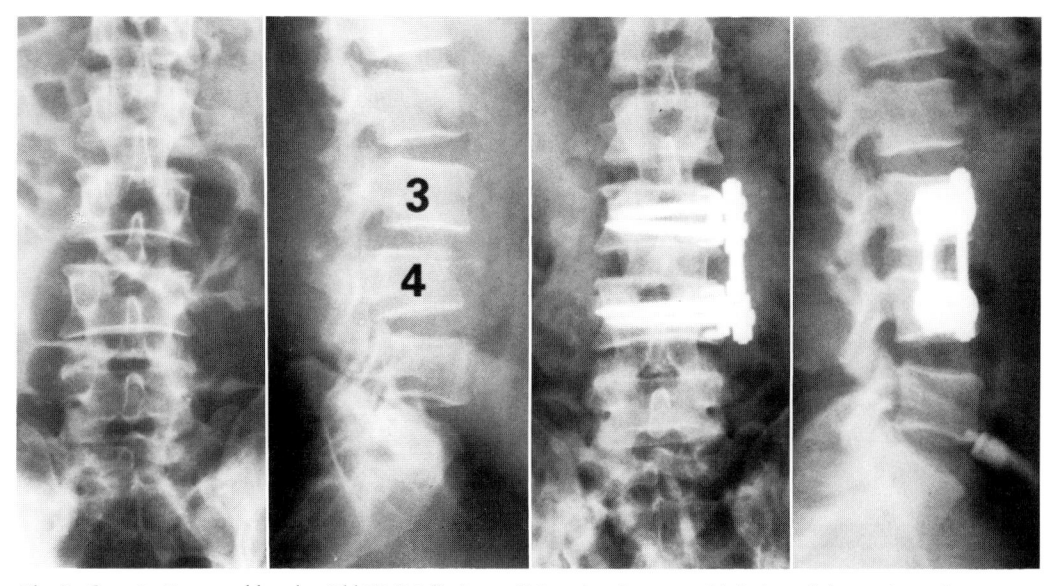

Fig. 6: Case 2. 42-year-old male. Old L3/L4 flexion – dislocation fracture with lesion of the cauda equina.

kyphosis was from 22° of the preoperative to 10° at follow-up. Neurological evaluation by EISMONT's (3) criteria, was recovery of one grade in 75%, two grades in 16%, no change in 9%. There was no deterioration. As for complications, instrumentation failures with pseudoarthrosis in three patients, this was 3,8% of pseudoarthrosis rate. All these three patients had been suffering from schizophrenia and injured by fall (suicide attempt). They have refused to wear the external fixation. All of them have been treated successfully with Harrington dual compression rods with fusion.

Summary

The principles of surgical treatment should be as follows: The causes of incomplete neurologic deficits in thoracolumbar injuries are located in front of the dural tube. Anterior spinal canal decompression will be most logical for neural recovery. Anterior instrumentation procedures in thoracolumbar injuries in our series have resulted as follows:

- The advantage of requiring fixation only one level above and below the injury site with sufficient neural decompression.

- Elimination of the second posterior procedures in most patients (96,2%).
- Acceptable correction of kyphotic deformity.
- Early mobilisation with a brace.

Degenerative Diseases of the Thoracolumbar Spine

Materials

We have treated unstable thoracolumbar degenerative diseases with neurologic deficits in 15 patients. Anterior decompression with correction of kyphosis was performed in all patients. Anterior instrumentation with fusion only was performed in twelve patients, and combined anterior and posterior instrumentation with fusion in three patients. Fusion area is shown in *Table 3*.

Table 3 Fusion Area

T10–T12	2
T10–L2	3
T11–L2	4
T11–L3	1
T12–L1	2
T12–L2	2
T12–L3	1

Case presentation

Case 3: a 46-year-old woman *(Fig. 7)* has been suffering from spinal cord compression due to thoracolumbar spondylosis. Tomographic myelograms and CT showed clearly spinal cord compression be posterior vertebral osteophytes at T11/T12. Anterior decompression by removal of the posterior vertebral osteophytes and instrumentation and fusion were performed.

Case 4: A 22-year-old male *(Fig. 8)* has been suffering from spinal cord compression with back pain. Anterior decompression by removal of the vertebral osteophytes and correction of kyphosis with anterior instrumentation were followed by the dual compression rods with fusion. Kyphotic deformity was corrected from 47° to 19°. Neurologic status has become normal.

Results

The results of anterior instrumentation surgery in thoracolumbar degenerative diseases are as follows:
- Solid fusion was gained in 100%.
- Correction of kyphosis was from the preoperative 45° to the follow-up 31°.
- Satisfactory neurologic recovery has been gained in all cases. There was no complication.

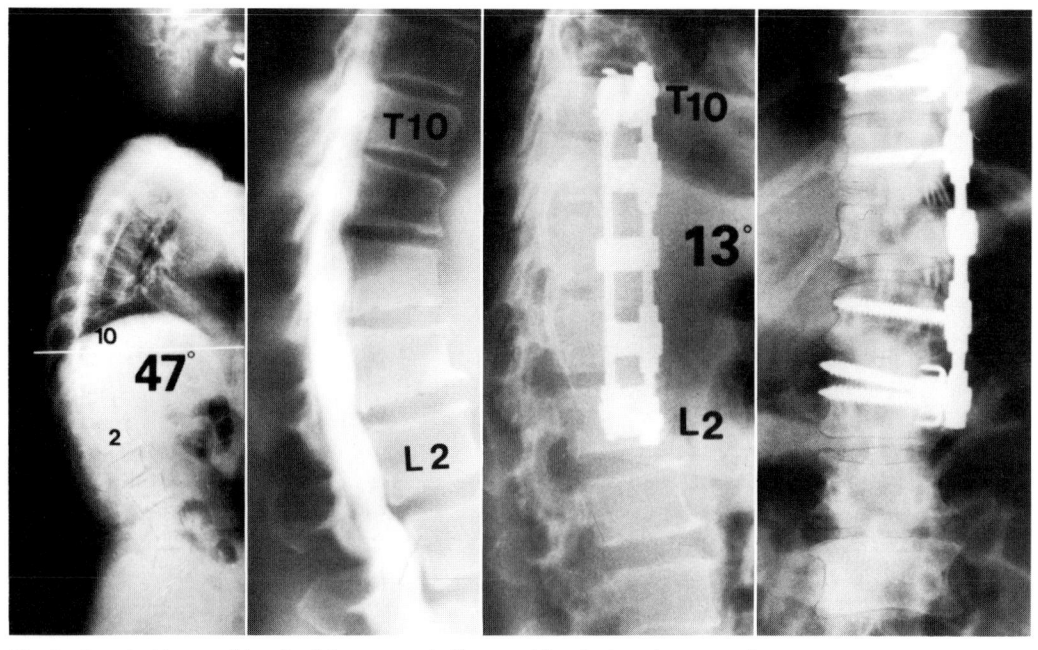

Fig. 7: Case 3. 46-year-old male. Scheuermann's disease with spinal cord compression.

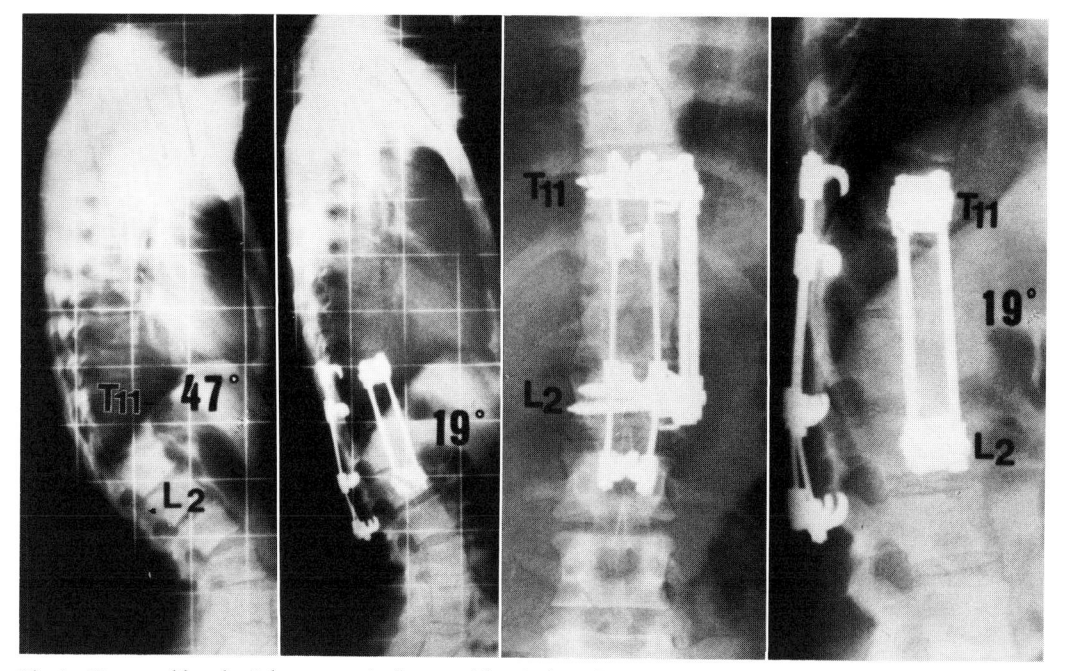

Fig. 8: 22-year-old male. Scheuermann's disease with spinal cord compression and back pain.

Summary

The causes of neurologic deficits in thoracolumbar degenerative diseases are located in front of the dural tube. Kyphosis and spinal instability always increase impairment of neural function. Treatment of these pathologic conditions should consist of anterior decompression, correction of kyphosis and stabilisation with anterior instrumentation. In cases of severe and long kyphosis, combined anterior and posterior fusion with instrumentation may be recommended.

Conclusion

Anterior instrumentation surgery of thoracolumbar spinal injuries in 79 patients and thoracolumbar degenerative diseases in 15 patients has been followed up. Our anterior fixation device of the dual rod double screw system with or without the transverse fixator has brought about satisfactory results without serious instrumentation failures and other complications.

References

(1) *Dunn, H.K.:* Anterior Stabilization of the Thoracolumbar Injuries. Clin. Orthop. 189 (1984) 116
(2) *Dwyer, A.F.:* Anterior Instrumentation in Scoliosis. J. Bone and Joint Surg. 52B (1970) 782
(3) *Eismont, F.J., H.H. Bohlman, P.L. Soni, V.M. Goldberg, A.A. Freehofer:* Pyogenic and Fungal Vertebral Osteomyelitis with Paralysis, J. Bone and Joint Surg. 65A (1983) 19
(4) *Kostuik, J.P.:* Anterior Spinal Cord Decompression for Lesion of the Thoracic and Lumbar Spine Technique, New Methods of Internal Fixation, Results, Spine 8 (1983) 512
(5) *Kaneda, K.:* Burst Fractures with Neurologic Deficits of the Thoracolumbar-Lumbar Spine. – Results of Anterior Decompression and Stabilization with Anterior Instrumentation. Spine 9 (1984) 788
(6) *Slot, G.H.:* A New Distraction System for the Correction of Kyphosis Using the Anterior Approach. Orthop. Trans. 6 (1982) 29
(7) *Zielke, K. et al.:* Derotation and Fusion – Anterior Spinal Instrumentation. Orthop. Trans. 2 (1978) 270

Die operative Versorgung instabiler Frakturen der Brust- und Lendenwirbelsäule unter Verwendung des Harrington-Instrumentariums

K. A. Matzen, W. Köppl, H.-H. Springer,
S. Breitner, Augsburg

Bei Verletzungen der Wirbelsäule ist zwischen stabilen und instabilen Frakturen der Wirbelkörper zu unterscheiden. Wir definieren eine Fraktur im Bereich der Wirbelsäule dann als stabil, wenn im Röntgenbild zweifelsfrei zu erkennen ist, daß nur die Wirbelkörpervorderkante betroffen ist.

Von einer instabilen Fraktur sprechen wir dann, wenn röntgenologisch der sichere Nachweis oder zumindest der dringende Verdacht auf eine Mitbeteiligung der Wirbelkörperhinterkante, der Wirbelbögen und der Gelenkfortsätze besteht.

Selbstverständlich sind auch solche Wirbelsäulenverletzungen instabil, bei denen eine Zerreißung des Bewegungssegmentes vorliegt. Solche ligamentären Zerreißungen im Bereich der Brust- und Lendenwirbelsäule sind relativ selten und ohne gleichzeitige knöcherne Beteiligung nur schwer in der Röntgenübersicht nachzuweisen, wenn keine Luxation vorliegt.

Die computertomographischen Bilder zeigen im allgemeinen neben der Fraktur des Wirbelkörpers die Dislokation der Wirbelkörperhinterwand mit mehr oder weniger starker Einengung des Spinalkanals bis zur fast völligen Verlegung. Diese Verlegung des Spinalkanals ist nicht gleichbedeutend mit neurologischen Ausfällen. Sie stellt aber eine erhebliche Gefährdung des Rückenmarks bzw. der Cauda equina dar.

In der nachgewiesenen Instabilität der Wirbelsäule sehen wir eine absolute Indikation zur Operation. Wegen der Einengung des Spinalkanals haben wir anfänglich bei der operativen Reposition, Distraktion und Stabilisierung eine zusätzliche Laminektomie zur Entlastung durchgeführt.

Dieses Vorgehen führt durch den Verlust des Bogens, insbesondere durch den Verlust der Bandverbindungen, d. h. der Ligamenta interspinale, supraspinale und interarcuale, zu einem zusätzlichen Stabilitätsverlust in den betroffenen Bewegungssegmenten. Wir haben die zusätzliche Laminektomie verlassen, als die postoperativ angefertigten computertomographischen Aufnahmen die fast vollständige Reposition der Wirbelkörperhinterwand und intraspinaler Fragmente durch die distrahierende und gleichzeitige lordosierende Aufrichtung bezeigt haben. Ziel der operativen Stabilisierung instabiler Frakturen im Bereich der Wirbelsäule ist eine möglichst rasche aktive oder auch nur passive Remobilisation. Die Aufrichtung und Stabilisierung der selteneren instabilen Brustwirbelfrakturen oder Luxationen bzw. die Aufrichtung und Stabilisierung der häufigen instabilen Lendenwirbelfraktur geschieht grundsätzlich zunächst von dorsal. Zur Reposition benutzten wir zwei parallel angebrachte Harrington-Distraktionsstäbe. Die Harrington-Stäbe überbrücken das betroffene Bewegungssegment, d. h. die Haken werden in der Regel jeweils mindestens zwei Wirbelbögen oberhalb und unterhalb des betroffenen Segmentes eingehängt. Entsprechend der gewünschten Korrektur werden die Stäbe vor dem Einsetzen lordotisch vorgebogen. Das Verdrehen der vorgebogenen Harrington-Stäbe wird durch die Verwendung von Moh-Haken mit Vierkant-Bohrungen und entsprechenden Harrington-Stäben verhindert. Auf diese Weise ließ sich in 27 von 54 Fällen eine röntgenologisch und computertomograhisch ausreichende Aufrichtung des komprimierten Wirbelkörpers erreichen.

Die alleinige dorsale Aufrichtung ist dann ausreichend, wenn durch die Distraktion des Wirbelkörpers und gleichzeitige Lordosierung der Wirbelsäule eine ausreichende Aufrichtung und Reposition der Wirbelkörpervorder- und -hinterwand erreicht wird.

Ist dies nicht der Fall, lassen sich größere Fragmente nicht reponieren oder ist eine pathologische kyphotische Fehlstellung von mehr als 30° mit der Gefahr einer Myelopathie oder neurologische Ausfälle zu erwarten, führen wir zur Überbrückung des Defektes eine zusätzliche ventrolaterale Spondylodese im allgemeinen mit autologen Knochenspänen durch.

Da wir bei zunehmender Verkürzung der Im-

mobilisationsdauer keine Nachteile gesehen haben, werden auch diese Patienten 14 Tage nach dem ventralen Eingriff, also nach Abschluß der Wundheilung, im Gips mobilisiert.
Die Gipsruhigstellung beträgt bei allen Patienten einheitlich bis zu sechs Monaten, bis röntgenologisch eine vollständige Konsolidierung der Fraktur bzw. Einheilung des Spanes nachgewiesen werden konnte. Zu diesem Zeitpunkt erfolgte auch die Entfernung der Harrington-Stäbe.

Ergebnisse

Die bis zu drei Jahren postoperativ durchgeführten klinischen und röntgenologischen Kontrollen ergaben nach Entfernung der Harrington-Stäbe in fünf Fällen eine Minderung des intraoperativ erzielten Korrekturergebnisses, d. h. in diesen Fällen das Auftreten einer kyphotischen Fehlstellung im BWS- oder LWS-Bereich.
Es handelt sich um einen 52jährigen Patienten mit einer Luxationsfraktur des 11. BWK und um vier Patienten im Alter von 20–32 Jahren mit Frakturen des 1. LWK. Bei dem Patienten mit der BWK-11-Fraktur war bei einer acht Wochen alten Fraktur die Fraktur von dorsal und ventral aufgerichtet worden. Bei der ventralen Spondylodese wurde ein autologer Knochenspan aus dem hinteren Beckenkamm verwendet, welcher schon bei der Entnahme des Spanes eine relativ dünne Kortikalis aufwies. Es kam im weiteren postoperativen Verlauf bei noch liegendem Harrington-Instrumentarium zu einem Korrekturverlust von 8° und einer Höhenminderung der Wirbelkörpervorderkante von 10 mm.
In den anderen Fällen betrug der Korrekturverlust bezogen auf die kyphotische Fehlstellung der Lendenwirbelsäule in Höhe des betroffenen Wirbelkörpers 4°, 5°, 11° und 14°. Die Fälle mit 4° und 5° dürften in dem Bereich der Meßfehlerbreite einzuordnen sein.
Bei den anderen Fällen ist die Höhenminderung in einem Fall in einer Distraktion des frakturierten Wirbelkörpers und nicht ausreichenden knöchernen Heilung vor Entfernung der Harrington-Stäbe nach sechs Monaten und im anderen Fall in einer Sinterung des Spanes bei Verwendung von homologem Spanmaterial zu suchen. Dies bedeutet zusammenfassend, daß in drei von 55 Fällen ein nennenswerter Verlust des Aufrichtungsergebnisses zu verzeichnen war, welcher nicht der verwendeten Fixationsmethode anzulasten ist.
Gegenüber anderen inneren oder äußeren Fixierungstechniken hat die Verwendung des Harrington-Instrumentariums den Vorteil der technisch einfachen Handhabung und der erheblich geringeren Kosten. In der erforderlichen sechsmonatigen Gipsruhigstellung des Patienten sehen wir bei der Art und Schwere der vorliegenden Verletzung keinen Nachteil für den Patienten.
Im Zeitraum von Juli bis Oktober 1984 wurden an der Orthopädischen Klinik München-Großhadern 54 Patienten mit instabilen Verletzungen der Brust- und Lendenwirbelsäule operativ behandelt.
Es handelte sich um 33 Männer und 21 Frauen im Alter von 14–75 Jahren. Nach der Lokalisation handelt es sich um zwölf Patienten mit Brustwirbelsäulen- und 43 Patienten mit Verletzungen der Lendenwirbelsäule. Als häufigste Frakturform waren Kompressionsfrakturen im Bereich der Brust- und Lendenwirbelsäule und Luxationsfrakturen zu beobachten.
Eine Verletzung des sog. »segment moyenne« wurde im Bereich der Brustwirbelsäule neunmal und im Bereich der Lendenwirbelsäule 34mal diagnostiziert. Die Höhenlokalisation der Frakturen in den verschiedenen Wirbelsäulenabschnitten ist aus der *Tabelle 1* ersichtlich.

Tab. 1 Höhenlokalisation der Frakturen

BWS		LWS	
Th 4		L1	27
Th 5	2	L2	14
Th 6	3	L3	9
Th 7	4	L4	2
Th 8	3	L5	2
Th 9	3		—
Th 10	–		54
Th 11	3		
Th 12	4		
	22		

Hierbei ergibt sich im Bereich der Brustwirbelsäule keine bevorzugte Höhenlokalisation. Im Bereich der Lendenwirbelsäule wurden die häufigsten Frakturen im Bereich von L 1 und L 2 registriert.
In zahlreichen Fällen wurden neben der Verletzung der Wirbelsäule andere Verletzungen festgestellt. Allein in 25 Fällen verzeichneten wir neurologische Ausfälle. Zusätzlich kamen Schädelverletzungen, Rippenserienfrakturen, Ver-

Tab. 2 Nebenverletzungen

Neurologische Ausfälle	25
Schädelverletzungen	10
Rippenserienfrakturen	11
Verletzung der Bauchorgane	2
Beckenringbruch	1
Verletzung obere Extremität	8
Verletzung untere Extremität	8

letzungen der oberen und unteren Extremität. *(Tab. 2)*

Bei drei Patienten mit Verletzungen der Brustwirbelsäule wurde ein kompletter Querschnitt beobachtet. Bei einem weiteren Patienten und bei 15 Patienten mit Verletzungen der Lendenwirbelsäule bestand ein inkompletter Querschnitt. Bei sechs Patienten mit LWK-Frakturen lag eine radikuläre Symptomatik vor.

Als Unfallursachen standen Verkehrsunfälle mit 32 und Stürze aus großer Höhe mit 17 Fällen im Vordergrund. *(Tab. 3)*

Tab. 3 Unfallart

PKW-LKW-Unfall	24
Zweirad-Unfall	8
Skiunfall	4
Sturz aus großer Höhe	17
Reitunfall	1
	54

Die überwiegende Zahl der Patienten wurde in auswärtigen Krankenhäusern erstversorgt. In der Regel wurden dort die Nebenverletzungen behandelt, die Frakturen röntgenologisch gesichert. Nur bei acht Patienten konnte nach direkter Zuverlegung eine Primärversorgung am Unfalltag durchgeführt werden.

Operative Versorgung

In allen hier besprochenen Fällen handelt es sich um instabile Verletzungen der Brust- und Lendenwirbelsäule. Bei nicht eindeutigem röntgenologischen Nachweis einer Beteiligung der Wirbelkörperhinterkante führten wir zusätzlich zur normalen Röntgenkontrolle eine computertomographische Untersuchung durch. Die weiterführende Diagnostik war unabhängig vom Vorliegen neurologischer Ausfälle, d. h. beim geringsten Verdacht einer instabilen Wirbelfraktur wurde der Patient computertomographisch zur endgültigen Diagnostik untersucht.

Diese Defektüberbrückung bei gleichzeitiger Ausräumung der Bandscheibe zur Blockierung des betroffenen Bewegungssegmentes mit Implantation eines autologen Spanes war in 18 Fällen notwendig.

Bei fünf veralteten Fällen wurde ausschließlich eine ventrale Spondylodese zur Aufrichtung der Wirbelsäule vorgenommen. In vier weiteren Fällen wurde die segmentale Zerreißung der Wirbelsäule unter Verwendung des VDS-Instrumentariums der Firma Ulrich ohne zusätzliche Versteifung des Bewegungssegmentes reponiert und stabilisiert. *(Tab. 4)*

Tab. 4 Operationsmethoden

Nur dorsale Aufrichtung (Harrington-Stäbe)	n = 27
Dorsale Aufrichtung und ventrale Spondylodese	n = 18
Nur ventrale Spondylodese	n = 5
Segmentale Stabilisierung	n = 4

Komplikationen

Intraoperativ kam es zu keinen Komplikationen.

In drei Fällen beobachteten wir postoperativ eine Beckenbeinvenenthrombose, in einem Fall eine Lungenembolie und in zwei Fällen Wundinfektionen neben einem Implantatausriß und einem Patienten mit einem Streßulkus. *(Tab. 5)*

Tab. 5 Komplikationen

Wundinfektion	n = 2
Implantatausriß	n = 1
Beckenbeinvenenthrombose	n = 3
Streßulkus	n = 1
Lungenembolie	n = 1

Der eine Woche postoperativ erhobene neurologische Status zeigt zu dem präoperativen Status folgende Veränderungen: In 17 Fällen ließ sich eine Besserung der neurologischen Situation erzielen, bei einem Patienten mit komplettem Querschnitt ergab sich eine Besserung der sensiblen Qualitäten unterhalb des Frakturniveaus. *(Tab. 6)*

Tab. 6 Neurologischer Status

	präoperativ	postoperativ
Keine neurol. Ausfälle	29	34
Brauchbare Motorik Radikuläre Symptome	6	14
Restmotorik Sensibilität erhalten	16	4
Nur Restsensibilität	3	2

Postoperatives Vorgehen

Bei den Patienten, bei denen die Wirbelsäule ausschließlich von dorsal mit Harrington-Stäben stabilisiert wurden, wurde nach Wundheilung ein Rumpfgips angelegt und der Patient mobilisiert. Bei zusätzlicher ventraler Spondylodese haben wir anfänglich im allgemeinen eine Immobilisation über sechs Wochen vorgenommen, um eine ausreichende Einheilung des autologen Transplantates zu gewährleisten.

The Locking Hook Spinal Rod: Current Status and Future Development

R. R. Jacobs, Kansas City, S. D. Gertzbein, Toronto

Device Design

Fracture-dislocations of the dorsolumbar spine produce instability primarily in flexion bending and axial compression. Although the Harrington distraction rod designed for scoliosis has been used commonly for treatment of these injuries, (1) it has several deficiencies. Attachment of the device to the spine requires application of a significant distraction force which the already injured spine may not be sufficiently strong to resist, resulting in overdistraction and further neurologic injury. Supplemental sublaminar wiring is frequently required which complicates later rod removal. The locking hook spinal rod system resolves this problem by use of a sliding cover across the upper lamina locking it into the hook (Fig. 1). The lower hook is maintained in proper position by the proximity of the adjacent lamina and is therefore inserted first through a small interlaminar opening. When used in fracture stabilization, Harrington rods function more as an anti-flexion bending device than a distraction device and therefore must apply an anteriorly directed force to the spine immediately adjacent to the fracture. This requires contouring of the rods to the desired normal anatomical sagittal plane shape of the spine. The standard Harrington system using round with round openings in the hooks does not control the position of the rod. The Moe square ended system must be used but frequently difficulty is encountered determining the position of the lower hook as well as inserting the rod into the hook. These problems are completely avoided by the use of a unique washer which is keyed to the rod to prevent rotation and meshing radial grooves in the washer and adjacent hook providing locking in 6° increments of rotation. Thus the rod can be contoured into the normal anatomical shape and the rotationally locked to both the upper and lower hook at insertion (Fig. 2). The notches required for advancement of the upper hook with the Harrington distraction rod significantly weaken the device when subjected to flexion bending. By use of nuts and a threaded rod this deficiency is eliminated. Low lumbar fractures require attachment to the pelvis (Fig. 3). With the standard Harrington system using hooks only a single point of attachment is obtained and therefore flexion bending cannot be controlled. The lower hook is replaced with a pelvic attachment which is inserted between the inner and outer tables of the ilium beginning at the posterior superior iliac spine in a transverse direction immediately above the sciatic notch. Pelvic attachments are supplied in the normal anatomical shape therefore contouring is not required.

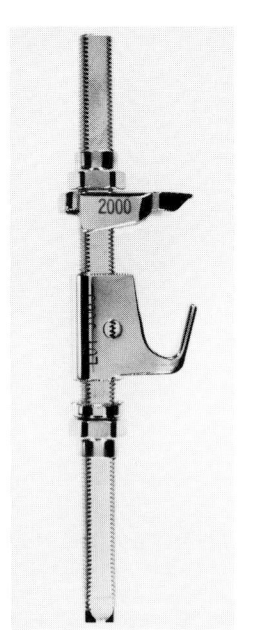

Fig. 1: The hook is rotationally locked to the rod by a system of meshing radial grooves in the hook and washer which is keyed to the rod.

Laboratory Testing

Biochemical testing of this device demonstrates that the 7 mm fully cold worked stainless steel has a yield point 50% higher than the ¼" Harrington rod (3). The upper hook pullout strength is increased by 50% by use of the sliding cover despite far less distraction force. In

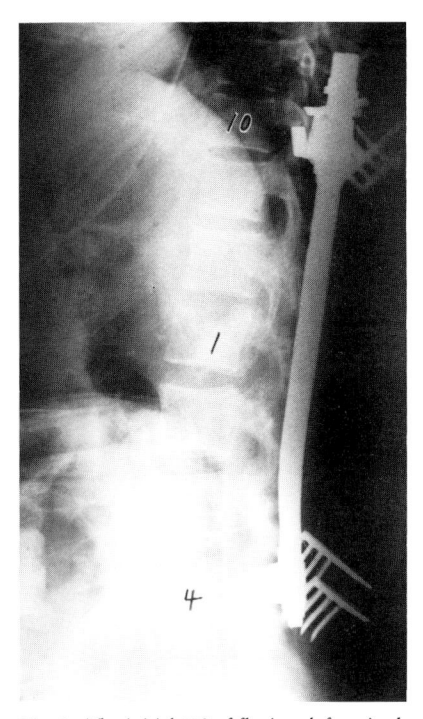

Fig. 2: The initial 20° of flexion deformity has been anatomically reduced and the one-third loss of vertebral body height completely restored.

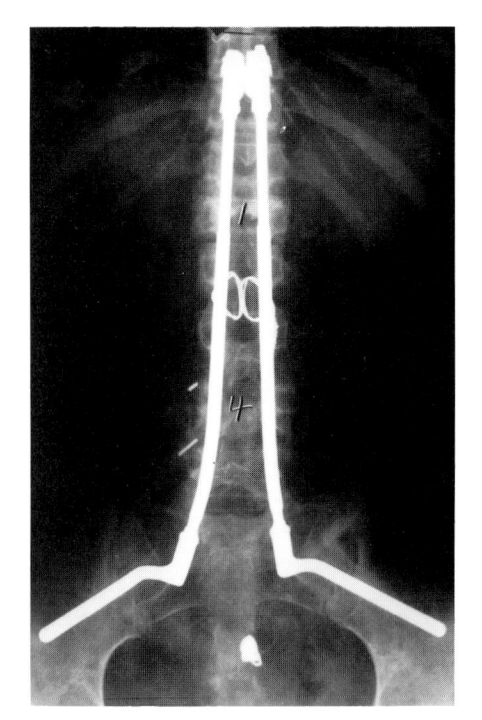

Fig. 3: Fractures of L1 and L4 are stabilized by instrumentation to the pelvis. At six months the internal fixation was removed resulting in painless motion at the temporarily immobilized segments.

cadaver spine testing the failure strength was 125± Nm compared with 44,1±2,1 for the Harrington distraction rod when applied to three intact vertebrae on either side of a surgically produced fracture dislocation at the thoracolumbar junction of the cadaver spines.

Surgical Technique

The operative exposure is similar to that for Harrington instrumentation. The lower hook site is prepared over the third intact lamina below the area of injury by removing the ligamentum flavum. The trial hook is inserted to check the fit. The superior hook site is prepared three levels above the injury. The ligamentum flavum and a portion of the lamina are removed to allow insertion of the trial hook into the spinal canal such that the upper edge is in line with the cephalad surface of the lamina to assure proper position of the sliding cover. Rods of appropriate length are selected and contoured to assure anatomical reduction of the angular deformity. The rod is inserted, lower hook first, with the rod holder and positioned in the proper plane rotationally and the lower hook locked to the rod with nuts. The upper hook is advanced along the rod with the hook holder assuring that the lip of the hook passes under the lamina and into the spinal canal. The nut below the upper hook is advanced up the rod, then the sliding cover is advanced across the upper hook and all nuts tightened. The collars on the nuts are crimped into the flat sides of the rod to prevent loosening. A fusion is performed across motion segments with posterior ligamentous injury or endplate fracture. The spinal canal is evaluated post-operatively by CT scanning and anterior decompression performed only in cases with major partial neurologic injury associated with canal compromise of 30% or greater. The rods are removed at six to nine months post-fusion.

Clinical Evaluation

A prospective clinical trial has been completed in the initial 50 cases at eighteen months to three years post-injury. 75% of the incomplete injuries recovered at least one Frankel grade.

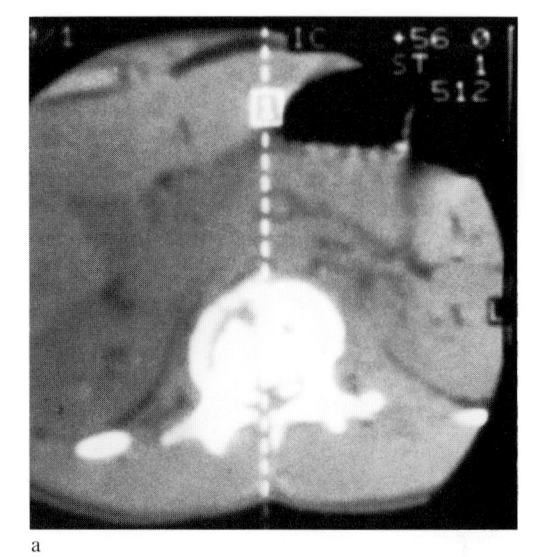

Fig. 4: The preoperative canal compromise of 75% (a) has been reduced to 30% by indirect reduction with anatomically contoured rods eliminating anterior decompression (b).

There was no recovery in the complete lesions and no neurologic loss in the intact cases. Nine patients complained of mild pain and one required prescription medication. This compares favorably with the series of DICKSON (1). The anterior displacement of the superior vertebra was reduced from 22% to 3.3%. The kyphotic deformity was reduced from 19,4° to 9,2° postoperatively but increased to 13,9° at final follow-up. Superior hook cut out occurred in five cases, three being due to improper hook site preparation. This represents 5% of the rods or 10% of the cases. There were no cases of rod breakage. This technical complication rate is significantly less than the 24% reported by DICKSON. There were no wound infections. One pseudarthrosis developed. The average canal compromise pre-reduction was 50% whereas the average after reduction was 25% (Fig. 4a, b). Of the 25 cases of burst fractures, only two required anterior decompression. The rod long fuse short technique was used in this series. The average number of segments instrumented was 5,2 but the number of permanently used levels was only two. There was no association between the amount of deformity, which was minimal and pain.

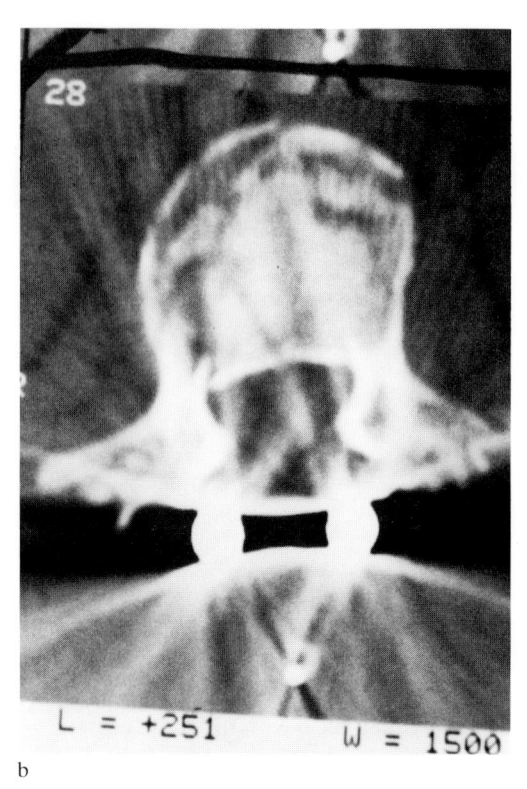

Further Development

This instrumentation system has also found use in correction of scoliosis by use of contoured rods and segmental wiring to the apex of the curve. Dramatic correction was obtained in this case of a spontaneously fused paralytic curve treated by posterior osteotomy, anterior osteotomy, and posterior instrumentation correction and fusion (Fig. 5a, b). The system has also found use for anterior spinal distraction in correction of kyphosis as illustrated in this case where eyelets employed allowing use of vertebral screws (Fig. 6a, b). Lastly pedicle screw fixation with posterior instrumentation significantly expands the use of the device in lumbosacral fusion with absent laminae. Current ongoing research in this area has demonstrated that pedicle screw fixation can be enhanced by development of a more appropriate screw type obtaining fixation primarily in the pedicle and posterior body where bone density is far higher than anteriorly. Sacral fixation is a possibility thus avoiding use of the pelvic attachment to the ilium and immobilization of the sacroiliac joint. Density studies and pullout tests indicate that the S1 level is far stronger than the S2 level

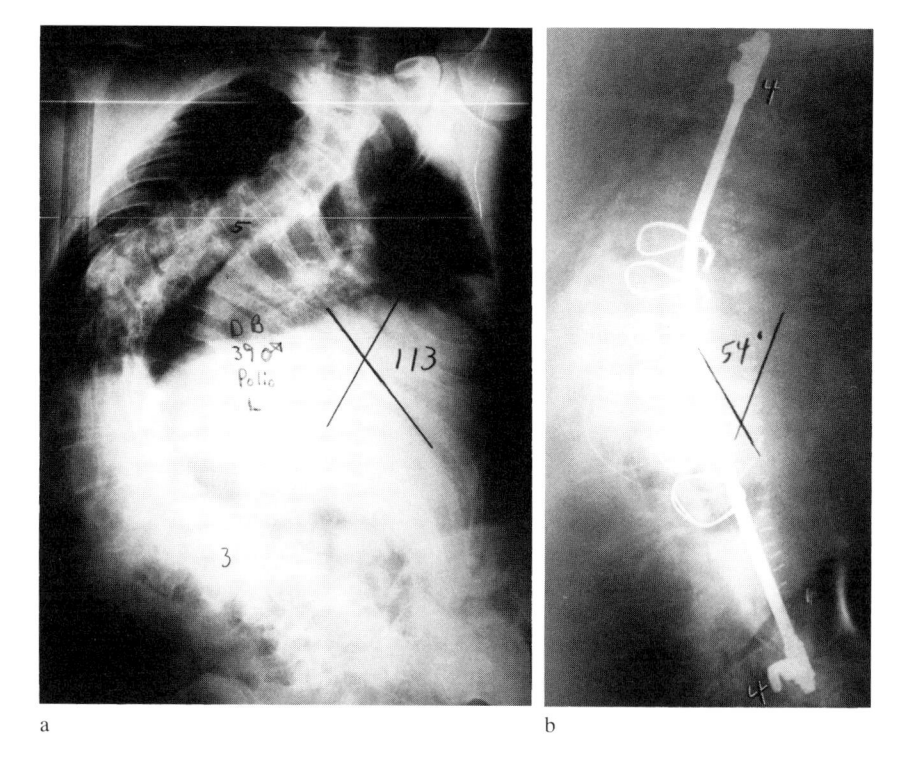

Fig. 5: A 113° rigid paralytic curve (a) was reduced to 54° by osteotomies and correction with the locking hook spinal rod and apical sublaminar wires (b).

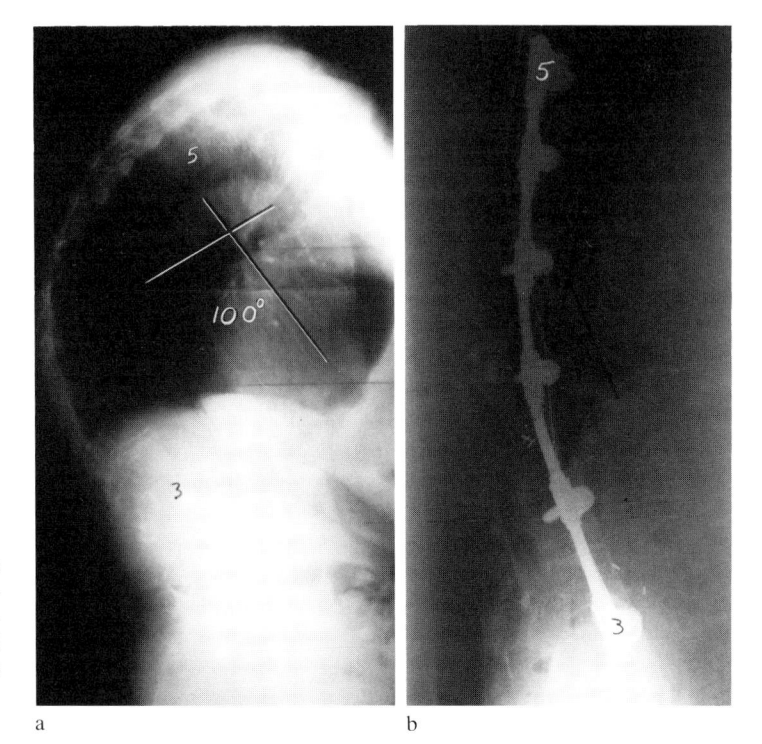

Fig. 6: A 100° kyphosis (a) was corrected to 35° by anterior release interbody fusion and distraction using the spinal rod with eyelets and vertebral screws (b).

and that anteriorly directed screws have far less strength than oblique screws particularly medially. Pedicle screw strength significantly decreases towards the upper lumbar spine but to obtain maximal strength the screw size must be related to the pedicle diameter. CT scanning to determine pedicle size, screw direction, and bone density particularly in the sacrum greatly aid in the selection of sites and placement of internal fixation in lumbosacral instrumentation.

References

(1) *Dickson, J. H., P. R. Harrington, W. D. Erwin:* Results of reduction and stabilization of the severely fractured thoracic and lumbar spine. J. Bone Joint Surg. 60a (1978) 799

(2) *Gertzbein, S. D., J. Stoll, R. R. Jacobs:* Results of a locking-hook spinal rod system for fractures of the thoracic and lumbar spine. Presented to the International Society for Study of the Lumbar Spine, Sydney, Australia, April 14–19, 1985

(3) *Jacobs, R. R., F. Schlaepfer, R. Mathys Jr., A. Nachemson, S. M. Perren:* A locking hook spinal rod system for stabilization of fracture-dislocations and correction of deformities of the dorsolumbar spine: a biomechanic evaluation. Clin. Orthop. 189 (1984) 168

Stabilization of Thoracic and Thoracolumbar Fracture-Dislocations with Harrington Rods and Sublaminar Wires

G. O. Munson, R. W. Gaines, Winter Park

Introduction

The Harrington rod instrumentation system has been used widely stabilizing thoracolumbar fractures. The Luque system of wiring L-shaped rods to the spine introduced sublaminar wiring as segmental fixation of the spine and has been applied in thoracolumbar fracture dislocations. Segmental fixation with sublaminar wires of Harrington rod instrumentation seems to have also gained popularity as a useful system of spine stabilization. We have observed certain advantages of this technique over others experimentally and found it effective clinically in the stabilization of thoracolumbar fracture dislocations.

Experimental Results

We have tested, in the laboratory, comparative strengths and weaknesses of the Harrington rod instrumentation alone, Harrington rod instrumentation with segmental wiring and Luque L-rods as applied to grossly unstable thoracolumbar lesions.

Eleven 250 pound calf spines were harvested and fresh frozen. The region from T9 to L5 was isolated and the end vertebrae were fixed in specially designed mounts. These mounts were then attached to testing elements of an instrom testing machine so that loads could be applied. These specially designed mounts allowed freedom of movement in the anteroposterior and lateral planes and in rotation so that flexion, axial, rotational and lateral bending loads could be assessed. Once mounted in the instrom tester, an unstable lesion was then created by removing a 2 cm segment of anterior and posterior elements from the first lumbar vertebra thus rendering the spine completely unstable. Testing was performed to assess the effectiveness of the sublaminar wires in supplementing the double Harrington distraction system.

To assess the amount of motion at the experimental fracture site applied by the instrom tester, a strain clip was devised to span the experimentally created vertebral defect. The strain clip was initially tested to determine if the amount of displacement of its arms would correlate in a linear fashion with the readings of strain on the strain clip. Data from the strain clip were recorded on a grass recording system during testing. Harrington rods were placed with hooks three laminae below the lesion and three levels above. Wires were placed on the two laminae above and below the lesion but not tightened.

Deflections at the lesion were measured while loads were applied with Harrington rods alone. Without changing the mounting of the spine or any other parameters in the system, comparative data then could be obtained with the rods with the wires tightened.

In testing flexion, axial loading and lateral bending, 40 kg, of vertical force was used. In testing rotation, a pulley system was used and only a 2 kg weight could be used to produce loads because of the extreme rotary instability of this particular surgical construct. Measurements were recorded at the initial load and again after three minutes to allow for creep after each of the loadings.

Two spines had to be eliminated during testing. One dislocated above the upper hook and one fractured the vertebral end-plate adjacent to the strain clip. The data was obtained from nine of the spines. With the wires tightened on the rod, an average reduction in strain gauge deflection compared with the rods alone was 20% with axial load, 29% with flexion moments, 33% with lateral bending and with rotational loading a 58% reduction was accomplished. The results of these four test situations were statistically significant. It should be noted that Harrington rods alone provided very little rotational stability, although segmental wiring provided a significant improvement with this small load, some visible translation of the vertebral bodies at the unstable lesion was apparent even with the wires tight.

Harrington rods supplemented with sublaminar wiring were then compared with Luque L-rods creating, again, a grossly unstable lesion by vertebral resection. Rotation and axial loading was applied. A difference in the systems was grossly visible. When the axial load was applied to the segmentally fixed Harrington double distraction system and supplemented with segmental wires, minimal visible compression was identified at the lesion. When the same axial load was applied to the spine fixed with L-rods with segmental wiring, no axial stability was identified and the lesion completely compressed together. Rotational testing revealed gross rotation at the lesion with L-rods and virtually no resistance to small rotational loads. Harrington rods alone were also grossly unstable in rotation. With Harrington rods and supplemental wires, visible rotation was also observed though some resistance at an end point was observed.

Conclusion

Experimental data supported the additional stability provided by supplementing Harrington rods with sublaminar wires in the fixation of grossly unstable thoracolumbar spine lesions over Harrington rods alone and Luque L-rods.

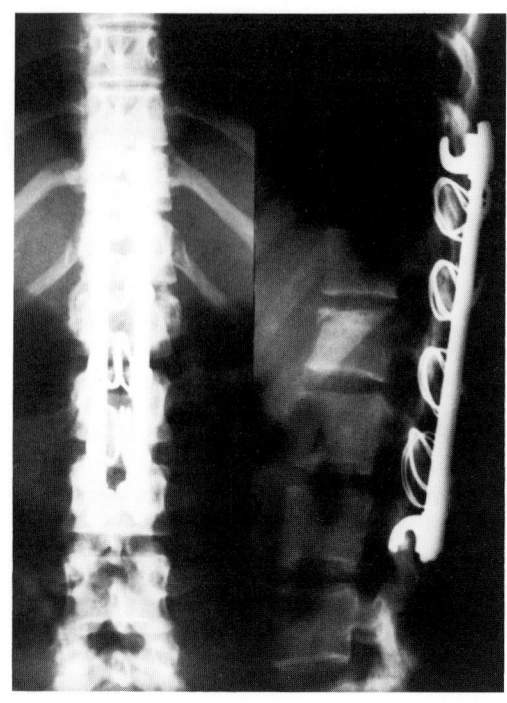

Fig. 1: Example of a stabilization of an unstable thoracolumbar lesion with Harrington rods and sublaminar wires.

Clinical Results

We have applied the surgical construct of doubled Harrington distraction rods with sublaminar wiring routinely to patients with unstable thoracolumbar spine fractures since 1979. We have reviewed and reported in American literature the first two and half years of experience. Over this two and a half year period, 17 consecutive patients were managed with this instrumentation *(Fig. 1)*.
Indications for spinal instrumentation in this series were severe ligamentous injuries, i.e., vertebral dislocations, anterior and posterior column fractures with significant, fracture displacement, 60% or greater anterior body compression and comminution, any patient who required surgical decompression for cord or root injury and segmental fractures of the spine.
The indication for surgery for all the patients in this series was severe instability. Three patients had no neurologic involvement, two patients were incomplete and twelve had complete neurologic deficits. Nine occurred from T4 to T10, one from T10 to T12 and seven from T12 to L2. Associated injuries were common in these severely traumatized individuals. Of these 17 fractures, 13 were injuries that were grossly comminuted and grossly translated. Three were mildly comminuted and translated and one was a severely comminuted, translated, close-ranged shotgun blast injury.
Initial exposure was carefully performed from normal areas proximal and distal to the injury toward the area of injury. The injury was assessed and the levels of instrumentation were selected. The selection procedure for levels of instrumentation was based on assessment of the amount of bony injury to the posterior elements once exposure had been achieved. Laminae above and below the injury were selected for wiring if not structurally compromised by fracture or laminectomy.
The Harrington hooks were then introduced in the usual manner and two outriggers were applied. Gentle distraction was accomplished to disimpact bony fragments. Translation in anteroposterior or lateral alignment was reduced by Kocher clamps applied to the laminae or spinous processes adjacent to the injury once the fracture was thoroughly exposed. Hypotensive anesthesia was used in patients with complete neurologic deficit or in patients with no

neurologic deficit. Normotensive anesthesia was used for patients with incomplete neurologic deficit.

Somatosensory evoked potential monitoring was used in this series. All patients with incomplete neurological deficits were monitored. No patient in this series showed substantial change during reduction. Five of the patients required a decompression, which was performed once reduction of the vertebral injury was achieved.

Pressure from the rods or leverage from them was not used for fracture reduction in this series. Once reduction was achieved and the spine stabilized with outriggers, all spineous processes were amputated in the area to be each space by removal of the ligamentum flavum and a portion of the lamina. Generous removal of bone and ligament was necessary to provide smooth, rapid and safe wire passage. Double 18 gauge stainless steel wires were passed under the two vertebral levels, caudal and cephalad to the injury on each side of the spine.

Harrington distraction rods of suitable length were then selected to span the distance between the Harrington hooks, with only one ratchet showing underneath the ratchet-end hook. This avoided loading the structurally weaker ratchet portion of the rod with the sublaminar wired. The upper five to six ratchets were cut off the distraction rods with a bolt cutter. The rods were contoured if necessary. The outrigger was then removed and the rod inserted. Fixation was achieved by gentle distraction sufficient to expose the first ratchet on the rods. The wires were then tightened firmly but gently over the rods to supplement fixation. Postoperative bracing was used in this series in only two patients and was avoided in patients with complete neurologic deficit.

Results

The operative time ranged from three hours and fifteen minutes to six hours and five minutes, with an average time of four hours and forty minutes. Average estimated blood loss was 2000 cc. With an average blood replacement of 3,7 units.

Adequacy of reduction of these severe injuries at the time of last follow-up evaluation was based on restoration of the continuity of the anterior spinal canal. In all 17 cases, with the technique of reduction and stabilization described, virtually anatomic restoration of the anterior canal was accomplished, both by X-ray and by intraoperative inspection.

The alignment and reduction achieved in the operating room have been maintained in each patient after surgery with no loss during the period of follow-up evaluation. All of these patients have been followed over 22 months. Ten have been followed from 22 to 35 months, and seven have been followed from 36 to 49 months. There were no broken wires and no displaced hooks or broken rods in this early series. Radiographs at the time of final follow-up evaluation documented solid healing of each fusion mass.

Osteoporosis in the anterior column indicative of stress shielding has not been observed. No patients with complete neurologic deficits regained function. The three patients with incomplete neurologic deficits regained motor-useful function. The patients with no neurologic deficit remained intact.

We have continued utilizing this surgical technique in patients with unstable lesions not totaling 40. Successful comparable results to our original series have been observed.

Conclusion

As exemplified in this symposium, numerous surgical techniques and devices have found their way into the modern spine surgeon's armamentarium. Each have their advantages with certain applications. We have found double Harrington distraction rods with sublaminar wires effective in treating thoracolumbar lesions. Benefits seem to include:

- Maintenance of reduction and alignment.
- Protection of the unstable segment from compressive loads.
- Low rate of instrumentation failure in clinical applications.
- Advantages of segmental fixation in earlier mobilization (without bracing in complete paraplegics).

The Evolution of the Use of Segmentally Fixed Instrumentations to Treat Unstable Thoracolumbar Spinal Fractures

R. L. Ferguson, Galveston

All new instrumentation systems must go through an evolutionary process. This paper reports the experience at the University of Texas Medical Branch with segmentally wired instrumentations to treat unstable thoracolumbar spinal injuries, gives our present indications for use of the systems and reasons for changes that have been made.

Segmental spinal instrumentation utilizing L-rods was initially used by us to treat severe neuromuscular spinal deformities for which existing instrumentation systems offered poor solutions.

Our success with the L-rod system in severe neuromuscular scoliosis led us to recognize several advantages of its use.

Secure fixation of the spine such that no post-operative immobilization was needed lead to more rapid and easier rehabilitation. Excellent pelvic fixation could be achieved and sagittal contours of the spine could be maintained.

In April, 1977 we began using L-rod instrumentation to treat unstable thoracolumbar fractures as we felt the advantages cited would be beneficial to spinal injury patients.

From April, 1977 to August, 1984, we surgically treated 102 unstable thoracolumbar spinal fractures at the University of Texas Medical Branch. 99 patients had sufficient follow-up to be included in this study. 62 patients were treated in phase one and 37 were treated in phase two.

In phase one all spinal fracture patterns were treated with stainless steel »L« configured rods and wire. No post-operative immobilization was used during this period that ran from April, 1977 to January, 1982.

In phase two the spinal fracture classification was used to match specific fracture patterns to either MP-35-N »C« configured rods and wire, stainless steel segmentally wired Harrington distraction instrumentation or Harrington compression instrumentation. All stainless steel implants were immobilized post-operatively.

After reviewing our early experience we found several reasons to alter the approach used in phase one.

In our first 54 cases we had a 13,3% wire breakage rate using fully annealed stainless steel wire. 60% of these patients lost greater than five degrees correction.

Wire fatigue studies demonstrated that MP-35-N cycled almost three times longer than stainless steel and lenghtened 95% less to failure as compared to stainless steel. We thus changed implant materials.

Segmentally wired Harrington instrumentation has been demonstrated to be more stable vertically than L-rod instrumentation by McAfee et al. (1). In our laboratory we demonstrated that »C« configured rods have equivalent stability to Harrington distraction rods. However, because segmentally wired Harrington rods have an inboard method of distraction we have elected to use this instrumentation where the middle element is shortened or has the potential to shorten in an effort to reduce and stabilize the middle element.

Middle element disruption into the spinal canal occurred in 63% of our cases. We would now use segmentally wired Harrington distraction instrumentation to treat these cases (Fig. 1a, b). Another advantage of distraction instrumentation is that if used early after injury reduction of the middle element by the distractive force may be possible.

Advantages to the use of segmentally wired L-rod instrumentation were also recognized during this initial period.

Rehabilitation was significantly shorter and quicker where no post-operative casting was used especially in the neurologically involved patient.

Neurologically involved patients could independently transfer from bed to wheel chair if unencumbered by a cast or also in an average of 14,5 days. Acute hospitalization for spinal injuries averaged one week shorter than the national average in the United States and the rehabilitation average days were less because patients did not have to be sent home to await removal of their immobilization before rehabilitation could be completed.

Pelvic fixation with the Galveston technique

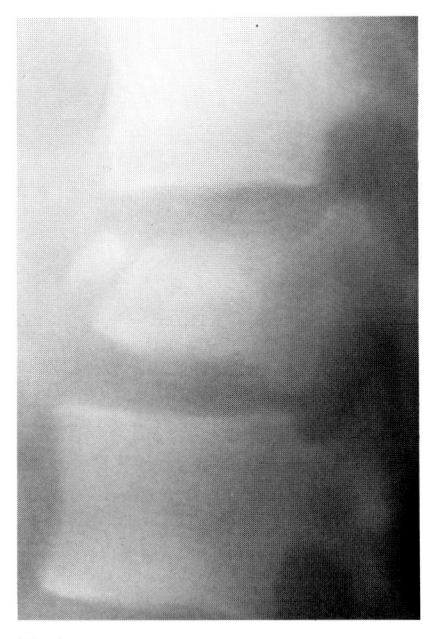

Fig. 1:
a) Lateral x-ray. Compressive flexion III lesion in neurologically intact male.

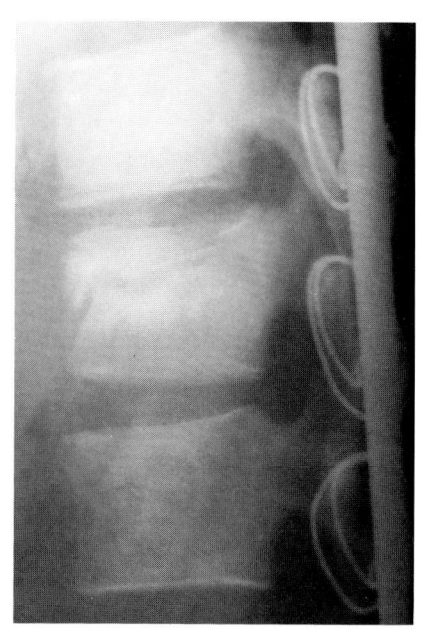

b) Reduction of middle element accomplished by segmentally wired Harrington distraction instrumentation carried out four days post injury.

afforded stable angular fixation that did not require immobilization and did not alter sagittal contours of the spine. When compared to Harrington sacral bar pelvic fixation and loaded in the flexion mode the Galveston pelvic fixation technique required almost three times as much load to produce failure. Instrumentation of lower lumbar fractures with distraction instrumentation can lead to flattening of normal lumbar lordosis and creation of the jump position. This can be detrimental to function especially in neurologically injured patients.

Segmental spinal instrumentation utilizing L or C configured rods can be contoured to maintain normal sagittal spinal contours.

Where all ligaments to a motion segment have been disrupted L or C rods may be used to fix the fracture without danger of overdistraction and injury to the neural elements.

These advantages and disadvantages to the L-rod system were formulated into the algorithm that was subsequently used in phase two of this series of patients. The algorithm entailed using segmentally wired Harrington distraction instrumentation where shortening or potential shortening of the middle element might encroach on the neural canal. »C« configured rods were used instead of »L« configured rods because of our biomechanical data demonstrating better axial load bearing capabilities. C-rods were used for injuries with angular displacement, where all ligaments to a fractured motion segment had been disrupted, in low lumbar fractures to maintain normal spinal contours, in complete neurologic lesions to facilitate rehabilitation, and where pelvic fixation was required. Harrington compression rods were used in distractive flexion lesions when the patient was neurologically intact since only one motion segment need be fused with this approach.

A mechanistic spinal fracture classification was developed as well to match these criteria to specific spinal fracture patterns. Of the 99 patients reported the average follow-up was 57 months. 76% of the fractures occurred between T11 and L2. The L-rod instrumentations were carried out in phase one with the C-rod Harrington distraction and compression instrumentations occurring essentially in phase two. Four of the pelvic instrumentations were carried out in phase one and three in phase two. The average operative time of 3,4 hours and the average blood loss of 1927 cc dit not vary between phase one and phase two. Pelvic fixation and posterior canal decompression added one hour to the average operative time.

All 18 immobilized patients had Harrington distraction or compression instrumentation used. 70% of the neurologically impaired pa-

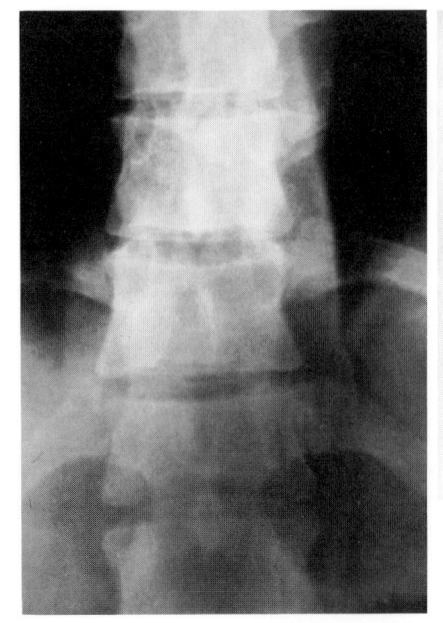

Fig. 2:
a) A–P x-ray. 19-year-old patient, completely paraplegic.

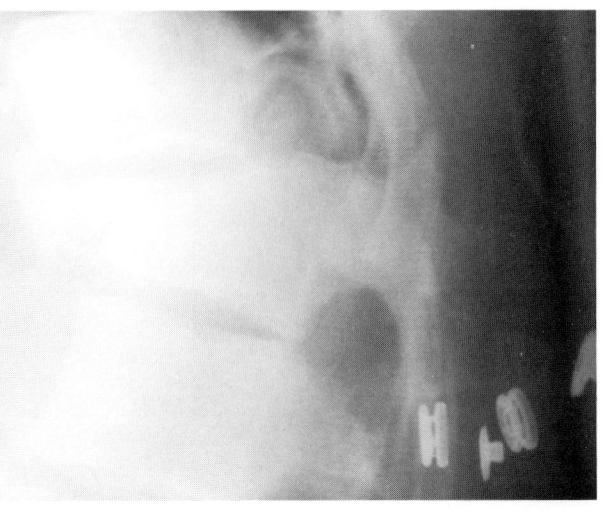

b) Lateral x-ray.

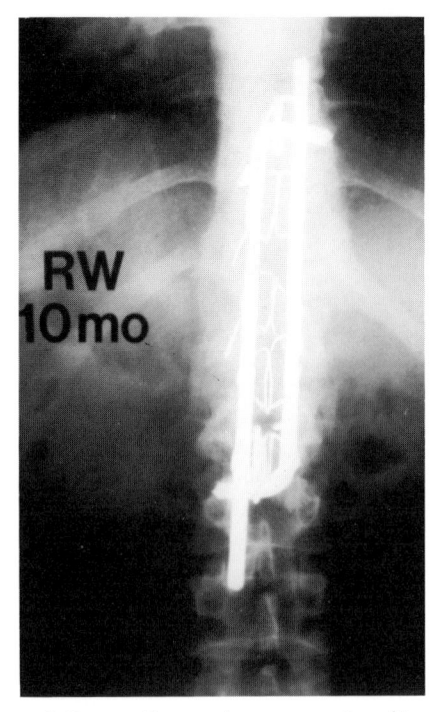

c) A–P x-ray. Ten months status post L-rod instrumentation. Remains completely paraplegic.

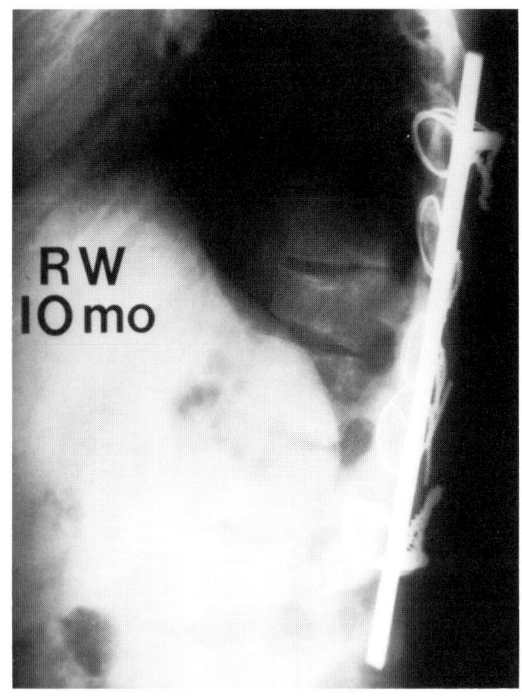

d) Lateral x-ray. Ten months post injury.

tients improved one Frankel grade. All patients were stable or improved neurologically by six months post or even though three deteriorated in the perioperative period *(Fig. 2a–2d)*.

37 patients had 43 complications for a complication rate of 43,4% in the entire group. Complications were further broken down into medical and technical system.

11,1% of the patients had medical complications attributable to their surgery or injury.

16,2% of the entire group of patients had technical complications attributable to surgeon error or misjudgement. Two major and eight minor neurologic complications occurred which will be discussed later.

16,2% of the entire series had complications directly attributable to failure of the L-rod system. No C-rods or Harrington rods failed. Eight of 59 patients had fracture of stainless steel wires with five losing greater than five degrees of correction. Two significant vertical instabilities occurred with one resulting in an increasing neurologic deficit.

When the complications were broken down into the treatment phases it is evident that the complication rate in phase two is significantly lower than in phase one mainly due to the system complication rate falling to 0% in phase two.

Two of the three major neurologic complications were secondary to wires passed through stenotic neural canals leading to transient monoplegias that resolved leaving the patients Frankel E's at six months follow-up. One neurologic injury occurred two weeks after L-rod instrumentation when the patient felt at home progressing his neurologic grade from a Frankel D to a C. This deterioration resolved after anterior decompression of the spine and was felt to be becaused by poor vertical stability provided by the L-rod implants. All major neurologic injuries occurred in phase one. The minor neurologic injuries were all hyperesthesias that resolved over two to six weeks. All reoperations for failed of prominent instrumentation occurred during phase one.

In summary we feel that the use of MP-35-N rods and wires contributed significantly to our decreased system complication rate and would conclude that MP-35-N implants should be used where one wishes to avoid postoperative immobilization. If stainless steel implants are used we would recommend the use of postoperative immobilization.

Once we began using an algorithm to match instrumentation to specific fracture patterns and neurologic injuries our major neurologic injury rate, system failure rate, and reoperation rate dropped to zero. We would conclude that none of the above instrumentations is ideal for all fracture patterns and strict indications for their use should be followed to produce the best results.

Acute hospitalization and rehabilitation time were decreased where the neurologically impaired patient could be treated without postoperative immobilization. We would conclude that instrumentation not requiring immobilization are used in neurologically impaired individuals.

The Galveston technique of pelvic fixation provides an excellent method of fixation to the pelvis for low lumbar fractures.

Segmental spinal instrumentation can be used to maintain normal lumbar sagittal contours and should be used in mid and lower lumbar fractures. The »C« configured rod produces better axial load bearing characteristics as well as more even end wire load distribution when compared to the »L« configured rod and thus the C-rod should be used instead of the L-rod.

This evolutionary process will undoubtedly continue as better instrumentations and better understanding of fracture biomechanics and neurologic injury and recovery occurs in the future.

Reference

(1) *McAfee, P. C., H. A. Yuan* and *N. A. Lasda:* The Unstable Burst Fracture. Spine 7: 365, 1982

C. FIXATEUR INTERNE

Der Fixateur interne in der Behandlung von Wirbelfrakturen und degenerativen Instabilitäten

W. Dick, Basel

Die biomechanischen Vorteile des Fixateur externe für die Wirbelsäule (MAGERL) (2) lassen sich mit Erfolg auch auf ein versenkbares Implantat übertragen, wie unsere klinische Erfahrung an 165 Fällen in den vergangenen dreieinhalb Jahren zeigen. Dieses Implantat, genannt Fixateur interne (F.i.), besteht aus vier langen Schanz-Schrauben, die vom üblichen dorsalen Zugang aus durch die Bogenwurzeln in die Wirbelkörper eingebracht werden, und einem Paar Gewindelängsstäben *(Abb. 1)*. Die Schanz-Schrauben werden mit den Gewindestäben durch frei bewegliche Backen verbunden. Diese Backen können mit Muttern festgezogen werden und sind dann sowohl winkel- wie rotationsstabil. Am Schluß der Operation werden

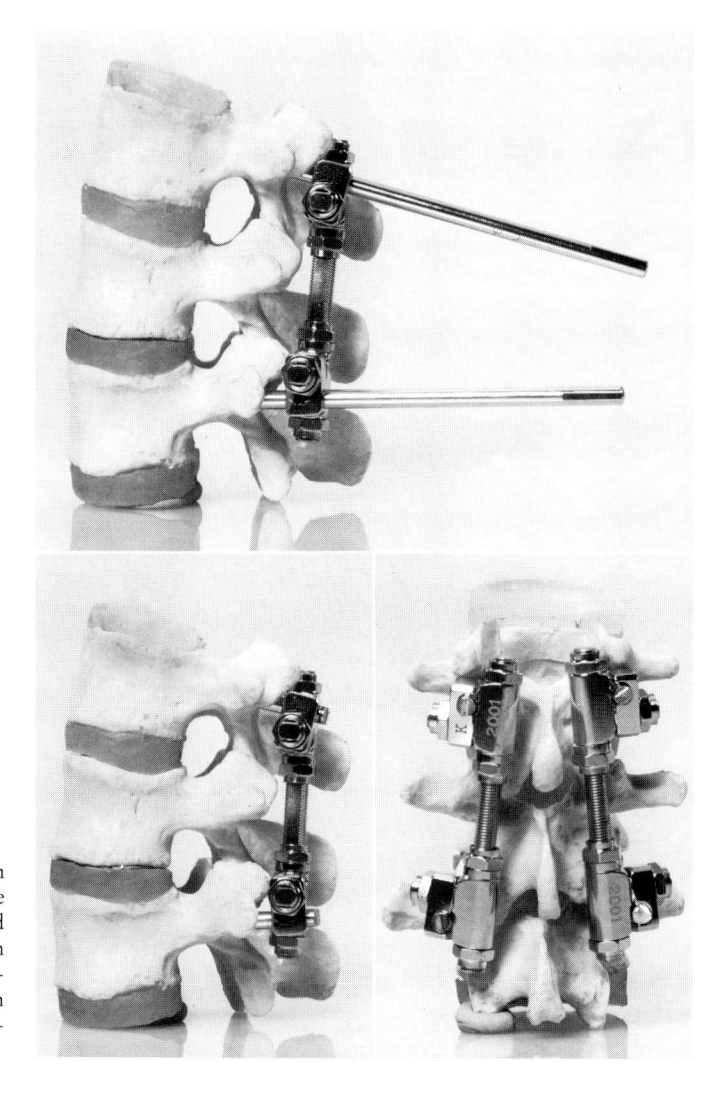

Abb. 1: Der Fixateur interne: ein paariges Implantat, bestehend aus je zwei langen Schanz-Schrauben und einem Gewindestab mit beweglichen Verbindungsbacken. Die überstehenden Enden der Schanz-Schrauben werden am Schluß der Operation abgetrennt (untere Bildreihe).

die dorsal überstehenden Enden der Schanz-Schrauben mit einem speziellen Bolzenschneider abgetrennt. Der Weichteilverschluß bietet keine Schwierigkeiten.

Operationstechnik

Die Wirbelbögen und kleinen Wirbelgelenke werden von einem medianen dorsalen Längsschnitt aus dargestellt. Die Eintrittspunkte für die Schanz-Schrauben (Abb. 2) liegen in der Lendenwirbelsäule in Höhe der Mitte der Querfortsätze in einer Linie mit dem lateralen Rand des kranialen Gelenkfortsatzes des betreffenden Wirbels. In der Brustwirbelsäule findet sich der Eintrittspunkt unmittelbar unterhalb vom kranialen Wirbelgelenk, etwa 3 mm lateral vom Zentrum des Gelenkes, also etwa dort, wo nach lateral zu der Anstieg zum Querfortsatz beginnt. Von diesen Eintrittspunkten aus werden zunächst 2-mm-Kirschner-Drähte parallel zu den Wirbeldeckplatten und mit einer Konvergenz von etwa 15° zur Mitte zu durch die Bogenwurzeln in die Wirbelkörper eingebracht und mit dem Bildwandler kontrolliert. Ist ihre Lage richtig, werden sie durch die Schanz-Schrauben ersetzt. Dabei braucht nur die Kortikalis der Eintrittsstelle mit dem 3,5-mm-Bohrer für einige Millimeter Tiefe aufgebohrt werden, dann läßt sich die selbstschneidende Schanz-Schraube leicht mit dem Handgriff eindrehen ohne vorheriges Gewindeschneiden. Sie wird unter Bildwandlerkontrolle eingeführt, bis ihre Spitze nahe an der Vorderwand liegt. Die Ge-

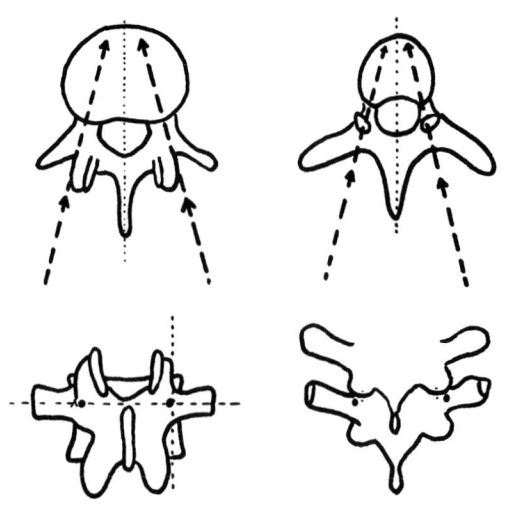

Abb. 2: Lage der Schraubeneintrittspunkte an der LWS (links) und BWS (rechts).

windestäbe werden mit den Backen auf die Schanz-Schrauben aufgesetzt und kommen so in die Rinne zwischen Dornfortsätzen und Wirbelbögen zu liegen (Abb. 1).

Abbildung 3 zeigt die anschließenden Schritte zur Reposition einer Fraktur: Zuerst wird die Kyphose aufgerichtet, indem die langen Hebelarme der dorsal überstehenden Schanz-Schraubenenden zusammengedrückt werden (Abb. 3/3). Eine zerstörte Wirbelhinterwand kann durch entsprechende Plazierung der Distraktionsmuttern (Abb. 3/5) vor weiterer Dislokation geschützt werden. Die erreichte Aufrichtung der Kyphose wird durch das Anziehen der seitlichen Muttern (Abb. 3/4) an den Backenkörpern gesichert. Damit ist nun Winkelstabilität erreicht. Im nächsten Schritt wird die ursprüngliche Höhe des Wirbelkörpers durch Distraktion mit Hilfe der Distraktionsmuttern (Abb. 3/5) wiederhergestellt. Ist die volle Reposition erreicht, werden die Gegenmuttern (Abb. 3/6) angezogen und damit auch Rotationsstabilität erreicht. Zum Schluß werden die Schanz-Schraubenenden abgetrennt (Abb. 3/7) und die Muttern gegen spontane Lockerung durch Zusammendrücken ihres Randes in die Abflachung der Gewindestangen gesichert.

Welches sind nun die Vorteile des Fixateur interne im Vergleich zu anderen Implantaten?

1. *Kurze Fixationsstrecke:* Da das Implantat in sich selbst stabil und auch seine Verankerung an der Wirbelsäule nicht beweglich ist, beruht seine Wirkungsweise biomechanisch nicht auf einer Dreipunktbiegung. Die Fixation kann daher auf die unmittelbaren Nachbarwirbel der Fraktur beschränkt werden und muß nicht, wie dies bei Distraktionsstäben, segmentalen sublaminären Systemen oder dorsalen Platten nötig ist, zwei oder gar drei intakte Wirbel auf beiden Seiten der Fraktur einschließen (Abb. 4). Es verursacht also nur eine geringe iatrogene Beeinträchtigung der Beweglichkeit, was ganz besonders in der Lendenregion und bei paraplegischen Patienten wichtig ist. Deren Rehabilitation ist, um ein Optimum zu erreichen, auf möglichst uneingeschränkte Beweglichkeit der Lendenwirbelsäule angewiesen.

2. *Anatomische Reposition:* Die langen Schanz-Schrauben mit ihrem festen Sitz im Knochen bieten einen günstigen Hebelarm und eine gute Handhabe zur direkten Stellungskorrektur einzelner Wirbel, so daß eine kraftvolle Reposition in allen Ebenen des Raumes möglich wird, deren einzelne Schritte jeweils unabhängig voneinander fixiert werden können. Nicht selten ist

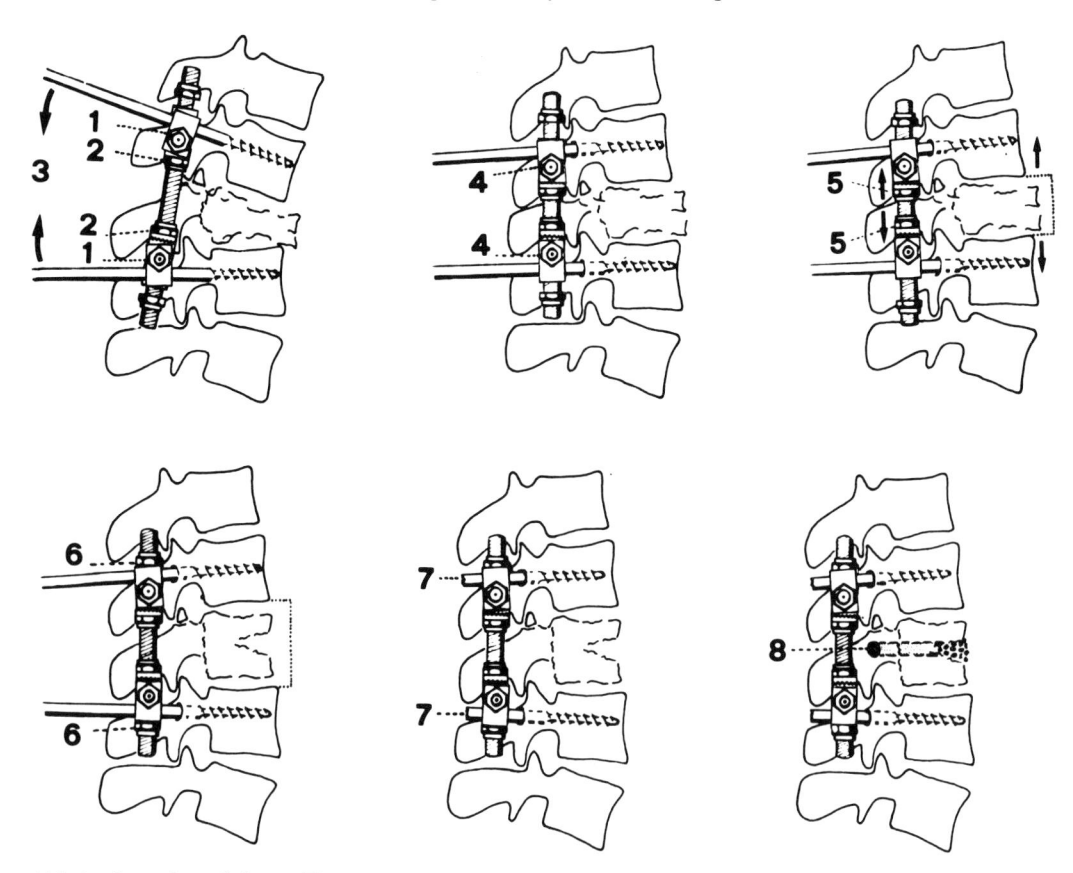

Abb. 3: Operationsschritte, s. Text.

damit eine nahezu anatomische Reposition des Frakturwirbels möglich *(Abb. 5)*.
Kann die Operation innerhalb der ersten Tage nach der Fraktur durchgeführt werden, so lassen sich nach unserer Beobachtung in rund drei Viertel der Fälle auch vorstehende Hinterwandfragmente ausreichend reponieren und der Wirbelkanaldurchmesser wiederherstellen, ohne daß eine vordere Dekompression nötig würde *(Abb. 5)*.
Die Bauweise des Implantates gestattet es auch, an der Lendenwirbelsäule die physiologische Lordose zu erhalten.
3. *Unabhängigkeit von der Bruchform:* Aufgrund seiner biomechanischen Wirkungsweise ist der Fixateur interne in seiner Anwendung und Stabilität unabhängig vom Zustand der Längsbänder, der knöchernen dorsalen Elemente oder der Wirbelkörperhinterwand. Der Einsatz kann also in gleicher Weise bei Trümmerfrakturen, einfachen Kompressionsfrakturen, Luxationen, kompletten Wirbelsäulenzerreißungen oder aber auch nach vorhergehenden Laminektomien erfolgen: Auch das völlige Fehlen dorsaler Elemente stört die Anwendbarkeit nicht.
4. *Festigkeit:* Die Bogenwurzel ist der stärkste Teil eines Wirbels, und wie alle transpedikulären Schrauben finden auch die Schanz-Schrauben des Fixateur interne eine sehr feste Verankerung. Selbst wenn durch Überlastung im Experiment die Schanz-Schrauben in die Wirbelkörperspongiosa einsinken, verliert das Implantat seine Haltefunktion nicht vollständig, wie dies beispielsweise bei ausbrechenden Distraktionshaken der Fall ist; es entsteht dadurch nur eine Kyphosierung. Wir haben ein solches seitliches Einsinken der Schanz-Schrauben bei zwei Patienten mit osteoporotischen Wirbelsäulen gesehen.
Der andere kritische Punkt sind die Winkelbacken: Lassen sich die Verbindungsbacken von Schanz-Schraube und Gewindestab auf kleinem Raum so gestalten, daß sie den in-vivo-Belastungen standhalten? Dies ist durch ein System von radiären Rillen gelungen. Experimentelle Tests und die klinische Erfahrung zeigen, daß die Festigkeit der Backen nicht der limitierende

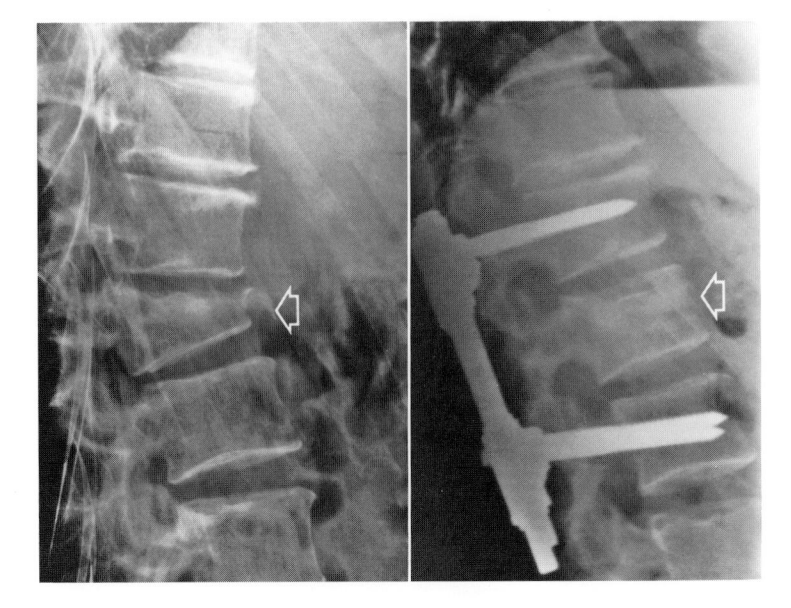

Abb. 4: Die Schanz-Schrauben werden in die unmittelbaren Nachbarwirbel der Fraktur plaziert.

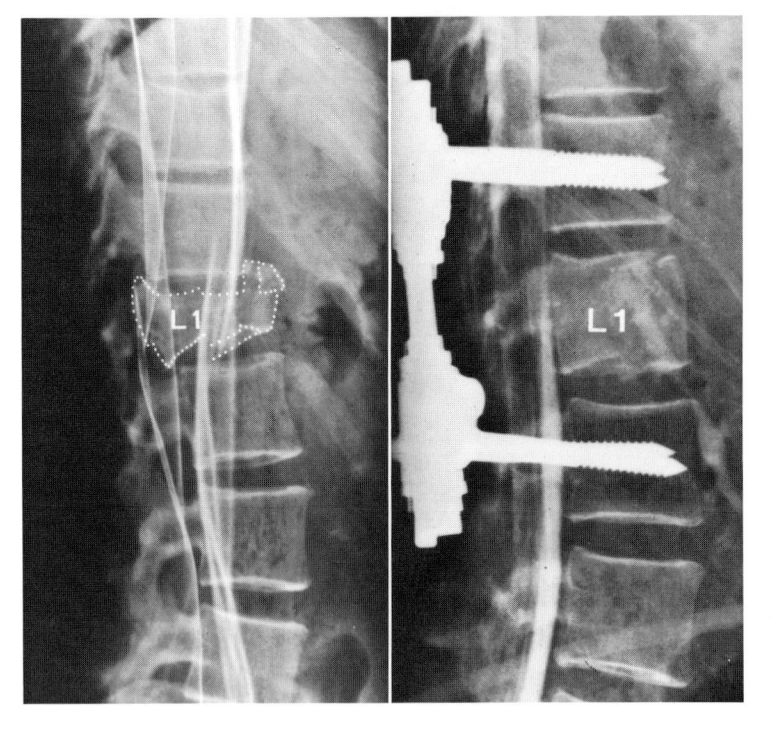

Abb. 5: Wiederherstellung des Kanalquerschnittes ausschließlich durch anatomische Reposition bei Frühoperation.

Faktor sind: Bei einer Biegebelastung von über 45 Nm Biegemoment beginnt eine geringe plastische Deformierung des Systems, die Backen aber lösen sich nicht.

Die bei korrekter Implantation erzielte Stabilität erlaubt es, die Patienten sofort aufstehen zu lassen. Paraplegische Patienten mit ihren Kreislaufadaptationsproblemen und häufigen Polytraumen können in der Regel nach ein oder zwei Wochen in den Rollstuhl genommen werden. Alle Patienten erhalten ein leichtes Dreipunkte-Korsett für acht Wochen; Gipse oder Vollkontakt-Schalenkorsette sind nicht erforderlich.

Die Langzeitstabilität muß natürlich durch die Knochenheilung erreicht werden, sonst wäre mit einem Ermüdungsbruch des Implantates zu rechnen. Um die knöcherne Konsolidation zu beschleunigen, füllen wir den bei der Reposition entstandenen Substanzdefekt im Wirbelkörper mit autologem Knochentransplantat auf. Dies kann vom gleichen dorsalen Zugang aus nach der Technik von Daniaux erfolgen *(Abb. 3/8)*, indem man durch die Bogenwurzel des Frakturwirbels mit dem 6-mm-Bohrer einen Zugang zur Defekthöhle anlegt, oder das Transplantat nach Osteotomie des Querfortsatzes des Frakturwirbels von der Seite aus einführt. Die Verwendung von pastenartig fein zerriebenem autologem Knochen (DICK) (1) sowie eines kleinen Trichters erleichtert das Vorgehen. Diese Direktauffüllung der Frakturzone stellt einen integralen Bestandteil des Eingriffes dar, eine posterolaterale Spondylodese hingegen ist fakultativ.

5. Leichte Entfernbarkeit: Im Unterschied zu ventralen Eingriffen ist beim dorsalen Zugang das Implantat für die Metallentfernung oder bei allfälligen Komplikationen jederzeit leicht wieder erreichbar. Wir empfehlen, das Metall routinemäßig nach Konsolidation der Fraktur nach neun bis 15 Monaten zu entfernen.

6. Vielseitige Anwendbarkeit: Der Fixateur interne kann biomechanisch als Distraktions-, Neutralisations- oder Kompressions-System eingesetzt und mit lordosierender oder kyphosierender Wirkung kombiniert werden. Monosegmentale oder multisegmentale Instrumentationen sind mit entsprechend kürzeren oder längeren Gewindestäben möglich. So hat sich das Verfahren in sehr verschiedenen Situationen als nützlich erwiesen: Bei der Korrektur von posttraumatischen Deformitäten, in der Tumorchirurgie, bei degenerativen Wirbelsäulenveränderungen, bei degenerativer oder iatrogener Instabilität, bei Charcot-Wirbelsäulen oder angeborenen Fehlbildungen bietet es, kombiniert mit den herkömmlichen Eingriffen, den Vorteil der sofortigen Stabilität und erleichtert und verkürzt dadurch für den Patienten die Nachbehandlung.

Bei der Spondylolisthesis Grad IV und der Spondyloptose kann die physiologische Form der Lendenwirbelsäule wiederhergestellt werden, weil die für eine echte Reposition nötigen, gegenläufig kippenden Korrekturkräfte auf Sakrum und untersten Lendenwirbelkörper aufgebracht werden können. Darüber hinaus läßt sich die Spondylodese, als interkorporelle ventrale Spondylodese angelegt, ausschließlich auf das lumbosakrale Segment beschränken, so daß die ganze übrige Lendenwirbelsäule frei beweglich bleibt.

Ergebnisse

130 Fälle haben eine Beobachtungszeit von 6–42 Monaten:

Frische Frakturen:	75
Spätkorrekturen posttraumatischer Deformitäten:	16
Degenerative Instabilitäten:	14
Spondylolisthesen/Spondyloptosen:	10
Tumoren:	8
Fehlbildungen, Skoliosen und Spondylitis:	7

Es wurden folgende Komplikationen beobachtet:
- eine letale Lungenembolie,
- drei Reoperationen mit gleichem Implantat bei unbefriedigender Erstreposition (zweimal) bzw. Schraubenbruch (einmal),
- zwei vorzeitige Metallentfernungen wegen Infektion,
- drei sekundäre Kyphosierungen zwischen 10° und 20°,
- eine unbefriedigende Reposition einer seitlich verschobenen Fraktur.

Verschiedentliche oberflächliche Wundheilungsstörungen führen zu keiner Störung der Frakturheilung oder Verzögerung der Mobilisation.

Es erfolgte keine Gefäßverletzung. Mit Ausnahme der Spondyloptose-Gruppe wurde bei keinem einzigen Patienten eine Rückenmarks- oder Nervenwurzelschädigung beobachtet. Bei den Spondyloptose-Repositionen traten – wahrscheinlich spannungsbedingt – in vier Fällen nach ein bis 10 Tagen passagere motorische Schwächen und Parästhesien L4–S1 auf.

Unter den 75 frischen Frakturen fielen 45 in die Frankel-Klassifikation A, B oder C. 18 von ihnen zeigten eine neurologische Erholung um eine volle Stufe oder mehr.

Ausblick

Dank der kurzen Versteifungsstrecke sind die funktionellen Ergebnisse, was die Beweglichkeit des Patienten anbetrifft, ohne Zweifel besser als mit Langstreckenfixierungen. In der Rehabilitationsarbeit kann vom Therapeuten ohne Kenntnis des Röntgenbildes auf Anhieb gesagt werden, ob eine Langstrecken- oder

Kurzstreckenfixation des thorakolumbalen Überganges oder der Lendenwirbelsäule vorliegt. Die Festigkeit reicht für eine Sofortmobilisation und den Verzicht auf Vollkorsette aus. Das Verfahren erscheint daher nach derzeitigem Stand weiterhin verfolgenswert als eine unter den möglichen Lösungen auf dem Wege zu immer funktionsgerechteren operativen Behandlungsverfahren an der Wirbelsäule.

Literatur

Dick, W.: Use of the acetabular reamer to harvest autogenic bone graft material: a simple method for producing bone paste. Arch Orthop Trauma Surg 105 (1986) 235–238

Magerl, F.: Clinical application on the thoraco-lumbar junction and the lumbar spine with a fixateur externe. In: Mears, D. C. (ed) External Skeletal Fixation. Williams & Wilkins, Baltimore 1981

Ein modifizierter Fixateur interne für die lumbosakrale Wirbelsäule

M. Aebi, Ch. Etter, R. Ganz, Bern

Einleitung

Bei symptomatischen lumbosakralen Erkrankungen mit Fehlstellung und Instabilität zeigt die stabile instrumentelle Fixation in Ergänzung zur Spondylodese eine deutliche Verbesserung des operativen Vorgehens. Neben der Stabilität und anatomischen Reposition spielt die Wiederherstellung der intervertebralen Distanz durch Distraktion eine wesentliche Rolle. Der mit der Distraktion erreichbare dekomprimierende Effekt auf Nervenwurzeln und Rückenmark sowie die Entlastung der Intervertebralgelenke ist zusammen mit der instrumentell erzwungenen Ruhigstellung für den Therapieerfolg entscheidend. Diese Forderungen sind an eine stabile lumbale und sakrale Implantatverankerung gebunden.

Mit dem Fixateur interne steht ein Instrumentarium zur Verfügung, mit welchem bei Frakturen der unteren Brustwirbelsäule und der Lendenwirbelsäule mit dem Instrumentarium selbst gleichzeitig die Reposition, Distraktion und stabile Fixation erreicht wird. Am lumbosakralen Übergang jedoch ist die ausreichend stabile Fixation des Fixateur-interne-Instrumentariums gelegentlich problematisch. Während lumbal die transpedunkuläre Verankerungstechnik eine ausreichend stabile Fixation garantiert, ist die ausreichend stabile Verankerung der Schanz-Schrauben bei der oft anzutreffenden verminderten Knochenqualität des Sakrums nicht immer zu realisieren. Die Distraktionskraft muß vollumfänglich über die beiden im Sakrum fixierten Schanz-Schrauben abgeleitet werden, was zur Lockerung führen kann. Deshalb wurde das Fixateur-interne-Instrumentarium mit dem Ziel einer verbesserten sakralen Verankerung modifziert.

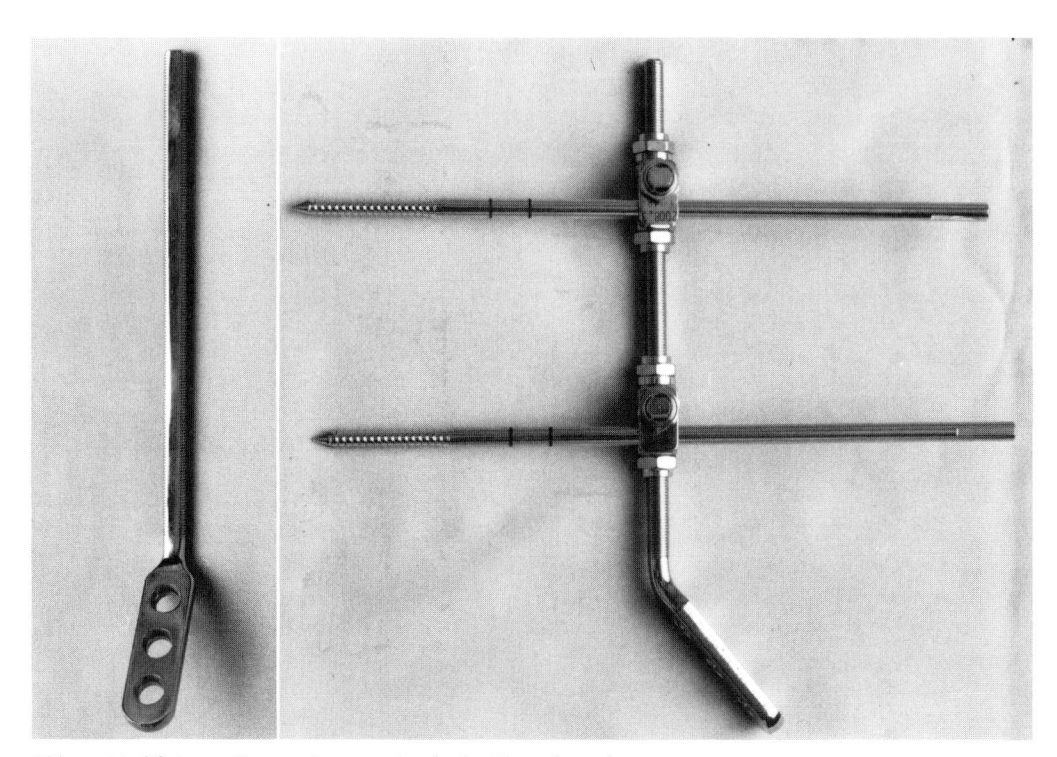

Abb. 1: Modifizierter Fixateur interne mit sakraler Plattenkonsole.

Implantatmodifikation

Der Fixateur-interne-Gewindestab wurde distal mit einer 3-Loch-Platte ergänzt *(Abb. 1)**. Der Winkel zwischen dem in Verbindung stehenden Gewindestab und Platte kann entsprechend dem lumbosakralen Winkel angepaßt werden. Die sakrale Fixationsplatte wird lateral der Foramina plaziert und mit langgewindigen 6,5er-Spongiosaschrauben entweder konvergierend im Sakrum oder divergierend in der Massa lateralis des Sakrums, wenn möglich unter Auslassung der ISG, fixiert. Nach transpedunkulärer Fixation der proximalen Schanz-Schrauben in L4 und L5 erfolgt die schrittweise Reposition und Distraktion über das Stabsystem.

Diskussion

Zur Stabilisierung der lumbosakralen Wirbelsäule existiert eine Vielzahl von Lösungsvorschlägen. Während lumbal mit der transpedunkulären Verankerungstechnik eine ausreichend stabile Fixation erreicht werden kann, bietet die sakrale Implantatverankerung aufgrund der begrenzten Fixationsmöglichkeiten am Sakrum und der oft verminderten Knochenqualität noch erhebliche Probleme.

Die Entwicklung der instrumentellen sakralen Fixationstechniken ging von dem Harrington-Originalinstrumentarium aus. HARRINGTON selbst gab den Sakralstab als Verankerungsmöglichkeit für die unteren Distraktionshaken an (4). Infolge der Knochenresorption durch die instabile Verankerung und den einwirkenden Druck lockerten sich diese retrosakral im Ilium beidseits verankerten Querstangen rasch (1). Weitere Vorschläge bestanden in Modifikationen der Haken sowie des Sakralstabs. So berichtete ALBERS (1) über weniger instrumentelle Komplikationen mit einer Modifikation des Originalsakralstabes nach ZIELKE, welcher aus zwei kurzen Gewindestäben, die durch ein gewindetragendes Knie zusammengehalten werden und in die spina iliaca posterior beiderseits implantiert werden (8). Bei dieser Technik ist jedoch die kritische Weichteildeckung bei diesem auftragenden Implantat sowie die Immobilisierung des Iliosakralgelenkes zu diskutieren.

Auch Plattenimplantate werden zur lumbosakralen Stabilisierung angewandt (5, 7). Mit dem Plattenimplantat läßt sich zwar eine stabile sakrale Fixation, jedoch keine Reposition und Distraktion über das Fixationssystem erreichen. LOUIS zum Beispiel propagiert einen zusätzlichen ventralen Zugang zur Reposition und interkorporellen Spondylodese (5).

Die Analyse der Vor- und Nachteile der vorhandenen Fixationssysteme am lumbosakralen Übergang zeigt, daß eine Verbesserung der operativen Stabilisierungsmöglichkeiten notwendig ist. Dabei steht nicht nur die stabile Fixation im Vordergrund, sondern auch die Möglichkeit zur Reposition und Distraktion mit dem Instrumentarium. Der Fixateur interne ermöglicht zwar eine stabile proximale lumbale Verankerung, sakral jedoch kommt es mit der Verankerung über Schanz-Schrauben zu einer punktuellen Krafteinleitung mit Streßkonzentration an der sakralen Eintrittsstelle mit dem Risiko verfrühter Lockerung infolge Knochenresorption. Dies gilt auch für das von C. C. EDWARDS (3) vorgeschlagene System mit einer am ersten Sakralwirbel transpedunkulär eingebrachten Schraube mit gleichzeitiger Aufhängevorrichtung für den Distraktionsstab. Hier bietet die Plattenfixation am Sakrum mit einer erhöhten Flächenlast ohne entsprechende Streßkonzentration eine Alternative.

Unter Ausnützung der Vorteile des Fixateur interne wurde der Originalgewindestab modifiziert. Der Gewindestab steht mit einer 3-Loch-Abstützplatte in Verbindung, wobei der Winkel zwischen Gewindestab und sakraler Platte entsprechend den individuellen lumbosakralen Winkelverhältnissen angepaßt werden kann.

Zusammenfassend wurden mit der Modifikation des Fixateur interne folgende Ziele verfolgt:

- Sichere lumbale und sakrale Verankerung ohne notwendige postoperative äußere Zusatzfixation durch ein Korsett.
- Direkte Repositions- und Distraktionsmöglichkeit über das Instrumentarium.
- Integration in ein bereits zur Verfügung stehendes bewährtes Instrumentarium.

Erste klinische Erfahrungen mit einem Prototyp des modifizierten Fixateur interne bei sieben Patienten mit entweder Höhenverminderung und/oder Instabilität, bzw. degenerativen Veränderungen sowie reduzierter Knochenqualität am lumbosakralen Übergang, welche den Ausgangspunkt für die Neuentwicklung darstellten, waren ermutigend mit einem komplikationslosen Frühverlauf *(Abb. 2)*. Vorgängig einer breiten Anwendung wird derzeit das dar-

---

* Firma Mathys, Bettlach.

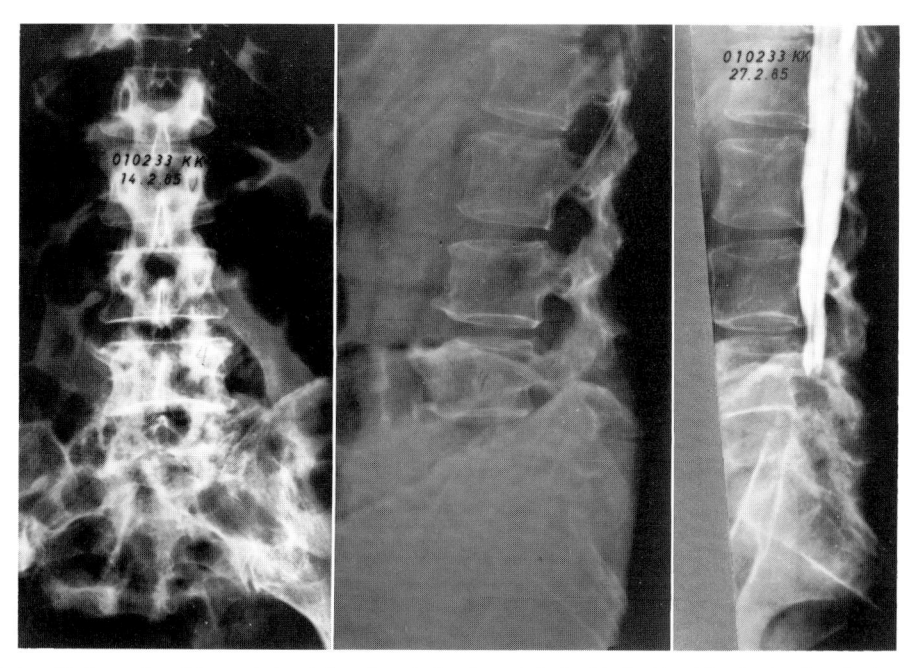

Ein modifizierter Fixateur interne für die lumbosakrale Wirbelsäule 143

Abb. 2a: 52jähriger Patient mit unklarer abakterieller chronischer Spondylodiszitis im Bereiche des lumbosakralen Überganges mit vollständiger Destruktion von L5 und myelographischem Stop in Höhe von L4. Inkomplette Paraplegie mit neurogener Miktionsstörung. Bettlägerigkeit.

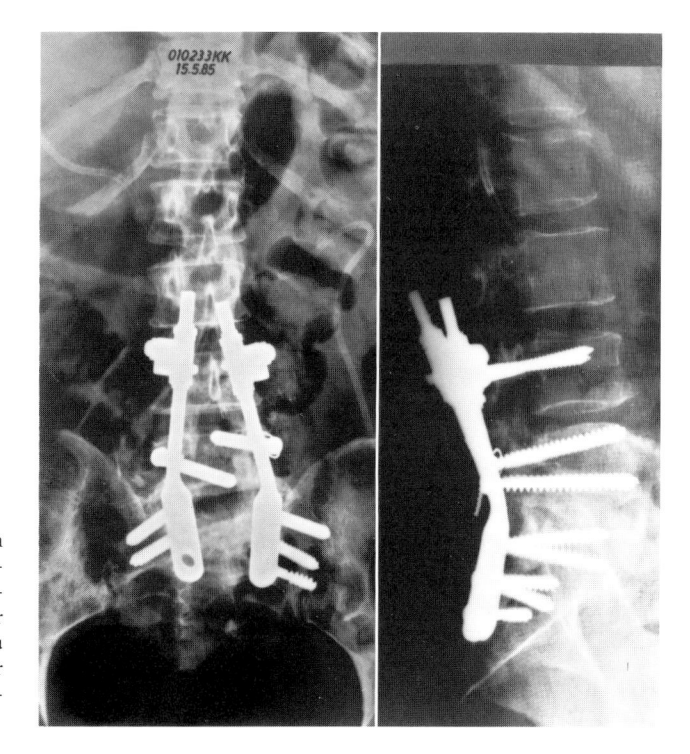

Abb. 2b: Drei Monate postoperativ nach Laminektomie und Stabilisation mit modifiziertem Fixateur interne. Die Verankerung im miterkrankten Sakrum war nur über eine flächenförmige Fixation zu erreichen. Vollständige Erholung der Blasenlähmung und selbständige Gehfähigkeit an zwei Stöcken.

gestellte modifizierte Fixateur-interne-Instrumentarium im Vergleich zu heute routinemäßig angewandten Fixationssystemen biomechanisch charakterisiert.

Literatur

(1) *Albers C., K. Zielke:* Zur operativen Behandlung des instabilen, therapieresistent schmerzhaften lumbosakralen Scharniers durch distrahierend-dekomprimierende, posterolaterale Spondylodese über den geteilten Sakralstabaufbau nach Zielke. Z. Orthop. 120 (1982) 348–353

(2) *Dick W.:* Innere Fixation von Brust- und Lendenwirbelfrakturen. Aktuelle Probleme in Chirurgie und Orthopädie: Bd. 28, 1984

(3) *Edwards C. C.:* The Sacral Fixation Device: A New Alternative for Lumbosacral Fixation. 52nd Meeting of the American Academy of Orthopaedic Surgeons, Las Vegas, 1985

(4) *Harrington P. R., J. H. Dickson:* Spinal instrumentation in the treatment of severe progressive spondylolisthesis. Clin. Orthop. 117 (1976) 157

(5) *Louis R.:* Stable arthrodesis of the lumbosacral junction. Sicot, Kyoto, XIV World Congress, 1978

(6) *Lugue E. R.:* Application of SSI to the Lumbosacral Spine. In: Segmental Spinal Instrumentation. E. R. Luque (ed.) Publisher: Slack Inc., Thorofare, N. J., 1984

(7) *Roy-Camille R., G. Saillant, Ph. Lapresle, Ch. Mazel:* A secret in spine surgery: the pedicle. 51th American Academy of Orthopaedic Surgeons. Atlanta, February 1984

(8) *Zielke K.:* Modifikation des Sakralstabes der »Harrington-Implantate« zur lumbo-sacralen Spondylodese. Arch. Orth. Unfall-Chir. 80 (1974) 63

Klinische Erfahrungen mit dem Fixateur interne und seine Weiterentwicklung

P. Kluger, H. J. Gerner, Bad Wildungen

Als erste deutsche Klinik übernahmen wir Ende 1983 das von DICK entwickelte Implantatsystem zur dorsalen Stabilisierung der Wirbelsäule. Die Anwendung des mechanischen Prinzips des Fixateur externe in einer Montage direkt an der Wirbelsäule scheint uns den anderen Verfahren zur dorsalen Stabilisierung der Brust- und Lendenwirbelsäule eindeutig überlegen. Bis Ende 1984 haben wir den Fixateur interne in 44 Fällen vornehmlich bei frischer Wirbelsäulenverletzung mit neurologischem Defizit eingesetzt und durchweg günstige Ergebnisse erzielt.

Die bei der praktischen Handhabung des Implantatsystems gemachten Erfahrungen flossen in die Entwicklung eines eigenen Implantatsystems ein, das wir in ersten Prototypen seit Anfang 1985 einsetzen.

Unser »Wirbelsäulen-Fixateur« unterscheidet sich von dem Dick-Instrumentarium vor allem dadurch, daß durch die Verwendung eines außerhalb der Wunde liegenden Repositionsgerätes der verletzte Wirbelsäulenabschnitt unter gesicherter Reposition im Operationssitus unverdeckt bleibt. Die eigentliche Stabilisierung der Verankerungsschrauben gegeneinander geschieht erst am Ende der Operation durch einen in Drehstellung und Distanz angepaßten Teleskopstab, der die Enden der Montage nicht überragt. Nach der Abnahme der Repositionsgeräte und der als Repositionshebel auf die Knochenschrauben aufgesetzten Verlängerungsstäbe und dem Wundverschluß bleibt dann nur dasjenige Material implantiert, das zur stabilen Defektüberbrückung im Sinne einer Distanzosteosynthese erforderlich ist.

Seit Anfang 1985 haben wir das Instrumentarium 35mal eingesetzt, die Operationsindikationen entsprachen denjenigen, die auch dem Einsatz des Fixateur interne nach DICK zugrundegelegen hatten. Anfang 1986 wurde mit einem Feldversuch gemeinsam mit sechs weiteren Kliniken begonnen, dessen erste Phase vor einer weiteren Verbreitung des Instrumentariums im Sommer 1986 abgeschlossen sein soll.

Ein breit einsetzbares Instrumentarium für die Behandlung der instabilen Rumpfwirbelsäule muß die Charakteristik einer winkelstabilen Überbrückungsmontage im Sinne einer Distanzosteosynthese besitzen. Den Forderungen nach Kürze der Versteifungsstrecke, stabiler transpedikulärer Schraubverankerung, Variabilität von Verankerungsdistanz und -richtung sowie schließlich der Möglichkeit zur instrumentellen Reposition werden die mechanischen Eigenschaften der externen Fixation gerecht, wie MAGERL mit seinem Fixateur externe für die Wirbelsäule überzeugend nachweisen konnte.

Es war nun folgerichtig, ein Instrumentarium gleicher mechanischer Charakteristik zu entwickeln, das die Nachteile der externen Lage des Stabilisierungsrahmens beim Magerl-Fixateur vermied und die bei direkter Implantation an die Wirbelsäule gegebene Verkürzung der Lastarme als Möglichkeit zur Verkleinerung nutzte.

Die Skizzen aus einer Patentschrift vom Mai 1982 zeigen meine damaligen Vorstellungen.

Wegen der Verwandtschaft der mechanischen Zielsetzungen waren wir an dem 1983 von Herrn DICK vorgestellten implantationsreifen Instrumentarium sehr interessiert und konnten es dank seiner und Herrn Prof. MORSCHERS freundlicher Fürsprache als erste Klinik in Deutschland ab Ende 1983 bei uns einsetzen. Die praktischen Erfahrungen aus 44 Operationen mit dem Fixateur interne flossen in die Entwicklung eines eigenen Instrumentariums ein, das ich ebenfalls vorstellen möchte.

Entsprechend dem Krankengut in unserem Zentrum für die Akutbehandlung und Rehabilitation Querschnittgelähmter wurde der Großteil der Eingriffe bei frischer Wirbelsäulenverletzung mit neurologischem Defizit durchgeführt. Unsere Indikationen ergeben sich aus dem dargestellten Schema.

An der Rumpfwirbelsäule operieren wir in der Frühphase primär vom dorsalen Zugang. Die Reposition setzt oft die Gelenkresektion voraus, primär ventrale Eingriffe sind den Patienten häufig nicht zuzumuten, die stabile transpedikuläre Verankerung und die dorsale Lage des Implantats bieten weitere Vorteile. Eine Entlastung des Spinalkanals ist durch die Ligamentotaxis der komprimierenden Fragmente unter der Reposition und Distraktion bereits in den meisten Fällen gegeben. Die bei uns routinemäßig durchgeführte intraoperative Myelographie nach Reposition entscheidet darüber, ob weitere Maßnahmen wie die Laminektomie und die Enttrümmerung des Spinalkanals angezeigt sind.

Die dorsale Schließung des Systems durch eine diagonale Verspannung haben wir in unseren ersten Vorstellungen für nötig gehalten und auch in diesem einen Fall einer sehr instabilen Zerreißungsverletzung durchgeführt.

Das von Dick zur Beschreibung einer vermuteten Schwäche seines Instrumentariums gegenüber transversalen Kräften benutzte Beispiel eines Bücherregals ohne Rückwand oder diagonale Streben ist jedoch nicht ganz zutreffend. Die Transversalverschieblichkeit des Systems ist nämlich nur dann möglich, wenn alle Verankerungsschrauben parallel zueinander eingebracht sind. Dies sollte bei korrekter Implantation nicht vorkommen, da sowohl an der Brustals auch an der Lendenwirbelsäule die Bogenwurzeln konvergierend aufgebohrt werden müssen.

Bei den 44 Operationen mit dem Dick-Fixateur haben wir in zwei Fällen Komplikationen gesehen. Bei einem Fall einer idiopathischen Spondylolisthese kam es zum tiefen Wundinfekt, der die Metallentfernung, Spül-Saug-Drainage und spätere zusätzliche ventrale Fusion erforderlich machte. Ein wesentlicher Korrekturverlust trat dabei nicht ein.

Das zweite ungünstige Ergebnis einer Implantatlockerung möchte ich etwas eingehender analysieren, weil wir daraus zwei Dinge lernen können.

Durch Sturz am 3. September 1984 hatte sich die Patientin neben ihrer Wirbelsäulenverletzung mit inkompletter Querschnittlähmung diese Talus-Luxationsfraktur mit schwerem Weichteilschaden zugezogen. In der erstbehandelnden Universitätsklinik wurde eine Ruhigstellung im gefensterten Unterschenkelgips ohne Reposition durchgeführt. Die Verlegung erfolgte erst 16 Tage später, nachdem die Bedenken des behandelnden Chirurgen überwunden waren, ob die für erforderlich gehaltenen täglichen Verbandswechsel bei uns geleistet werden könnten. Zu diesem Zeitpunkt bestand ein ausgedehnter Sprunggelenksinfekt mit rezidivierend septischen Temperaturen.

Weil nach Abwägung der Chancen und Risiken die Situation am Sprunggelenk Vorrang hatte, konnte erst nach Infektsanierung, sechs Wochen nach dem Unfall, die Wirbelsäule aufgerichtet und stabilisiert werden. Die intraoperativ zur Reposition notwendige Reklinationskraft war erheblich. Sechs Monate postoperativ zeigten die Funktionsaufnahmen einen mäßigen Korrekturverlust, die Verhältnisse schienen uns jedoch stabil, so daß wir die Vollbelastung zuließen. Ein Jahr nach der Operation wurde auf den Funktionsaufnahmen aber deutlich, daß sich die oberen Verankerungsschrauben gelockert hatten. Nach Metallentfernung erheblicher Korrekturverlust und Beweglichkeit im verletzten Segment. Wegen weitestgehender Schmerzfreiheit hat die Patientin den Vorschlag einer Restabilisierung bisher abgelehnt.

Aus der Analyse dieses Fehlschlags können wir zwei Dinge lernen:
1. Eine nicht mehr frische und nicht mehr leicht von dorsal aufrichtbare Keilbruchverletzung macht die zusätzliche ventrale Aufrichtung und Fusion erforderlich.
2. Man sollte die Möglichkeiten eines Zentrums für die Akutbehandlung und Rehabilitation Querschnittgelähmter auch in der Versorgung von Begleitverletzungen nicht unterschätzen.

Anders als Dick führen wir die kombiniert dorsale und ventrale Aufrichtung und Stabilisierung einzeitig in Seitenlage des Patienten ohne Umlagerung durch. So kann man intraoperativ während des ventralen Zuganges über die dorsal eingesetzten Schanz-Schrauben reponieren, ohne daß der ventrale Situs durch Wirbelspreizer oder ähnliches verdeckt wird. Nach der ventralen Osteotomie wird die Reposition dorsal mit dem Fixateur in der definitiven Stellung fixiert und es kann nun ventral ein kräftiger kortikospongiöser Span eingebolzt werden.

Zusammenfassend haben wir mit dem Einsatz des Dick-Fixateurs hinsichtlich seiner mechanischen Leistungsfähigkeit für Reposition und Stabilisierung die besten Erfahrungen gemacht.

Die Handhabung des Instrumentariums dagegen ist sicher wesentlich schwieriger und zeitraubender als etwa die Durchführung einer dorsalen Plattenstabilisierung.

Ein Teil dieser Schwierigkeiten ergibt sich prinzipiell daraus, daß ja im Grunde die Mechanik eines Fixateur externe in verkleinerter Form tief im Operationssitus montiert werden muß. Dick hat für diese Schwierigkeit den Begriff des

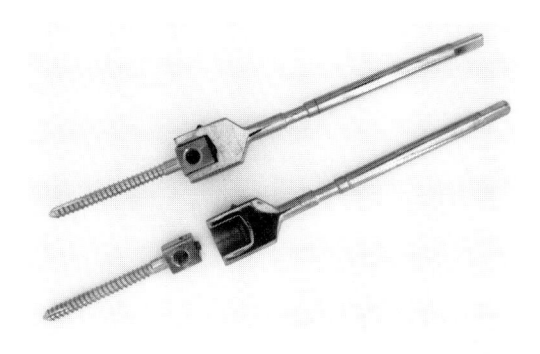

Abb. 1: Knochenschrauben mit seitlicher Rasterfläche, selbstschneidendes Gewinde, aufsetzbare Verlängerungsstäbe als Repositionshebel.

»fiddling factor« gebraucht und beim Verstellen, Anziehen und Sichern der zwölf Schrauben in der Tiefe der Wunde ist die Selbstbeherrschung oft nicht ganz einfach. Die als Längsträger eingesetzten starren Gewindestäbe ragen manchmal kranial und kaudal recht weit über die Montagestrecke hinaus und können Nachbarsegmente irritieren; zudem liegen sie nach der Reposition über dem verletzten Wirbelsegment und behindern die transpedikuläre Spongiosaplastik und fallweise notwendige weitere Maßnahmen wie Laminektomie, Enttrümmerung des Spinalkanals oder Duraplastik.

Beim Kürzen der Schanz-Schrauben mit dem früher verwandten Seitenschneider wurde ein erheblicher axialer Schock auf das Gewinde im Knochen ausgeübt und es resultierte eine scharfkantige Trennfläche, die manchmal zu schmerzhaften Bursitiden führt und gemeinsam mit der nicht geringen extraossären Bauhöhe des Implantats seinen Einsatz an der mittleren und oberen BWS zumeist verhindert.

Mit dem neu eingeführten Bolzenschneider fällt der axiale Schock weg und auch die Trennfläche ist nicht mehr so scharfkantig. Konstruktionsbedingt läßt sich die optimale Kürzung der Schanz-Schraube etwa 3 mm über der Klemmbacke jedoch nur erreichen, wenn die Schraube exakt senkrecht zum Längsträger montiert ist. Eine Abweichung führt zur Schrägstellung der Trennfläche und verlängert das über die Klemmbacke vorstehende Schraubenende, erhöht damit die extraossäre Bauhöhe des Implantats.

Diese Bauhöhe und die gesamte Mächtigkeit des Implantats resultiert nicht allein aus der zu fordernden Stabilität.

Zum Teil ist sie auch Folge dessen, daß beim Fixateur interne nicht nur das Material in der Wunde verbleibt, das zur dauerhaften Stabilisierung erforderlich ist. Bis auf die brachial gekürzten Schanz-Schrauben wird ja im Grunde alles implantiert, was bei einem äußeren Spanner etwa zur späteren Nachreposition oder auch Dynamisierung erforderlich wäre.

Um bei gleicher Stabilität das Implantatmaterial zu reduzieren, war daher Grundlage der eigenen Weiterentwicklung, den Repositionsvorgang instrumentell von der Aufgabe der dauerhaften Stabilisierung zu trennen.

Dabei dienen die Knochenschrauben mit seitlicher Rasterfläche am Kopf und abgestuften Gewindelängen sowohl dem Knochenhalt für die aufgesetzten Repositionshebel als auch der Verankerung für die dauerhafte Stabilisierung *(Abb. 1)*. Auf die Verlängerungsstäbe aufgesetzt werden beidseits Repositionsgeräte, mit denen die Distanz und der Winkel der instrumentierten Wirbel zueinander eingestellt und fixiert werden kann. Weil die Gewindearme der Repo-

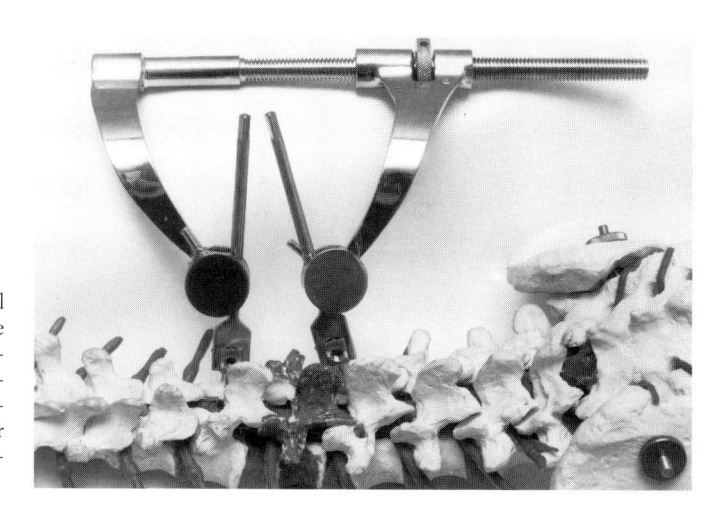

Abb. 2: Repositionsgerät am Modell auf Repositionshebel montiert. Die Aufnahmegelenke für die Repositionshebel lassen sich in jeder Winkelstellung blockieren, die Rändelschraube auf dem Gewindeträger steuert die Kompression und Distraktion.

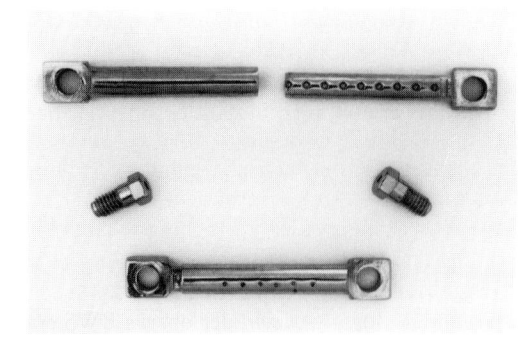

Abb. 3: Teleskopstab in Länge und Drehstellung frei beweglich. Wird nach der Montage an die Knochenschrauben durch Einquetschen blockiert.

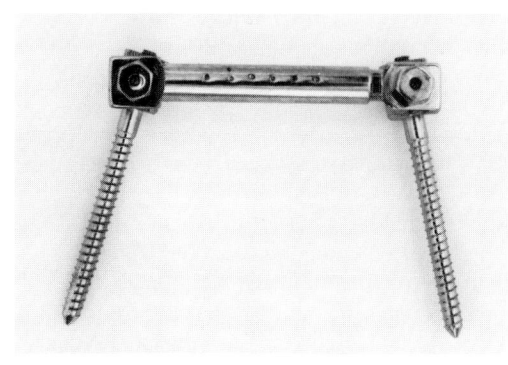

Abb. 4: Dauerimplantat aus Knochenschrauben und blockiertem Teleskopstab als Längsträger.

sitionsgeräte außerhalb der Wunde liegen, bleibt nach der Reposition das verletzte Wirbelsegment frei zugänglich *(Abb. 2)*. Erst zum Abschluß der eigentlichen Wirbelsäulenoperation werden Teleskopstäbe als Längsträger an die Knochenschrauben montiert und in der gewünschten Distanz und Drehstellung durch Einquetschen blockiert *(Abb. 3)*. Nach der Abnahme der Repositionsgeräte und Verlängerungsstäbe bleibt dann ohne scharfe Kanten und Ecken nur das Material in der Wunde zurück, das der dauerhaften Stabilisierung dient *(Abb. 4)*.

Wir haben des Instrumentarium zusammen mit der Firma Tornier realisiert und seit Anfang 1985 in ersten Prototypen eingesetzt. Hier ein typischer Operationsablauf:

Lagerung des Patienten in Bauchlage auf einem strahlendurchlässigen Rahmen mit quer eingestelltem, abgedecktem Bildwandler. Nach der Spongiosaentnahme vom dorsalen Beckenkamm subperiostales Freilegen der Wirbelsäule. Transpedikuläres Einsetzen der Knochenschrauben mit aufgesetzten Verlängerungsstäben unter Bildwandlerkontrolle in den Nachbarwirbeln des verletzten Segmentes. Aufsetzen der Repositionsgeräte, Kontrolle der Reposition im Bildwandler. Transpedikuläre Spongiosaplastik. Die Kontrollmyelographie zeigt die

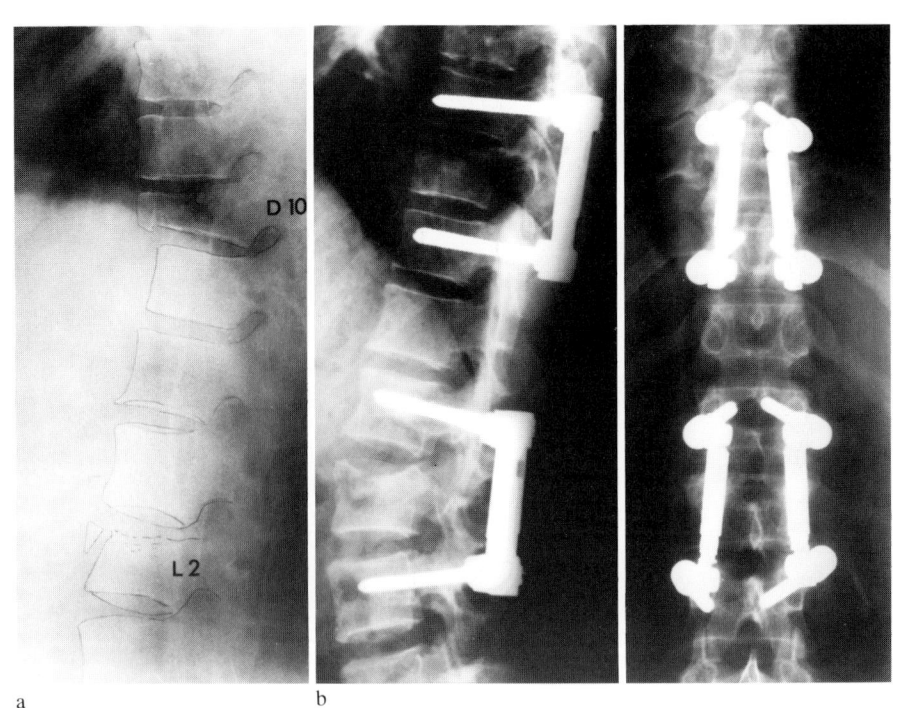

Abb. 5a: 2-Etagen-Verletzung D 10 und L 2, Röntgen präoperativ.
Abb. 5b: Versorgung mit zwei Wirbelsäulen-Fixateuren, Röntgen postoperativ.

freie Kontrastmittelpassage, eine Laminektomie ist nicht erforderlich. Eine dorsolaterale Fusion führen wir nur in durch Verletzung oder Laminektomie instabilen Segmenten der hinteren Säulen durch. Anschließend Montage der Teleskopstäbe, Blockieren mit der Quetschzange. Abnahme von Verlängerungsstäben und Repositionsgeräten. Postoperative Röntgenkontrolle. – Präoperatives Röntgenbild und CT des gleichen Patienten.

Wir haben den Wirbelsäulenfixateur bisher in 35 Fällen eingesetzt. Die Indikationen unterschieden sich nicht wesentlich von denjenigen, die auch den Einsatz des Dick-Fixateurs begründet hatten.

An Komplikationen sahen wir in einem Fall die Diskonnektion eines Teleskopstabes. Wir haben bei diesem Patienten mit 2-Etagen-Verletzung einen Monat nach der überlangen Harrington-Luquoid-Montage aus Italien einen Systemwechsel vorgenommen und dabei rechtsseitig einen zu kurzen Teleskopstab gewählt, der sich für eine feste Blockierung nicht genügend überlappte. Die Hülse des Stabes löste sich daher ab, zum Glück blieb dies ohne Nachteile für den Patienten – hier die Funktionsaufnahmen nach Beginn der Vollbelastung.

Bei Zwei-Etagen-Verletzungen haben wir zwei Fixateure eingesetzt (Abb. 5a, b).
Durch die niedrigere extraossäre Bauhöhe des Implantats waren auch Stabilisierungen an der mittleren und oberen BWS möglich, hier bei einer Luxation D 6/D 7 mit Bogenwurzelabbruch D 7. Oberhalb D 7 kontrollieren wir das Aufbohren nicht im seitlichen, sondern im axialen Strahlengang. Ein eigenes Zielgerät verbessert die Treffgenauigkeit bei den recht schmalen längsovalen Bogenwurzeln der oberen BWS erheblich.

Die kombiniert dorsalen und ventralen Aufrichtungen führen wir mit dem Wirbelsäulen-Fixateur in gleicher Weise durch wie früher mit dem Fixateur interne (Abb. 6a, b).

Durch eine Verbesserung unserer Computertomographien mit einliegendem Implantatmaterial können wir an den letzten beiden Fällen die Auswirkung der exakten Reposition vom dorsalen Zugang auf die Einengung des Spinalkanals demonstrieren.

Asymmetrischer Kompressions-Berstungs-Bruch L 1. Intraoperatives Myelogramm nach Reposition und transpedikulärer Spongiosaplastik, keine Laminektomie, dorsolaterale Fusion lediglich D 12/L 1. Prä- und postoperatives CT (Abb. 7a, b, c d).

Kompressions-Keilbruch-Verletzung D 12 mit

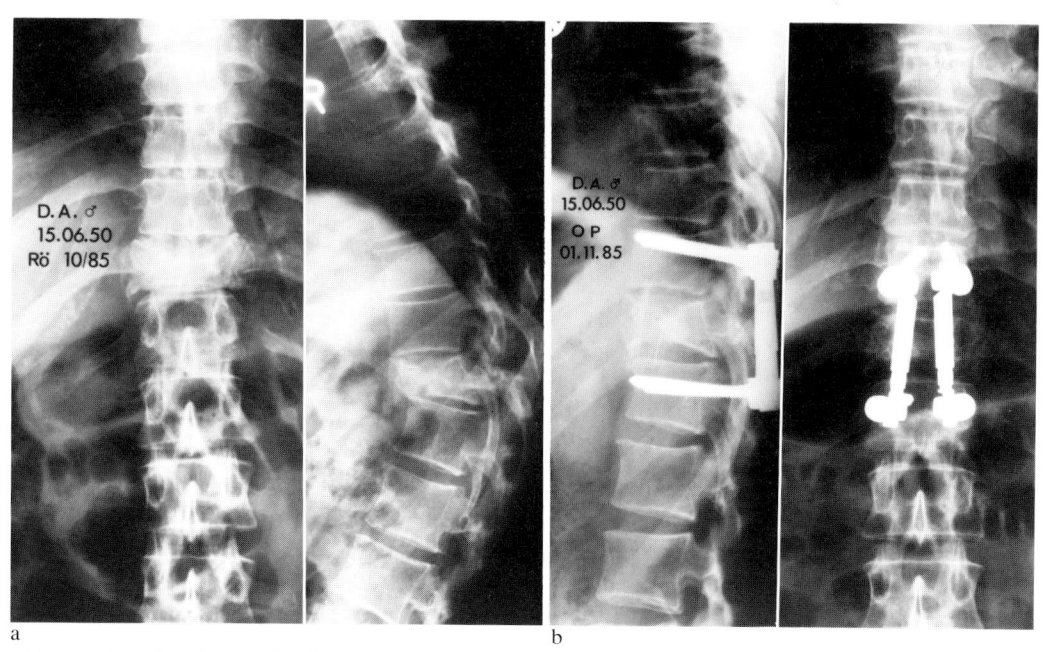

a b

Abb. 6a: Vier Jahre alte Bruchverletzung D 12, posttraumatische Kyphose, Spätinstabilität. Röntgen präoperativ.
Abb. 6b: Kombinierte ventrale und dorsale Aufrichtung und Fusion, Stabilisierung mit Wirbelsäulen-Fixateur. Röntgen postoperativ.

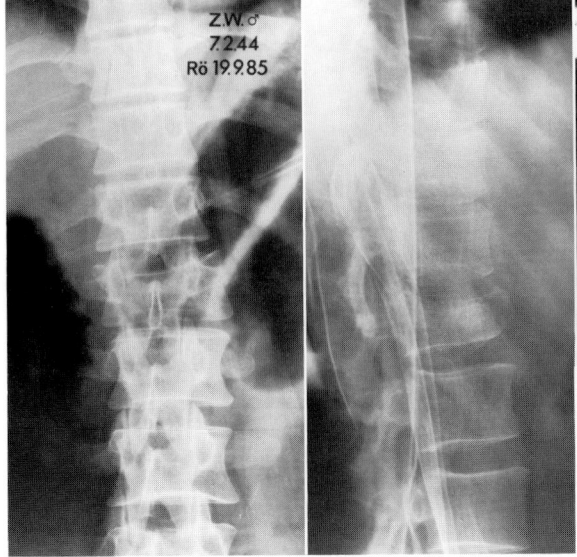

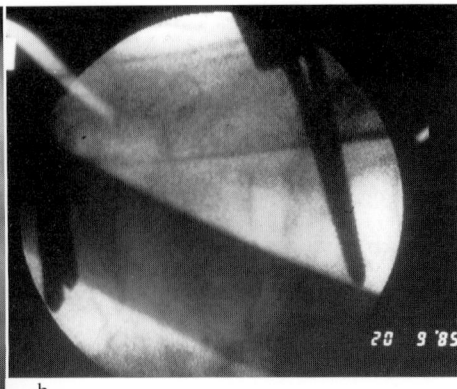

Abb. 7a: Asymmetrischer Kompressionsberstungsbruch L1
Abb. 7b: intraoperatives Myelogramm über Bildverstärker nach Reposition und transpedikulärer Spongiosaplastik. Retention durch Repositionsgeräte, Längsträger nicht montiert.

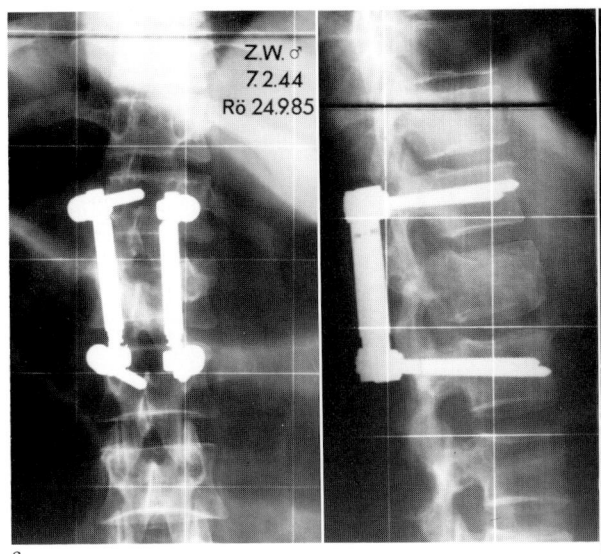

Abb. 7c: Röntgen postoperativ nach Fertigstellung der Montage und dorsolateraler Fusion D 12/L 1.
Abb. 7d: Computertomogramm prä- und postoperativ.

Tear-drop-Fragment L 1. Dorsale Aufrichtung, transpedikuläre Spongiosaplastik, Laminektomie und Enttrümmerung des Spinalkanals, Duraplastik. Dorsolaterale Fusion D 11/L 1. Prä- und postoperatives Computertomogramm (Abb. 8a, b, c).

Die Verfolgung logischer Gedankengänge kann manche erbitterte Diskussion um die methodische Richtigkeit experimenteller Forschungsansätze vermeiden.

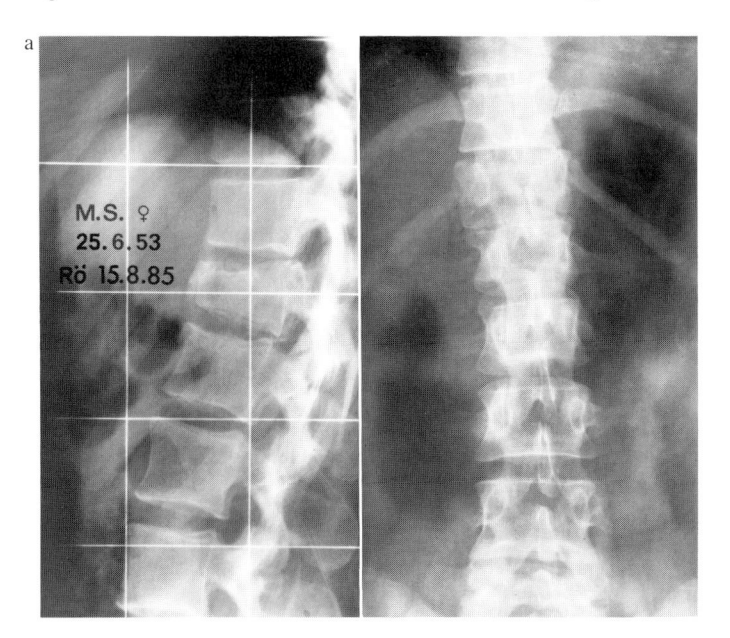

Abb. 8a: Kompressionsberstungsbruch D 12, Röntgen präoperativ.

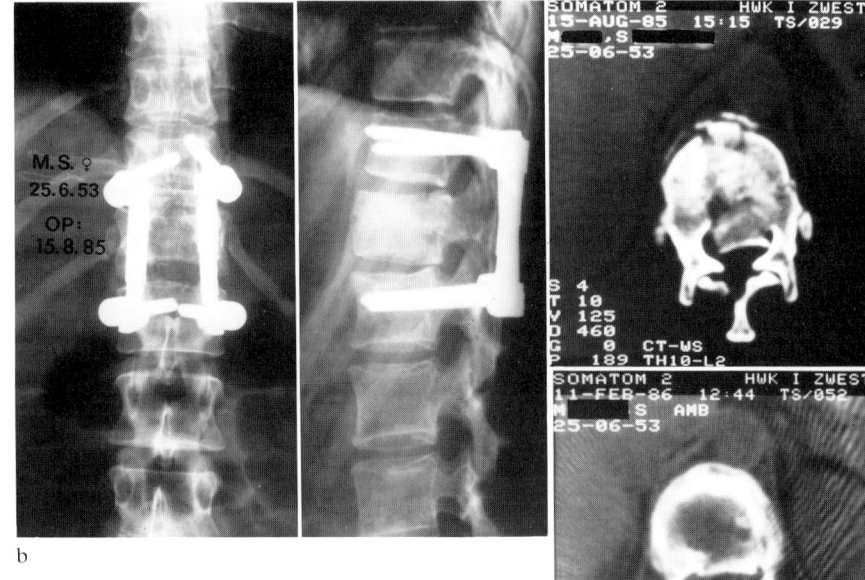

Abb. 8b: Röntgen postoperativ nach offener Reposition, transpedikulärer Spongiosaplastik, Laminektomie, Enttrümmerung des Spinalkanals, Duraplastik.
Abb. 8c: Computertomogramm prä- und postoperativ.

Literatur

(1) *Daniaux, H.:* Technik und erste Ergebnisse der transpediculären Spongiosaplastik bei Kompressionsbrüchen im Lendenwirbelsäulenbereich Acta Chir. Austr. (Suppl) 43 (1982)
(2) *Dick, W.:* Diskussionsbeitrag 70. Tagung DGOT, Essen. Z. Orthop. 122 (1984) 515
(3) *Dick, W., E. Morscher:* Interdisziplinäres Management der schweren Wirbelsäulenverletzung: Basler Modell. Vortrag 70. Tagung DGOT, Essen. Z. Orthop. 122 (1984) 517 (Kurzfassung)
(4) *Dick, W.:* Die operative Behandlung der thorakalen und lumbalen Wirbelfrakturen unter besonderer Berücksichtigung des Fixateur interne. Habilitationsschrift, Universität Basel, (1983)

(5) *Dick, W.:* Innere Fixation von Brust- und Lendenwirbelfrakturen. (Aktuelle Probleme in Chirurgie und Orthopädie Bd. 28) Huber, Bern – Stuttgart – Toronto 1984
(6) *Dick, W., P. Kluger, F. Magerl, O. Wörsdorfer, G. Zäch:* A new device for internal fixation of thoracolumbar and lumbar spine fracture: The »Fixateur interne«. Paraplegia 23 (1985) 225–232
(7) *Dick, W.:* The »Fixateur interne« (F. I.) – A versatile Implant for spine Surgery. Spine (1985)
(8) *Kluger, P.:* Vorrichtung zum Kontrollieren des richtungsgenauen Führens eines chirurgischen Werkzeuges. Patentanmeldung Deutsches Patentamt Az.: P 3205404.1, 1982
(9) *Kluger, P.:* Implantatsystem zur Stellungskorrektur und Stabilisierung an der Wirbelsäule. Patentanmeldung Deutsches Patentamt Az.: P 321957.3, 1982
(10) *Kluger, P.:* Ein neues Zielprinzip zur axialen Ausrichtung im Röntgenstrahlengang. Chirurg 54 (1983) 427–429
(11) *Kluger, P., H.J. Gerner:* Die transkutane Plazierung einer Schanz-Schraube in die Bogenwurzeln – Ein Schritt zu einem neuen Therapiekonzept von Wirbelsäulenverletzungen. Vortrag 70. Tagung DGOT, Essen. Z. Orthop. 122 (1984) 521–522 (Kurzfassung)
(12) *Kluger, P.:* Vorrichtung zum Einrichten einer Wirbelsäule mit geschädigten Wirbelkörpern. Patentanmeldung Deutsches Patentamt Az.: P 3414374.2, 1984
(13) *Kluger, P., P. Kaczor:* Rumpforthesen bei Querschnittlähmung und deren technische Verwirklichung. Vortrag Orthop. & Reha-Technik '85, Essen. Verlag Orthopädie und Reha-Technik (im Druck)
(14) *Kluger, P., H.J. Gerner:* Mechanik des Fixateur externe in der WS-Stabilisierung. Unfallchirurgie, Urban & Vogel 1986
(15) *Magerl, F.:* Operative Frühbehandlung bei traumatischer Querschnittlähmung. Orthopädie 9 (1980) 34–44
(16) *Magerl, F.:* (External Skeletal Fixation –) Clinical Application on the Thoracolumbar Junction and the Lumbar Spine. In: External Skeletal Fixation. D. C. Mears (ed.) Williams & Wilkins, Baltimore – London 1983
(17) *Saillant, G.:* Etude anatomique des pédicules vertebraux, Application chirurgicale. Rev. Chir. Orthop. 62 (1976) 151–160
(18) *Schläpfer, F., F. Magerl:* Fixateur zum Fixieren von Knochen oder Knochenbruchstücken, insbesondere Wirbeln. Patentanmeldung (Anmeldung Synthes AG, Chur) Schweizer Patentamt Az.: 7031 – 78, 1978
(19) *Weber, B. G., F. Magerl:* Fixateur externe. Springer, Berlin – Heidelberg – New York – Tokyo 1985
(20) *Wörsdorfer. O.:* Operative Stabilisierung der thorakolumbalen und lumbalen Wirbelsäule: Vergleichende Biomechanische Untersuchungen zur Stabilität und Steifigkeit verschiedener dorsaler Fixationssysteme. Habilitationsschrift Universität Ulm 1981

Transpedicular Spinal Fusion with the Balgrist Fixation Device

Y. Suezawa, J. Schüepp, H. A. C. Jacob, Zürich

Introduction

For almost 100 years (Hadra 1891, Albee 1911, Hibbs 1911) several attempts have been made to restore the necessary stability to the spine by bringing about spinal fusion to a structure that is inherently unstable, or to one which has been weakend by surgical invasion in an effort to remove precarious obstructions. The results. however, depending on the author and the criteria of judgement, vary considerably and are not always comparable. On this discussion of unsatisfactory results a definite tendency to find an explanation based on a non-organic origin is often encountered. At least, it might be observed, even with the possibility of psychic factors masking surgical start-comings, the net result, must certainly lead to worsening of the complaints as a whole.

Following sufficient decompression or reposition, it is of paramount importance to simultaneously effect adequate segmental immobilisation through some device that would promote spinal fusion and ensure osseous consolidation within a reasonable period of time in spite of early mobilisation of the patient, without the aid of a brace, from the first postoperative day onwards.

To meet this requirement, a transpedicular fixation device has been specifically developed in our Biomechanics Department for application to the thoracic and lumbar spine. Following a series of stringent tests, this system has successfully been in clinical use since 1983.

The following is a description of the method and a report on the clinical results hitherto obtained.

The Balgrist Distraction-Compression Device for Spinal Fixation

The heart of the device is a turnbuckle arrangement. It is composed of a threaded rod of 6 mm dia. with a hexagonal portion in its centre. On one side of the hexagonal portion it exhibits a left-handed thread while on the other side a right-handed one is present. Mating with the threads, is on each side at least one coupling unit. The coupling unit has a bore at an angle to the axis of the thread through which a cortical bone screw of 4.5 mm dia. is introduced. This angle can vary from −30° to +30° in 15° steps and must be selected to suit the geometry of the spine. Two turnbuckle rods are generally required parallel to the axis of the spine, one on each side of the dorsal processes, so that the coupling units come to bear laterally on the neutral arch immediately below the superior facets.

Washers of polyethylene are generally interposed between the coupling units and the surface of the bone to enable the contact pressure to be spread over a sufficiently large surface area and moreover to enable the couplings to be held firmly in juxtaposition with the bone structure. After the cortical bone screws have been transpedicularly introduced into the vertebral body and tightened, the turnbuckle rods are manipulated with the help of a spanner to distract, or compress adjacent vertebral bodies relative to each other, as desired.

The turnbuckle arrangements could be placed over each other (superimposed in ›piggy-back‹ fashion) thereby facilitating a diversity of mechanical manoeuvres, as called for. The turnbuckle rods are maintained in their final position by means of locking nuts.

By placing nuts on each side of the coupling pieces onto the cortical bone screws (Fig. 1), we are presently investigating the possibility of obtaining more effective reposition of misaligned segments. This arrangement would also ensure immobility between the coupling pieces and the cortical bone screws which might otherwise occur if the polyethylene washers creep too quickly or if the bone resorbs. Further development employing studs, introduced transpedicularly into the vertebral body, is being presently undertaken.

Up to now, we have successfully employed such devices made of cobaltchromium alloys but are presently considering the use of high-strength titanium alloys to improve the issuing mechanical properties that, however, always will remain a compromise between the desired strength and the machinability of some components.

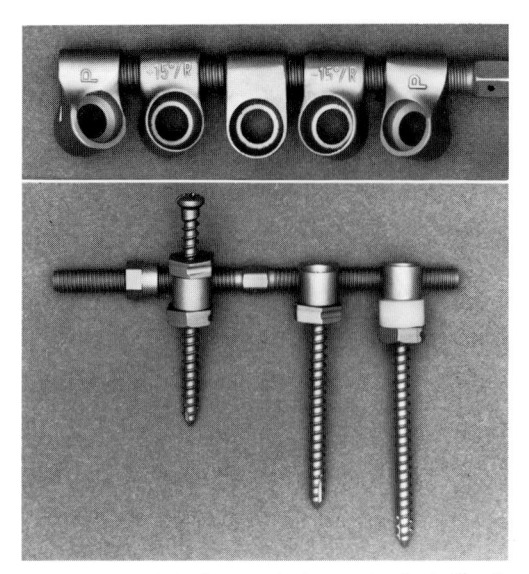

Fig. 1: The Balgrist fixation device consists basically of a turn-buckle screw, coupling pieces (angulated 0°, ± 15°, ± 30°), washers, locking nuts for the turn-buckle screw and for the coupling pieces, and self-tapping corticalis screws.

Indications for Surgery

Unstable and misaligned segments as a result of almost any cause could be fused either dorsally, dorsolaterally, or intercorporally with the aid of this device. The device is particularly suitable in cases of spondylolisthesis, narrowed spinal canal, post-laminectomy syndrome (segmental instability, recurring herniation of the disk, progressive and post-operative osteochondrosis with narrowed intervertebral foramina, etc.), fractures, and general lumbosacral disorders.

In cases of large-span scoliosis, acute spondylitis and malignant tumors of the spine, however, only limited use of this system is recommended.

Clinical Observations and Results

Material: Between May 1983 and September 1985 spinal fusion on 60 patients with the aid of the Balgrist fixation device were performed. These comprised 36 females (15 to 73 years old, averaging 40½ years) and 24 males (15 to 75 years old, averaging 40 years).

The indication for surgery was 16 times narrowed spinal canal, 18 times post-hemilaminectomy syndrome (instability, recurring disk herniation, osteochondrosis), 24 times spondylolisthesis, and in two cases there had been extreme kyphosis with a corresponding narrowed spinal canal that had been caused by an old vertebral fracture. Altogether, 24 patients (40% of the total) had previously undergone surgery, unsuccessfully, for sciatica. Spinal fusion was performed 33 times at one level and 27 times at multiple levels. In 33 cases, the spinal fusion included the sacrum. With the exception of one case, decompression was always called for – from re-hemilaminotomy to series laminectomy. In cases of spondylolisthesis, the neural arch was always resected. This was done to be able to insert an intercorporal graft in 16 patients and in the case of eight, in particular to relieve neurological symptoms.

All the patients suffered preoperatively from severe sciatica. Post-operatively, seven patients were absolutely free of complaints, no weather sensitivity was felt any more, and the spine was capable of being normally loaded. In the majority of cases the loading ability was reduced, but in everyday life, with due adaptation, the patients (39) suffered no complaints. In view of the relatively short follow-up period, not much can be said as yet with regard to the reability to work.

In the case of 14 patients, pain persisted although in twelve of them a definite improvement over the preoperative condition can be reported. The remaining two suffered from worsening of the complaints. In one of these two cases, we suspect an infection with digestion of the intercorporal graft and ventral slipping of the vertebra, while in the other case a large haematoma developed that congested the spinal canal and caused paralysis from which the patient has in the meantime well recovered, but for a slight weakness in the triceps surae muscles. Ambulation is good.

Pain, spine function (loading ability, movement, neural function), radiologic appearance and degree of rehabilitation were assessed as follows: 0 = poor, 1 = improved, 2 = good. The clinical description of the results based on this evaluation scheme therefore is: 8 to 7 points, very good; 7 to 6 points, good; 5 to 3 points, satisfactory; 2 to 0 points, unimproved or poor. In 46 of the 60 operated patients, i.e. 76.7%, the results may be reported as very good to good while the percentage of patients who showed definite improvement over the condition preoperatively (58 to 60 patients) amounts to 97%.

Case Histories

- F. A., 1967, Pat. No. 306 549 *(Fig. 2)*
  Because of therapy resistant, bilateral sciatica with spondylolisthesis, spinal fusion was performed in 1985 at the level L5–S2 with use of the Balgrist fixation device, under distraction. The radiograph taken three months postoperatively shows bone consolidation without loss of correction. The patient is now without complaint.
- L. E., 1952, Pat. No. 309 921 *(Fig. 3)*
  The patient suffered a compression fracture of L2 that, after conservative treatment elsewhere, gave rise to a kyphotic deformation of the spine. Because of persisting pain, especially in the lumbar region, an unsuccessful attempt was first made ten months after injury to correct the kyphosis through a ventral approach. We therefore decided to perform a laminectomy and stabilise the spine through fusion, employing distraction with superimposed (›piggy-back‹) Balgrist fixation devices. No, four months postoperatively, good bone consolidation in the corrected position is evident and we shall soon proceed to remove the fixation device so as not to impair the healthy neighbouring segments that had to be temporarily included in the stabilising process.

Discussion

Comparing the results we have obtained with this method with those we ourselves have had employing other surgical techniques (WEBER and PEYER 1974, SUEZAWA and JACOB 1981), or

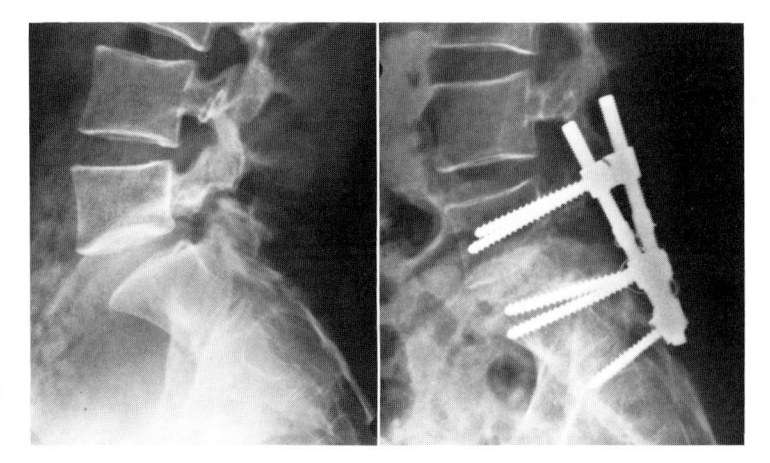

Fig. 2: Transpedicular fixation from L5 to S2. The radiograph taken three months postoperatively already shows bone consolidation without loss of reduction.

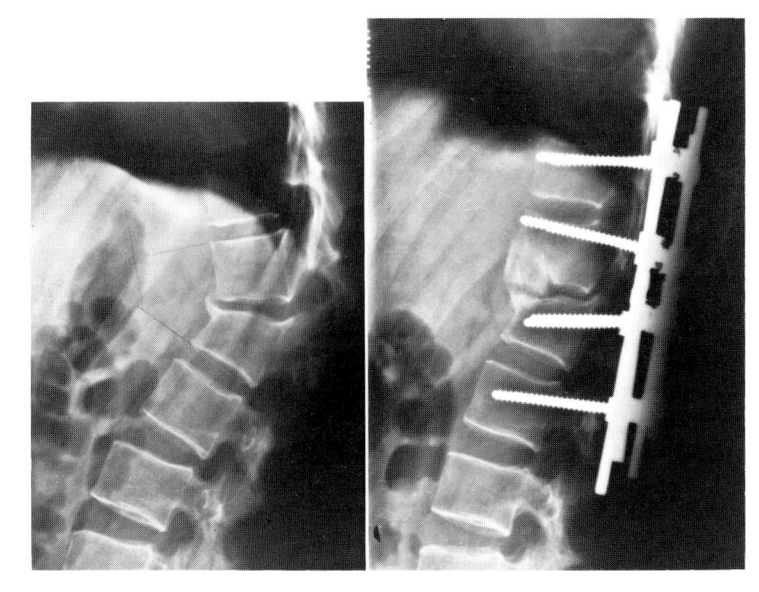

Fig. 3: Transpedicular spinal fusion with superimposed Balgrist fixation devices in treatment of an old fracture.

compared with those presented by other authors (CLOWARD 1953, STAUFFER and COVENTRY 1972, 1974, THOMPSON et al. 1974, WILTSE 1977), the present score of very good to good in 76.7% of the patients is highly encouraging. This, especially considering the large number of patients included who had been disabled following multiple surgery, the considerable number with fusion of more than one segment, and the fact that a definite improvement could be claimed in 97% of all the cases.

Initially, we observed unspecific, temporary sciatica postoperatively which delayed early mobilisation. This was traced to either incorrectly positioned cortical bone screws (they had broken through the lateral boundary of the pedicle), possibility of motion between the bone screws and the coupling piece, and in some few cases to fatigue failure of the bone screws. Correct positioning of the bone screws is very much facilitated by executing a bold skin incision to gain sufficient working room, adequate relaxation of the paravertebral muscles, and proper surgical instruments. Very important in this connection, is the use of a radiographic image intensifier in two planes.

The self-tapping bone screws of Vitalium that were initially used proved to be prone to failure. In twelve cases some of the screws broke. Only in two cases, however, was it necessary to replace the broken screws. In the remaining cases, failure of the screws had probably taken place after sufficient consolidation at the site of fusion had occurred thereby making further intervention unnecessary. To overcome this shortcoming, bone screws of Protasul-10 (forged Co-Cr-Ni) were later adopted. These screws are far more resistant to breakage but unfortunately because of the lower yield point of the material used, it is sometimes difficult to obtain the desired reposition due to the screws bending. As earlier mentioned, further development is being undertaken presently.

Regarding movement between the bone screw and coupling piece, it is obvious that as long as the latter is pressed firmly onto the underlying bone, with perhaps a washer in-between, this would not occur. Because of the fact, however, that in certain situations it is not possible to force the coupling piece into juxtaposition with the bone, in spite of washers, we are now trying to clamp the coupling piece between two nuts that run on the bone screw. Such an arrangement would also lend itself well to the purpose of effecting controlled reposition (extractor principle). Only five trials have been performed successfully in the recent past and we are presently in the process of further developing this technique. Lastly, we must mention that the use of superimposed fixation devices (›piggy-back‹ fashion) results in a much more effective fixation and would even ensure the necessary immobility in the case of pseudo-spondylolisthesis in which considerable distraction has been applied, with mechanical engagement limited only to the two affected vertebrae.

In conclusion we may state that the Balgrist transpedicular fixation device, which enables either distraction or compression, for spinal fusion of one or more segments, and which permits intraoperative reposition, has been very satisfactory and has led to most encouraging clinical results. Through further technological development we envisage improvement of its present properties, and simultaneously, still further simplification of the procedure.

References

(1) *Albee, F. H.:* Transplantation of a portion of the tibia into the spine for Pott's disease; a preliminary report. J. Amer. med. Ass. 57 (1911) 885
(2) *Cloward, R. B.:* The treatment of ruptured lumbar intervertebral discs by vertebral fusion. Indications, operative technique, after care. J. Neurosurg. 10 (1953) 154
(3) *Hadra, B. E.:* Wiring of the vertebrae as a means of immobilization in fractures and Pott's disease. Medical Times and Register 22 (1891) 423. Reprint in Clin. Orthop. 112 (1975) 4
(4) *Hibbs, R. A.:* An operation of progressive spinal deformities. The preliminary report of 3 cases from the Service of the Orthopedic Hospital New York. Med. J. 93 (1911) 1013
(5) *Stauffer, R. N., M. B. Coventry:* Anterior interbody lumbar spine fusion. J. Bone Jt. Surg. 54A (1972) 756
(6) *Stauffer, R. N., M. B. Coventry:* Posterolateral lumbar-spine fusion: Analysis of Mayo Clinic series. J. Bone Jt. Surg. 56A (1974) 1195
(7) *Thompson, W. A. L., A. G. Gristina, W. A. Healy:* Lumbosacral spine fusion. J. Bone Jt. Surg. 56A (1974) 1643
(8) *Weber, A., J. Peyer:* Ergebnisse der dorsalen lumbosakralen Spondylodese. Z. Orthop. 112 (1974) 779
(9) *Wiltse, L. L.:* Surgery for intervertebral disk disease of the lumbar spine. Clin. Orthop. 129 (1977) 22–45
(10) *Suezawa, Y., H. A. C. Jacob:* Zur Ätiologie der Spondylolisthesis. In: Die Wirbelsäule in Forschung und Praxis, Band 94. Hippokrates, Stuttgart 1981

D. VERSCHIEDENES

Anterior Stabilization of Thoracolumbar Injuries with a New Instrumentation System

H. K. Dunn, Salt Lake City

Introduction

The purpose of this article is to describe an implant system for anterior fixation of the spine following trauma, to outline its biomechanical principles and detail indications and contraindications for its use. Laboratory studies done during the development stages of the implants are the basis for characterization of the biomechanical principles presented. Following initial clinical experience with use of the implants in acute trauma, and with knowledge of the principles of biomechanical fixation developed in laboratory studies, various configurations of the implants have been used for treatment of post traumatic kyphosis.

Biomechanical Principles of Fixation

The primary goal in development of anterior instrumentation was that the degree of internal fixation should be comparable to that of dual Harrington rods. These implants are known to fix the spine sufficiently well to allow early rehabilitation, and promote good fusion rates (3). In addition, it was felt desirable to instrument the spine only a single level above and below the injury site.
The initial implant consisted of a 6 mm diameter stainless steel rod secured to a single vertebra above and below the area of anterior decompression (6). This implant configuration was arbitrarily designated Type I fixation (Fig. 1a). At surgery, the Type I implants appeared to securely fix the injured spine, but subsequent laboratory studies showed this was a false impression (8). The single rod anteriorly only resisted forward flexion and lateral bending to the side of the rod. It offered no resistance to lateral bending opposite the rod, rotation, or resistance to hyperextension if the posterior elements were missing or damaged. The same size rod configured with additional fixation points two vertebrae above and below the injury site was designated Type II instrumentation (Fig. 2). The additional leverage of the added vertebral fixation points gave added stability to bending to the side opposite the rod and to hyperextension, but was still poor in resisting rotation. Type II fixation was comparable to dual Harrington rods.
Attempts were made to enhance fixation of the Type I implants to allow shorter segment internal fixation. Two unliked or poorly linked rods

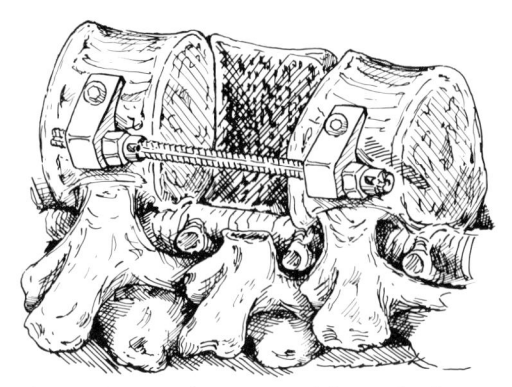

Fig. 1a: Type I implant. 6 mm stainless steel rod connected to one vertebra above and below the injury site.

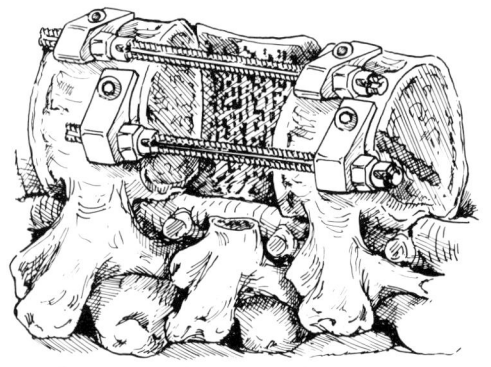

Fig. 1b: Type I implant. Two rods connected to a single vertebra above and below the injury site, but the rods are not interconnected.

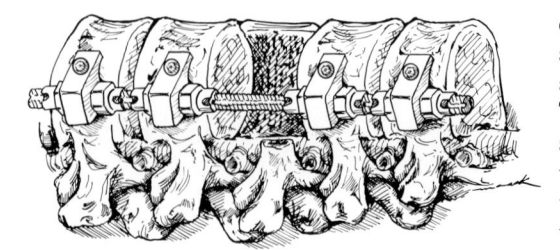

Fig. 2: Type II implant. This is a single 6 mm rod connected to two vertebrae above and below the injury site.

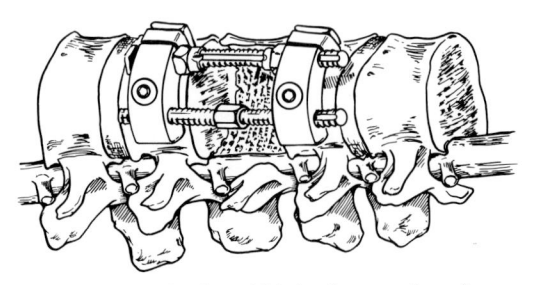

Fig. 3: Type III implant. This implant consists of two 6 mm rods rigidly linked together by vertebral body bridges. The bridges are connected to a single vertebra above and below the injury site by a vertebral body screw and a vertebral body staple.

attached to a single vertebra, that is two Type I rods, were found in laboratory studies to be no better than a single Type I rod *(Fig. 1b)*. To achieve single level fixation comparable to the fixation of dual Harrington rods spanning multiple levels, two things were necessary. The vertebrae had to be fixed at two points spread around the circumference of the vertebral bodies, and two rods must be rigidly linked together. This construct gave the necessary mass-moment of intertia for short rigid fixation. An implant conforming to these design specifications was developed and has been designated Type III *(Fig. 3)*. In addition to the two design features described, this implant is thick enough to support the neck of the vertebral screw and staple and helps prevent toggling. In designing the Type III implant, a staple as chosen for the second fixation site rather than a screw because of problems with splitting of a vertebra when two screws were used.

Discussion

All three types of implants are used in the treatment of spinal injuries. Type III implants are chosen for most cases because of their superior strength of fixation. They are used in all cases of acute injury from the mid thoracic spine to L4. Type III implants will not fit the anatomical shape of the upper thoracic vertebrae nor will they fit a spine with residual deformity. In the upper thoracic spine Type II implants are used when anterior stabilization is needed. The added length of fixation is of no consequence. For old injuries that can't be anatomically reached, Type II implants are used or Type I implants supplemented with posterior implants.

For L5 injuries Type I implants are used from L4 to the sacrum. The implants only hold a distraction force and must be protected more than is customary for other cases *(Fig. 4)*.

The surgical technique for use of these implants has been described elsewhere and is beyond the scope of this paper.

Indications for Use of Anterior Implants

Acute Trauma

There are two indications for anterior instrumentation in acute trauma. Any burst fracture with neurologic compromise and unstable injuries from L2 to the sacrum. In burst fractures with neurologic compromise, the patient's best chance for neurologic recovery is with complete atraumatic spinal canal decompression and rigid internal fixation of the injured area (1, 2, 5, 9). The direct anterior approach offers the best visualization and assurance of adequate spinal canal decompression. This is not the case with the indirect posterior approach, when implants are used to try to reduce the fracture and manipulate the bony fragments out of the canal by distraction or leverage. This approach has the danger of forcibly pulling the neural elements across the unreduced fragments prior to reduction. Posterolateral decompression of the spine can be done prior to attempts at reduction of the injured vertebra but has the disadvantage of being an indirect approach and the surgeon may inadvertently manipulate and traumatize the neural elements in trying to accomplish the decompression. With any technique of spinal canal decompression, rigid fixation of the injured area is indicated. Fracture-dislocations of the spine are similar to fractures anywhere in the body, and are associated with fracture response and its inherent edema and swelling.

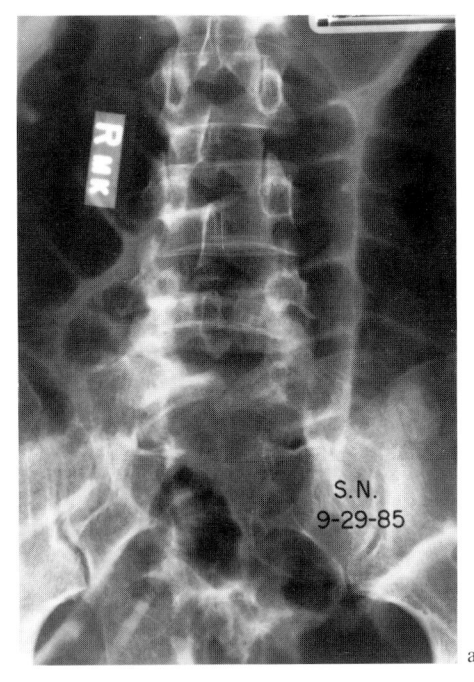

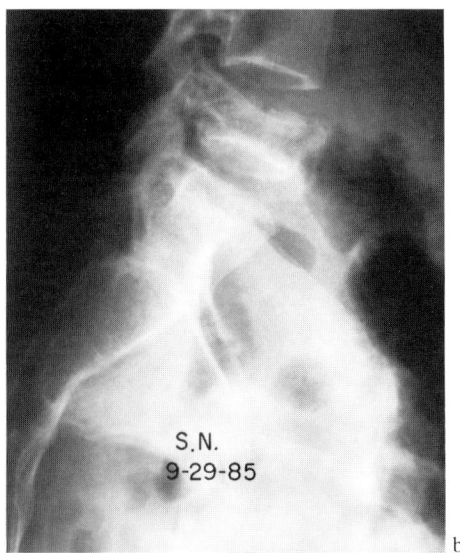

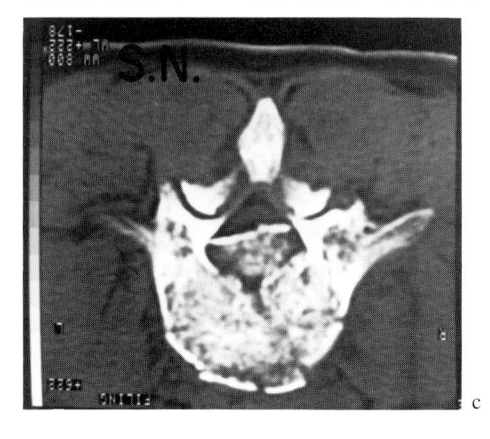

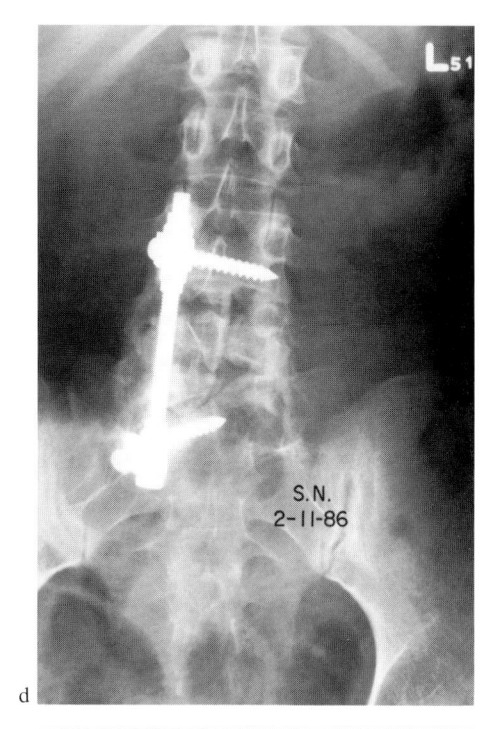

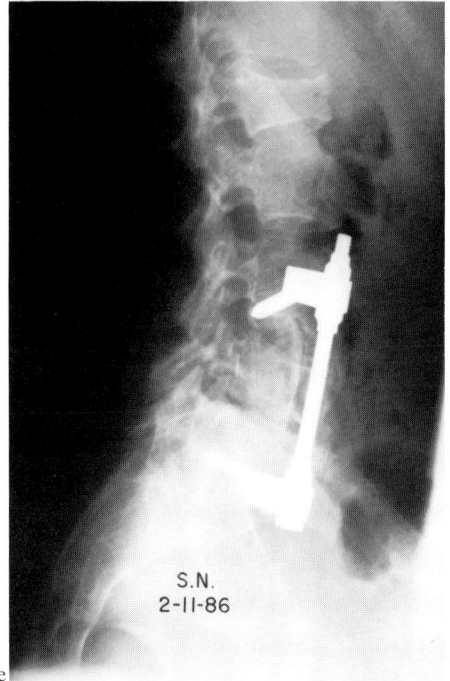

Anterior Stabilization of Thoracolumbar Injuries with a New Instrumentation System 159

Fig. 4: This is a 26-year-old female with a burst fracture of L5 and nerve root dysesthesias.
a) A–P x-ray.
b) Lateral x-ray.
c) CAT scan.
d) Five months postoperative A–P x-ray.
e) Five months postoperative lateral x-ray.

Rigid internal fixation will decrease the edema and swelling associated with fracture response, enhancing the chance of neurologic recovery (Fig. 5).

In unstable injuries from L2 to the sacrum, anterior instrumentation is indicated to allow short segment stabilization. Posterior fixation requires instrumentation of the spine at least two levels above and below the injury site. In injuries from L2 to the sacrum, this involves immobilization of vital lower lumbar motion segments. Perhaps transpedicular screw fixation will prove satisfactory for short segment fixation. However, any of the posterior instrumentation techniques have the disadvantage of requiring that the posterior spinal musculature be stripped from the vertebral element. In any posterior approach there is inevitable denervation and devascularization of the spinal muscles. Anterior approaches to the spine are less traumatic to the spinal musculature than posterior approaches (Fig. 6).

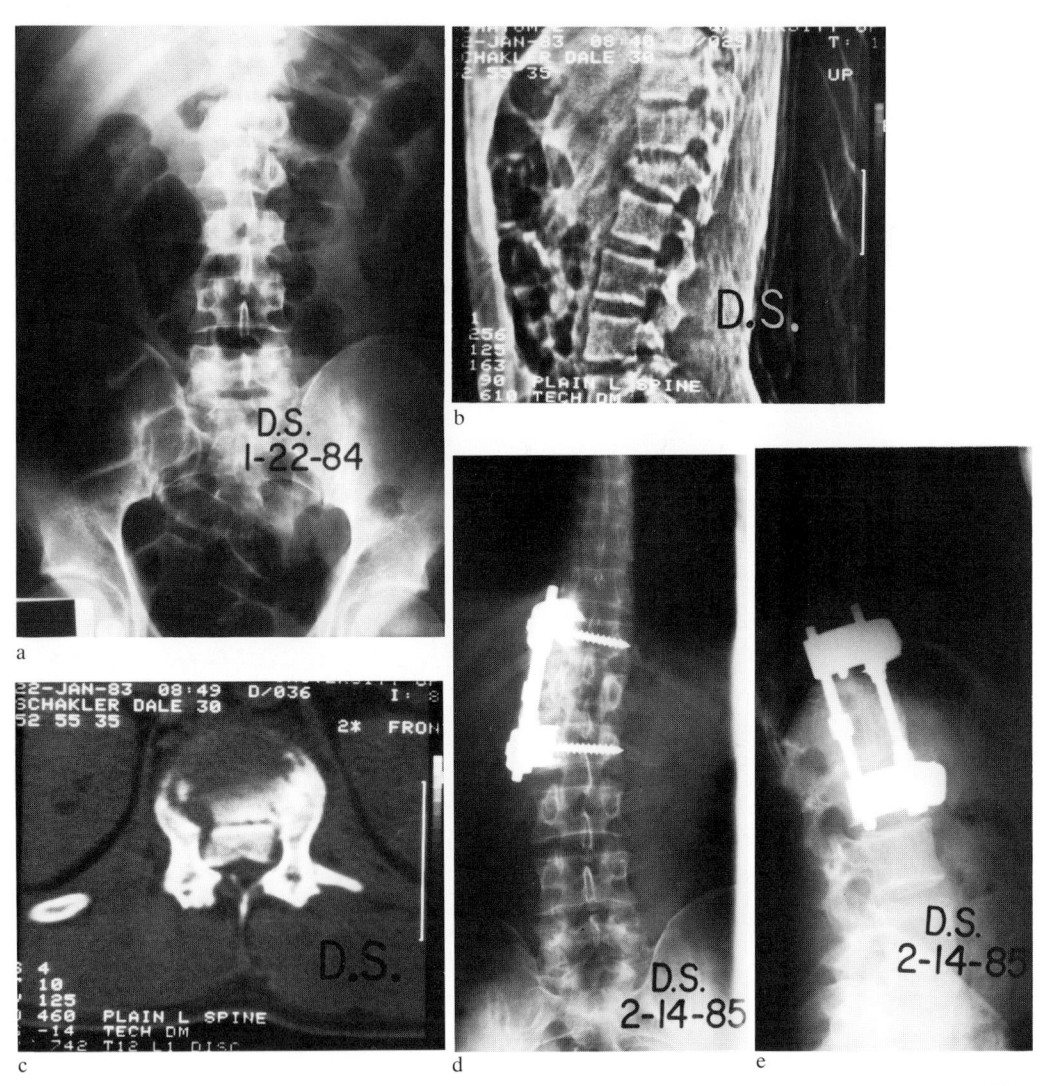

Fig. 5: This is a 28-year-old telephone lineman that was injured in a fall in January 1983. He sustained a burst fracture of L1 and presented with Frankel Grade C neurological findings.
a) A–P x-ray.
b) Lateral reconstructed CAT scan.
c) Preoperative CAT scan of L1.
d) One year postoperative A–P x-ray. At this time patient was asymptomatic and had complete neurologic recovery.
e) One year postoperative lateral x-ray.

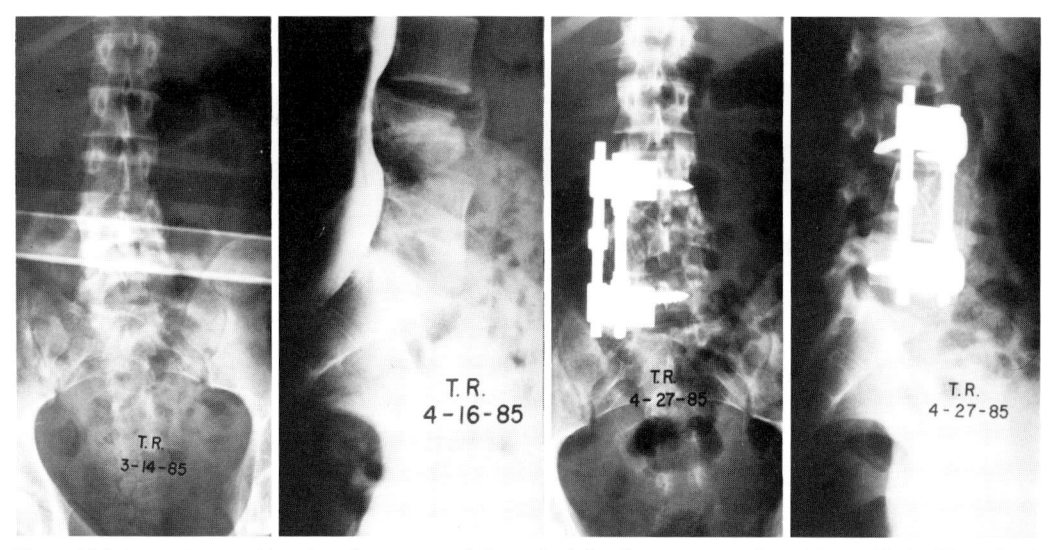

Fig. 6: This is an 18-year-old patient that presented six weeks following a motorcycle accident with significant head injury. After his head injury had resolved he was noted to have complete neurological loss distal to the level of injury. He had complete neurological recovery within three months of anterior decompression and fusion.
a) Initial A–P x-ray.
b) Lateral myelogram showing extent of burst fracture.
c) Immediate postoperative A–P Type III implant.
d) Immediate postoperative lateral x-ray, Type III implant.

Old Trauma

Unstable fractures that have been treated nonoperatively often fail to heal by solid bone union angulating into scoliosis and kyphosis. They are frequently painful, either at the site of injury, or in the area of compensatory hyperlordosis. These are fixed deformities that require anterior release to gain correction. It is important to correct the deformity because failure to do so will leave painful compensatory curves and make attainment of solid union more difficult. Since these are fixed deformities, it is always necessary to approach the spine anteriorly for surgical release of soft tissue and osseous structures. If there has been no prior posterior surgery, it is sometimes possible to correct these deformities only with anterior release and anterior instrumentation. If there is soft tissue or osseous blockage to correction posteriorly, an anterior and posterior procedure is necessary. This can be staged but it is better to do simultaneous anterior and posterior approaches. This is done with the patient in a lateral decubitus position. The spine is first approached anteriorly and if with anterior release it can be fully corrected then it is simply instrumented anteriorly. If the deformity is not fully correctable, then a posterior release is done in this same position. When a spine is released anteriorly only, Type III implant is used for fixation. However, if the spine has to be approached both anteriorly and posteriorly, then instrumentation both anteriorly and posteriorly is indicated and Type I implants are sufficient when coupled with posterior instrumentation, such as Luque rods or dual Harrington rods *(Fig. 7)*.

Contraindications to Use of Anterior Implants

Significant osteoporosis is a contraindication to use of all anterior implants. It should be remembered that osteoporosis initially and most profoundly affects the vertebral bodies. The strength of fixation of any screws in vertebral bodies is directly proportional to the density of the bone (4). With osteoporosis, the strength of screw fixation in the vertebral body is dramatically reduced. There are many patients with significant osteoporosis in whom vertebral screw fixation is simply not adequate to transmit loads. In mild osteoporosis vertebral body screws can be reinforced by methylmethacrylate (4). However in significant osteoporosis as one often sees in patients on high doses of

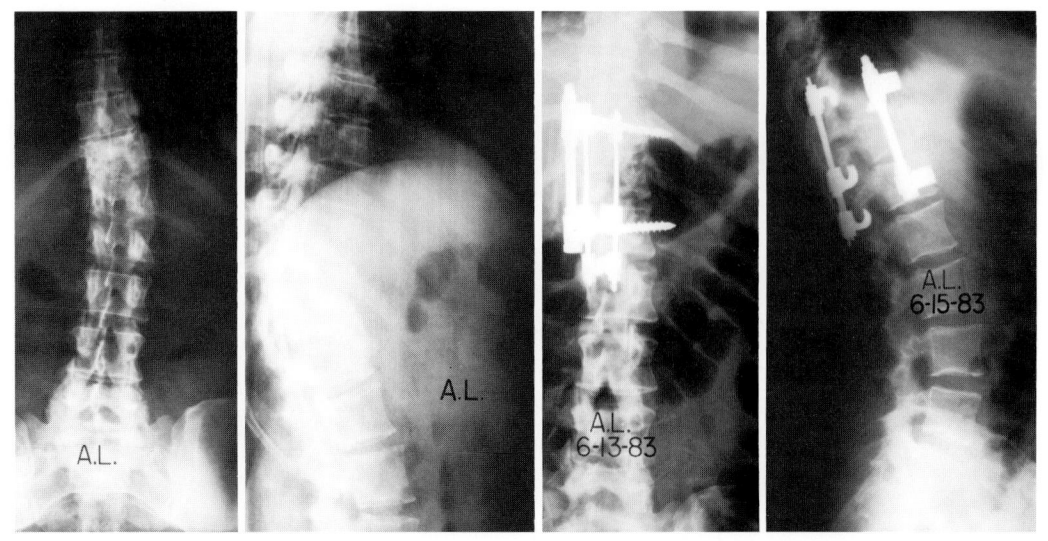

Fig. 7: This is a 34-year-old lady who had had an unstable T12 fracture. With conservative treatment she had progressive angular deformity and presented at one year for treatment. She was having mild neurologic deficit at this time.
a) Immediate preoperative x-ray.
b) Lateral x-ray at time of myelography.
c) Six months postoperative A–P, following simultaneous anterior and posterior correction and instrumentation of deformity. Type I implant anteriorly, Harrington compression system posteriorly.
d) Lateral at six months postoperative.

steroids or in elderly females, screw fixation is so inadequate that anterior instrumentation is totally unwarranted. If the strength of fixation of the screws is not sufficient to hold the implants in place well it will pull out and accomplish nothing. It also has the potential to damage adjacent structures.

Type I and Type II implants can easily be placed on the left side of the vertebral bodies without encroachment on the aorta. Any implant, however, that is placed where the aorta or its main branches can touch or encroach on the implants, will end up causing vascular erosion. A large pulsating artery against a metallic device inevitably erodes with aneurysm formation. This can have catastrophic consequences. Care must always be taken when using any anterior device, and if it cannot be positioned such that it will not encroach on the aorta it should not be used.

Type III implants as described here have several advantages because of size and strength. However, it is contraindicated to use this implant on the left side of the vertebral bodies. The author has personally used it at the thoracolumbar junction on the left side taking care to get it posterior away from the aorta and has not encountered any trouble. However I am aware of at least eight cases where the Type III implant has been used on the left side with resulting aortic encroachment. These have been in the hands of individuals not experienced with the system.

The author has had limited use with Type I instrumentation into the sacrum. This has always been done from a right-sided approach and it is doubtful that this instrumentation does anything more than hold a distraction force between L4 and the sacrum. Patients that have had fusion from L4 to the sacrum with a Type I device have been protected for at least four months in braces incorporating the back and one thigh to try to block lumbosacral motion. In order to insert the device the inferior vena cava has to be mobilized. This is technically a difficult operation and should not be attempted by anyone that is not highly experienced with anterior surgery in this area. The inferior vena cava, because it is a low pressure vascular, does not erode when placed adjacent to bone grafts or implants. However, it is advisable to place a Teflon felt pad between the vessel and the implants.

It is not indicated to use anterior implants in cases that are treated as well by nonoperative means or by posterior instrumentation. Stable fractures with neurologic compromise should be treated nonoperatively. This is true for stable burst fractures even if there is CAT scan evidence of significant spinal canal compromise. Unstable spinal injuries without neurologic compromise above L2 are more easily treated with posterior implants than anterior implants. Anterior spinal canal decompression is not warranted in translational injuries. These patients who present with immediate and complete paraplegia have irreparable spinal cord injury and posterior stabilization is all that is needed. This is not true for patients with burst fractures even if they have a history of immediate and complete paraplegia. All burst fractures have potential for neurological recovery with adequate anterior decompression and internal fixation.

Summary

Anterior instrumentation of the spine in trauma is primarily indicated for those cases requiring anterior decompression. It allows the surgeon to accomplish complete adequate decompression with immediate intraoperative stabilization. This allows the optimum chance for neurologic recovery. It is also indicated for unstable injuries at L2 and below where short segment stabilization is desired. Anterior stabilization is not intended to replace posterior instrumentation, but allows the spine surgeon to supplement his armamentarium of implants to accomplish goals unattainable with posterior systems. There are definite contraindications to use of anterior implants, principally related to osteoporosis. Anterior implants cannot be used in an extremely osteoporotic spine as there is not sufficient strength of fixation at the implant/bone junction. Great care must always be taken with anterior implants and their relationship to the great vessels.

References

(1) *Bohlman, H. H., E. Bahniuk, G. Raskulinecz, G. Field:* Mechanical Factors Affecting Recovery from Incomplete Cervical Spinal Cord Injury: A Preliminary Report. Johns Hopkins Med. M. 145 (1979) 115–125

(2) *Bohlman, H. H., F. J. Eismont:* Surgical Techniques of Anterior Decompression and Fusion for Spinal Cord Injuries. Clin. Orthop. 154 (1981) 57–67

(3) *Dickson, J. H., P. R. Harrington, W. D. Erwin:* Results of Reduction and Stabilization of the Severely Fractured Thoracic and Lumbar Spine. J. Bone and Joint Surg. 60A (1978) 799–805

(4) *Dunn, H. K., K. E. Bolstad:* Fixation of Dwyer Screws for the Treatment of Scoliosis – A Postmortem Study. J. Bone and Joint Surg. 59A (1977) 54–56

(5) *Dunn, H. K.:* Anterior Spine Stabilization and Decompression for Thoracolumbar Injuries. In: Orthopedic Clinics of North America, Vol. 17, No. 1 (1986) 113–119

(6) *Dunn, H. K.:* Anterior Stabilization of Thoracolumbar Injuries. Clin. Orthop. and Related Research 189 (1984) 116–124

(7) *Dunn, H. K.:* Instrumentation for the Anterior Spine – A Technical Bulletin. Zimmer, Inc. Warsaw, Indiana 1984

(8) *Dunn, H. K., A. U. Daniels, G. G. McBride:* Comparative Assessment of Spine Stability Achieved with a New Anterior Spine Fixation System. Orthop. Trans. 4 (1980) 268

(9) *McAfee, P. C., H. H. Bohlman, H. A. Yuan:* Anterior Decompression of Traumatic Thoracolumbar Fractures with Incomplete Neurological Deficit using a Retroperitoneal Approach. J. Bone and Joint Surg. 67A (1985) 89

Memory-Implantate zur ventralen Defektüberbrückung und Spondylodese

G. Freiherr von Salis-Soglio, Lübeck

Zusammenfassung

Die klassische ventrale Spondylodese-Technik an der Lendenwirbelsäule zeigt nach den publizierten Ergebnissen die überraschend hohe Pseudarthroserate von 35,7%. Der entscheidende Grund liegt u. E. in der nicht ausreichenden mechanischen Ruhe. Zur Verbesserung der Primärstabilität wurde daher ein Implantat aus einer Memory-Legierung (55% Nickel, 45% Titan) entwickelt, welches interkorporell eingesetzt wird und das Bewegungssegment durch Distraktion stabilisiert. Einzelheiten bezüglich des Implantates und der Operationstechnik werden beschrieben, ebenso die durchgeführten Tierversuche. Nach 22 Operationen von 1983 bis 1985 trat 15mal der knöcherne Durchbau ein, in zwei Fällen kam es zur Pseudarthrosenentwicklung, die übrigen Operationen liegen noch kurz zurück. In keinem Falle kam es zu einer Implantatdislokation.

Nach diesen mittelfristig günstigen Verläufen wurde weiterhin ein Memory-Implantat zum Wirbelkörperersatz konstruiert, welches sich noch in experimenteller Erprobung befindet.

Die *ventrale interkorporelle Spondylodese* eines LWS-Segmentes ist ein unverändert wichtiger orthopädischer Eingriff, von vielen Indikationen sei nur das schmerzhafte Lockerungssyndrom nach dorsalen Voroperationen genannt.

Die klassische Operationstechnik besteht – abgesehen von individuellen Modifikationen – im Einbolzen eines oder mehrerer kortiko-spongiöser Späne in den zuvor ausgeräumten und spongiosierten Bandscheibenraum.

Als Voraussetzungen für den knöchernen Durchbau gelten im wesentlichen:

- Die ausreichende Spongiosierung und somit Durchblutung des Transplantatbettes (Meznik u. Scancar, 1969; Muhr u. Kunitsch, 1974),
- die Transplantation vitalen Knochengewebes,
- mechanische Ruhe im zu versteifenden Segment.

Und nur in diesem letzten Punkt kann der Grund für die überraschend hohe Pseudarthroserate von 35,7% gesehen werden, welche aus den wichtigsten Publikationen der vergangenen Jahre hervorgeht. Lediglich die Fusion wegen Spondylolisthese weist deutlich günstigere Resultate auf.

Zur Verbesserung der Primärstabilität haben wir daher ein Implantat entwickelt, welches erstmalig interkorporell eingesetzt wird und das Bewegungssegment durch Distraktion stabilisiert (Baumgart u. a., 1976; Bensmann u. a., 1979; von Salis-Soglio, 1985).

Die *Eigenschaften des Implantates* sowie die *Operationstechnik* sollen stichwortartig beschrieben werden:

- Das Implantat besteht aus einer Memory-Legierung (55% Nickel, 45% Titan), Umwandlungstemperatur 45° C.

Abbildung 1 zeigt den Memory-Effekt von Nickel-Titan-Legierungen.

- Die räumlichen Abmessungen sind so gewählt, daß das Implantat im komprimierten Zustand (Höhe 12 mm) nach Ausräumung der Bandscheibe von ventral und Anfrischung der angrenzenden Wirbelkörpergrund- und -deckplatten recht exakt zwischen die Wirbelkörper eingepaßt werden kann *(Abb. 2a, b; Abb. 3a, b).* Die Positionierung erfolgt ausreichend weit dorsal in den Bereich relativer mechanischer Ruhe.
- Durch Erwärmen des Implantates über die Umwandlungstemperatur von 45° C kommt es zum Auslösen des Memory-Effektes

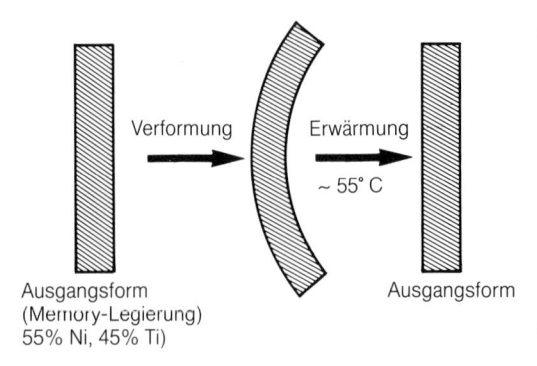

Abb. 1: Prinzip von Memory-Legierungen.

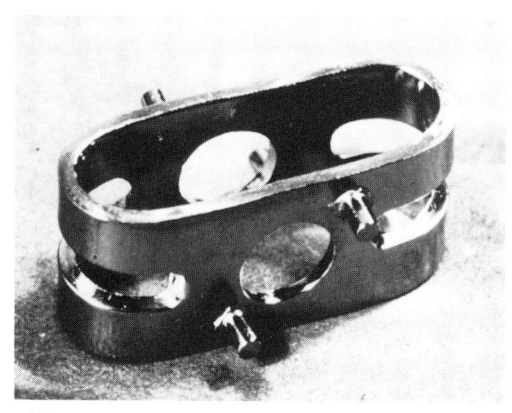

Abb. 2a: Memory-Implantat schräg.

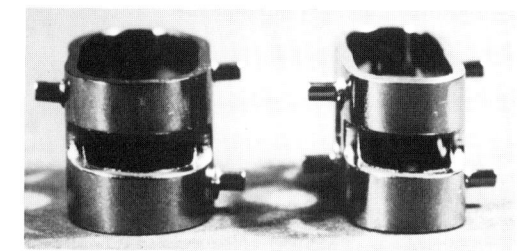

Abb. 2b: Memory-Implantat seitlich (links: Ausgangsform, rechts: Implantationsform).

(Abb. 4): Das Implantat strebt seine Ausgangsform (Höhe 20 mm) an, dehnt sich in kraniokaudaler Richtung aus und verklemmt sich somit fest zwischen den benachbarten Wirbelkörpern.
- Die Ausdehnungskraft beträgt maximal 1300 N, die Belastbarkeit reicht bis nahezu 5000 N.
- Design und Größe des Implantates ermöglichen, daß der verbleibende Bandscheibenraum sowie das Implantatinnere mit reichlich autologer Spongiosa ausgefüllt werden, abschließend werden ein bis zwei kortikospongiöse Späne vor dem Implantat eingefügt *(Abb. 5a–5c).*

Tierversuche haben gezeigt, daß die Implantatverankerung durch Distraktion ausreichend stabil ist und daß der knöcherne Durchbau sowohl neben dem Implantat als auch durch das Implantat hindurch erfolgt *(Abb. 6).*

Seit Ende 1982 wird das Verfahren beim Menschen angewandt, die Patienten werden mittlerweile nach etwa zehntägiger Liegezeit mit einem Korsett mobilisiert, welches bis zum end-

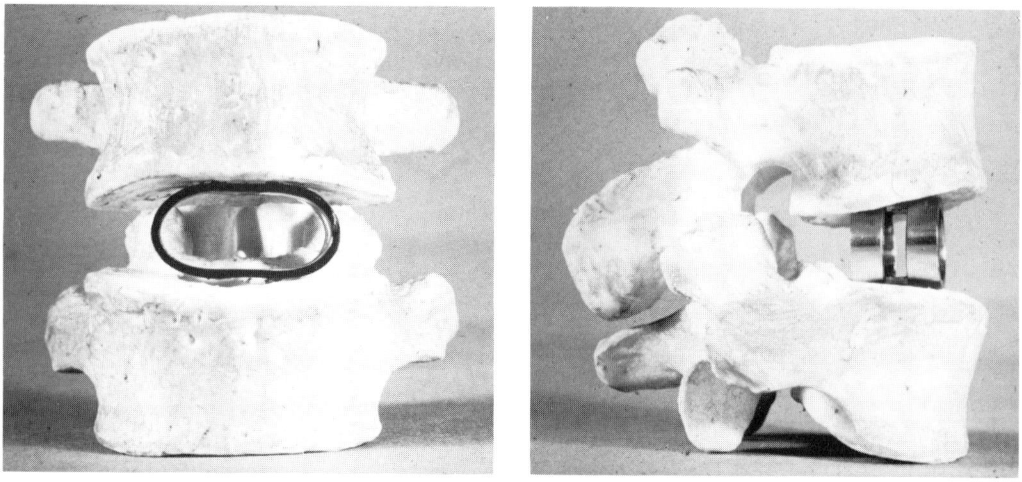

Abb. 3a, b: Implantatposition.

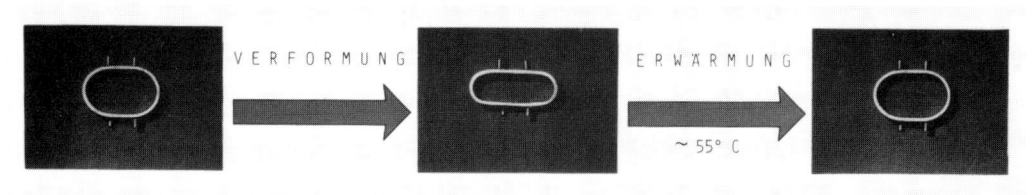

Abb. 4: Memory-Effekt LWS-Implantat.

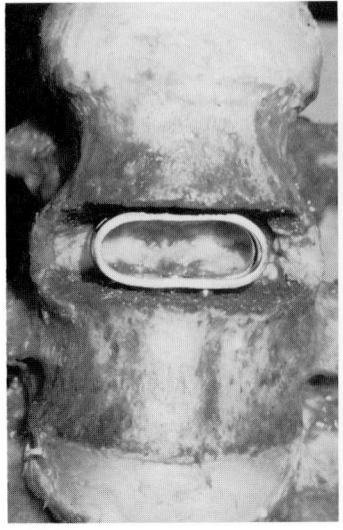

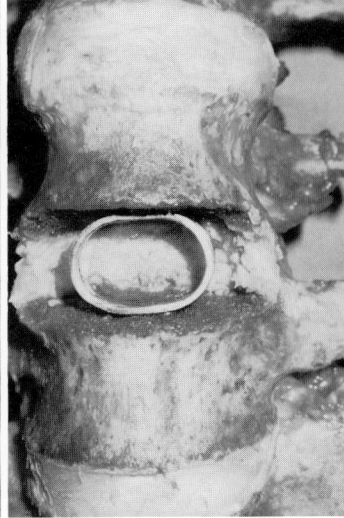

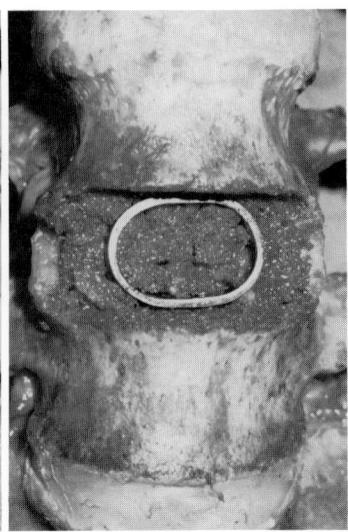

Abb. 5a: Implantatposition.   Abb. 5b: Nach Erwärmung.   Abb. 5c: Spongiosaeinfügung.

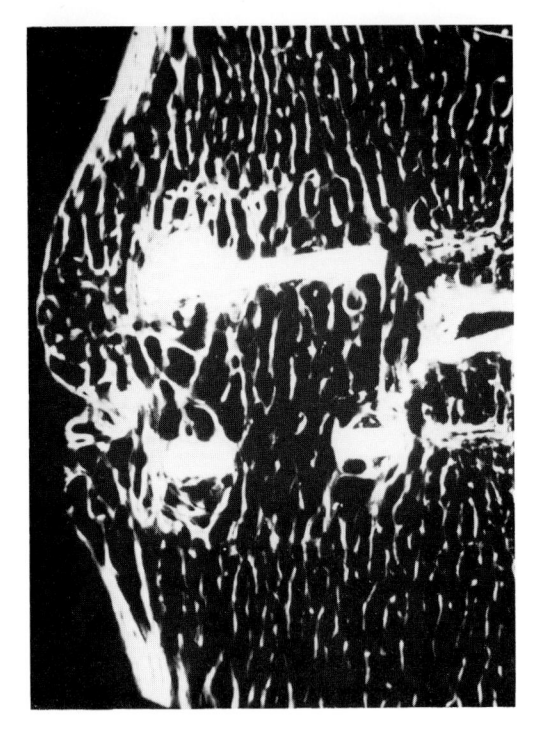

gültigen knöchernen Durchbau getragen wird.

Die Kasuistik von 1983 bis 1985 geht aus *Tabelle 1* hervor, die *Abbildungen 7a, b* und *8* zeigen typische radiologische Befunde nach knöchernem Durchbau des Bewegungssegmentes.

Nach den bisherigen günstigen Verläufen bei der Memory-Spondylodese haben wir nach dem gleichen Prinzip ein Memory-Implantat hergestellt, welches zur längerstreckigen ventralen Defektüberbrückung vorgesehen ist, wobei in erster Linie an den Wirbelkörperersatz bei Tumoren gedacht ist. Entsprechende experimentelle Untersuchungen sind noch im Gange, der erstmalige klinische Einsatz ist in Kürze geplant.

Abb. 6: Fusioniertes Segment (Schaf).

Tab. 1 Memory-Spondylodese 1983–1985

22 Operationen (L_3–S_1)	
d	= 44,5 Jahre
Indikationen:	postoperatives Lockerungssyndrom 13
	Spondylolisthese 4
	primär degenerativ 5
Knöcherner Durchbau:	15 (d = 7 Monate)
Pseudarthrose:	2
noch kurzer Verlauf:	5
Implantatdislokation:	0

Abb. 7a, b: Memory-Spondylodese sechs Monate postoperativ a.-p. und seitlich.

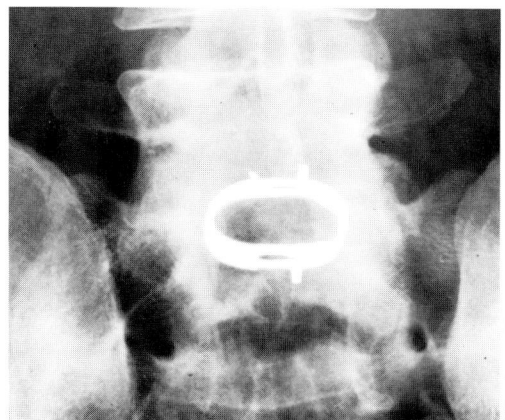

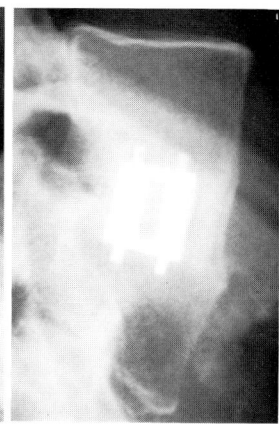

Literatur

(1) *Baumgart, F., J. Jorde, H.-G. Reiss:* »Memory-Legierungen« – Eigenschaften, phänomenologische Theorien und Anwendungen. Techn. Mitt. Krupp-Forsch.-Ber. 34 (1976) 1–16

(2) *Bensmann, G., F. Baumgart, J. Hartwig, J. Haasters:* Untersuchungen der Memory-Legierung Nickel-Titan und Überlegungen zu ihrer Anwendung im Bereich der Medizin. Techn. Mitt. Krupp-Forsch.-Ber. 37 (1979) 21–23

(3) *Meznik, F., P. Slancar:* Klinische Ergebnisee auto-, homo- und heterologer Knochentransplantation. Z. Orthop. 105 (1969) 465–484

(4) *Muhr, G., G. Kunitsch:* Zur Einheilung spongiöser Knochentransplantate. Arch. Orthop. Unfall-Chir. 78 (1974) 32–39

(5) *v. Salis-Soglio, G.:* Die ventrale interkorporelle Distraktions-Spondylodese an der Lendenwirbelsäule. Z. Orthop. 123 (1985) 852–858

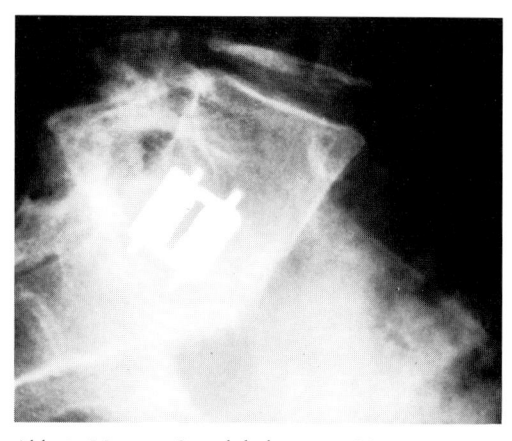

Abb. 8: Memory-Spondylodese neun Monate postoperativ.

IV Wirbelsäulentumoren

Die Instabilität der Halswirbelsäule durch Tumorbefall

E. Schmitt, R. Reinig, Frankfurt

Osteolytische Prozesse der Halswirbelsäule führen je nach Ausdehnung zu einem Verlust der Stabilität durch Zerstörung des ventralen oder dorsalen Stützpfeilers. Es besteht demzufolge die Gefahr einer Deformität, bei deren Eintritt neurologische Komplikationen drohen. Diese sind aber auch zu erwarten, wenn ein raumfordernder Prozeß Wirbelkanal und Wirbelloch einengt. Doch auch ohne Deformität oder neurologische Ausfälle erzeugt die Instabilität z. T. erhebliche Schmerzen.

Ziele unseres operativen Vorgehens sind somit Wiederherstellung der Stabilität und Reduktion der Schmerzen, falls notwendig Dekompression nervaler Strukturen, Prävention einer Lähmung durch Deformität, in einigen Fällen auch Sicherung der Diagnose.

Von 1975 bis 1983 sind an der Orthopädischen Universitätsklinik Frankfurt a. M. Friedrichsheim 61 Patienten wegen eines osteolytischen Prozesses an der Halswirbelsäule operativ stabilisiert worden, 40 davon mit einem primären oder sekundären malignen Prozeß.

Bei malignen Tumoren führen wir folgende Technik aus:

Bei Befall der Wirbelkörper C 3–Th 1, damit Verlust der Tragfähigkeit des vorderen Stützpfeilers über maximal drei Segmente wird nach ventralem Zugang die Wirbelkörperreihe freigelegt. Nach Spaltung des Längsbandes wird der osteolytische Herd ausgeräumt, falls erforderlich, wird durch Entfernung der dorsalen Wirbelkörperanteile auch die Dekompression des Myelons vorgenommen. Der Defekt wird mit einer Palacosplombe überbrückt, die sich in Nuten der angrenzenden gesunden Wirbelkörper befestigt. Ventral wird unter Bildwandlerkontrolle eine entsprechende lange AO-Drittelrohrplatte in den benachbarten gesunden Wirbelkörper angeschraubt (Abb. 1).

Bei einer Zerstörung des hinteren Stützpfeilers und Defekten an C 1 und C 2 nehmen wir die dorsale Verbundosteosynthese mit Drahtcerclagen und Palacos vor, sind gar Defekte am ventralen und dorsalen Pfeiler nachzuweisen, kombinieren wir den vorderen mit dem hinteren Zugang.

Soweit indiziert, schließt sich in Zusammenarbeit mit dem Onkologen eine Chemo- oder Strahlentherapie an. In unserem Patientengut

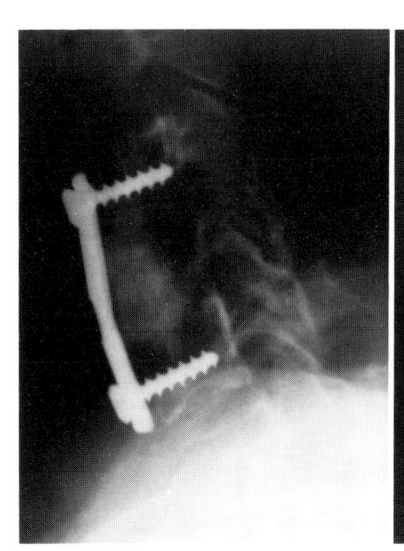

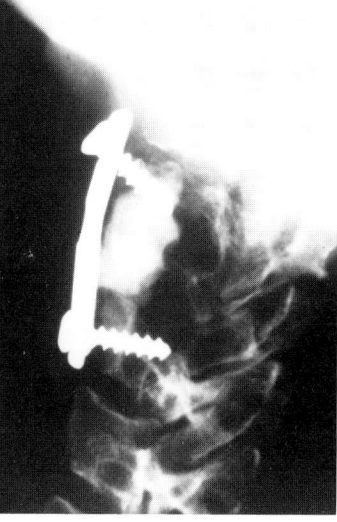

Abb. 1: Lockerung des Implantates, Befall des zur Fixation verwendeten Wirbelkörpers durch Tumormassen.

überwogen bei weitem die sekundären Tumoren: Nur bei einem Patienten wurde ein Primärtumor diagnostiziert, nämlich ein Chordom. Bei fünf Patienten lagen systematische Erkrankungen vor (viermal ein Plasmozytom, einmal ein malignes Lymphom), bei den übrigen Patienten lautete die Diagnose, in der Häufigkeit abnehmend, Mamma-, Bronchus-, Nieren-, Uterus- und Eierstockkarzinom. In einigen Fällen blieb der Primärtumor unbekannt.
Natürlich muß so ein Vorgehen mit möglichen Risiken und Komplikationen gegenüber den Vorteilen aufgewogen werden.
In unserem Patientengut stellten wir eine Überlebenszeit postoperativ von durchschnittlich 7,2 Monaten fest, sie schwankte zwischen 1,5 und 22 Monaten. Diesbezüglich hatten Patienten mit einem Plasmozytom die beste Chance, die schlechteste Patienten mit Nieren- und Uteruskarzinom.
Beeindruckend sind die Angaben praktisch aller Patienten, nach der Operation eine deutliche Reduktion ihrer Beschwerden zu verspüren. Die Besserung hielt auch in den meisten Fällen bis zum Tode an.
Zehn Patienten hatten präoperativ radikuläre, motorische und sensible Ausfälle, die sich besserten, bei zwei Patienten blieb der Zustand unverändert. Eine inkomplette und eine komplette Querschnittlähmung konnten durch die Operation nicht beseitigt werden.
Zweimal mußte der operative Eingriff ohne Fusionierung abgebrochen werden: Bei einem Patienten war der Tumor in die Weichteile eingewachsen, eine Präparation war deshalb nicht möglich. Bei einem zweiten Erkrankten mit Plasmozytom lag eine Struma vor, er war übergewichtig und hatte einen extrem kurzen Hals.

Bei vier Patienten lockerte sich das Implantat, in zwei Fällen schon in der postoperativen Phase. Wir mußten bei ihnen reintervenieren und erneut stabilisieren. Als Ursache stellten wir einen Tumorbefall der zur Fixation verwendeten Wirbelkörper fest, d. h. die Fusionsstrecke war zu kurz gewählt. Bei den beiden anderen Patienten lockerte sich das Implantat partiell und erst nach Monaten, Beschwerden lagen nicht vor.

Einmal eröffneten wir bei der Präparation den Pharynx. Es trat aber kein komplizierter Heilverlauf auf. Andere ernsthafte intraoperative oder solche Zwischenfälle, die dem Eingriff selbst angelastet werden mußten, beobachten wir nicht. Die Interpretation der Ergebnisse eines solchen Eingriffes ist schwierig und problematisch. Die kurzen Überlebenszeiten stellen den Wert des ohnehin nur palliativen Eingriffes in Frage, wenn man ihn unter rein prognostischen Gesichtspunkten betrachtet. Aber Verhinderung eines drohenden Querschnittes, die Erhaltung der Gehfähigkeit, Besserung der teils erheblichen Schmerzen und neurologischen Ausgangsbefunde, solange keine Anzeichen einer Querschnittlähmung vorliegen, stellen aber unschätzbare Parameter für die Lebensqualität dieser schwerstkranken Patienten dar.

So rechtfertigt sich der Eingriff auch bei Patienten mit nur kurzer prospektiver Überlebenszeit. Er bewahrt ihn unter Umständen davor, für den Rest des Lebens eine Rumpforthese tragen zu müssen, von welcher er weiß, sie nie mehr ablegen zu dürfen. Selbst bei Patienten mit einer Querschnittlähmung ist die Spondylodese noch angezeigt, weil sie die Pflege erleichtert und das Anbringen z. T. sehr umständlicher äußerer Stützmittel überflüssig macht.

Wirbelresektion und Wirbelersatz

H. Zippel, H. Hähnel, J. Gummel, Berlin/DDR

Mit der grundsätzlichen Sicherung der vorderen Zugangswege zu allen Segmenten des Achsenorgans *(Tab. 1)* und der prinzipiellen Verfügbarkeit geeigneter Implantate ergab sich die Möglichkeit, Konzeptionen und Techniken der Wirbelresektion und des Wirbelersatzes neu zu orientieren. Die Probleme liegen dabei neben den hohen allgemeinen Operationsrisiken gegenwärtig vor allem
- in den noch vorhandenen Unsicherheiten in der Indikationsdifferenzierung bzw. Patientenauswahl zur Resektionsbehandlung,
- in der durch die engen topographischen Beziehungen zwischen Wirbelsäule und Rückenmark begrenzten Radikalität des Resektionsbereiches und
- in der langfristigen, formschlüssigen und belastungsstabilen Verankerung der Implantate.

Mit unterschiedlichem Behandlungsziel und variabler Dringlichkeit ergibt sich nach unseren bisherigen Erfahrungen die allgemeine Indikation zur Wirbelteil- oder -totalsektion bei geschwulstbedingten, entzündlichen und traumatischen Wirbeldestruktionen in erster Linie bei drohender oder bereits eingetretener medullärer Begleitschädigung.

Tab. 1 Ventrale Zugangswege zur Wirbelsäule

Segment-bereich	Zugang
C 1 – C 2	– transoropharyngeal SOUTHWICK und ROBINSON (1957), FANG und ONG (1962), APUZZO und Mitarb. (1978), SPETZLER und Mitarb. (1979) – extraoral HENRY (1957), SMITH und ROBINSON (1958)
C 3 – C 7	– ventral ROBINSON und SOUTHWICK (1960), SOUTHWICK und ROBINSON (1957), CLOWARD (1958/59, 1971), ROBINSON (1962), FIELDING und Mitarb. (1979) – anterolateral VERBIEST (1968, 1969), JUNG (1963), SOUTHWICK und ROBINSON (1957), HODGSON (1965), BOHLMAN (1972)
C 7 – Th 3	– transsternal FANG und Mitarb. (1962, 1964) – supraklavikulär NANSON (1957) – transaxillär oder transthorakal nach Resektion der 3. Rippe ATKINS (1954), HODGSON (1964) – anterolateral SOUTHWICK und ROBINSON (1957)
Th 2 – Th 4	– transsternal, Zervikosternotomie CAUCHOIX und Mitarb. (1957)
Th 4 – Th 10 (L 1)	– (linksseitig) transthorakal, anterolateral
Th 8 – L 3 (L 4)	– kombiniert, transthorakal transdiaphragmal retroperitoneal (Thorakophrenolumbotomie) HODGSON und Mitarb. (1956), DWYER und Mitarb. (1969), DWYER (1973), ZIELKE (1978), PERRY und NICKEL (1959), RIXBOROUGH (1973) u. a.
Th 11 – L 2	– extraperitoneal, subdiaphragmal MORSCHER (1977), HODGSON (1964), HUGHES (1949), LOUIS (1983), MIRBAHA (1973, 1978), BURRINGTON und BROWN (1976)
L 4	– ventral, retroperitoneal – ventral, anterolateral, iliolumbal
L 5 – S 1	– ventral, transperitoneal – ventral, retroperitoneal – transiliakal JUDET (1969)
S 1 – Os coccygis	– MAC CARTHY und Mitarb. (1952, 1965), – STENER and GÜNTERBERG (1978)

Bei primären oder sekundären Wirbelsäulentumoren bzw. tumor-like-lesions besteht das Behandlungsziel in der radikalen Entfernung der Geschwulst und der Dekompression des Rückenmarkes mit nachfolgender Defektüberbrückung und Stabilisierung des Achsenorgans.

Die Operationsanzeige erscheint bei gegebener Operabilität des Patienten zwingend, bei bereits eingetretenen oder drohenden Wirbelzusammenbrüchen mit Instabilität des Achsenorgans, bei progredienten Lähmungsbildern oder bei anderweitig nicht zu beeinflussenden Schmerzzuständen.

Bei Hyperflexions-Stauchungsbrüchen oder Wirbelkörperberstungsbrüchen ergibt sich die Operationsanzeige zur Resektionsbehandlung und zum Wirbelersatz aus dem Ausmaß der Flexionsdeformierung und Instabilität, vor allem aber aus der medullären Begleitschädigung. Die noch häufig praktizierte mechanische Entlastung des Rückenmarkes durch alleinige Laminektomie ist in diesen genannten Fällen obsolet, weil dadurch die mechanische Instabilität

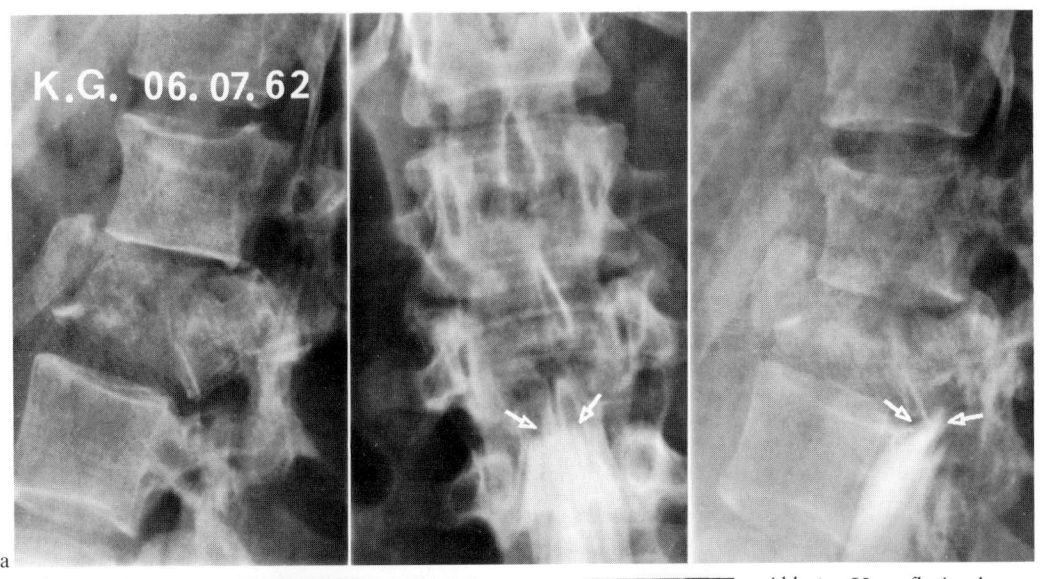

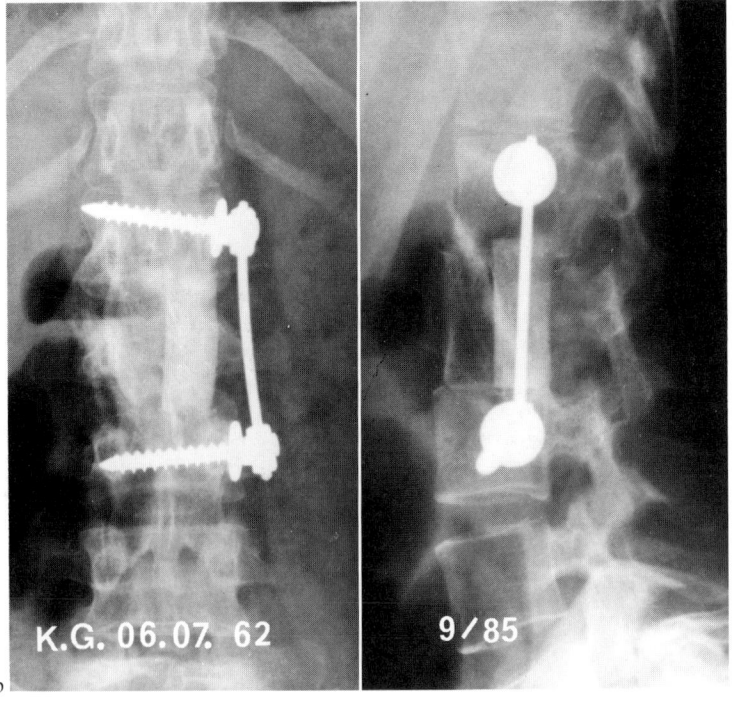

Abb. 1a: Hyperflexionsberstungsfraktur des dritten Lendenwirbelkörpers mit inkompletter Querschnittssymptomatik bei einem 23jährigen Patienten, kompletter Kontrastmittelstopp (Pfeile).

Abb. 1b: Zustand nach Spondylektomie und vorderer Dekompression und Wirbelwiederaufbau mit Knochenbankmaterial, welches zusätzlich mit einer Zielke-Brücke gesichert wurde. Postoperativ: vollständige Rückbildung der Lähmung.

weiter zunehmen würde. Grundsätzlich führt die anatomische Reposition zur bestmöglichen Dekompression des Rückenmarkes. Erweist sich in besonders gelagerten Fällen eine dorsale Entlastung des Myelons als unumgänglich, so muß die Wirbelsäule in gleicher oder nachfolgender Sitzung zusätzlich stabilisiert werden. Da in der überwiegenden Mehrheit der Fälle von Hyperflexions-Stauchungs- oder Wirbelberstungsbrüchen die medulläre Kompression durch andrückende Wirbelkörperkantenfragmente von ventral her erfolgt (computertomographische Sicherung!), muß auch die Dekompression vom vorderen Zugang aus erfolgen (Abb. 1). Als praktikable Wege bieten sich dazu die anterolaterale Dekompression bzw. die Spondylektòmie mit nachfolgendem Wirbelersatz an. Bei veralteten traumatischen Zusammenbrüchen mit progredienter Kyphosierung und Instabilität lassen sich nach unseren Erfahrungen durch vordere Stabilisierung, Wirbelwiederaufbau und Korrektur der Flexionsdeformität auch bei bestehenbleibender kompletter oder inkompletter Lähmung wesentlich günstigere Bedingungen für die notwendige Rehabilitation (z. B. stabile Sitzposition im Rollstuhl) schaffen.

Entzündliche Wirbeldestruktionen bilden eine Operationsindikation bei drohendem oder bereits eingetretenem Wirbelzusammenbruch und/oder neurologischer Begleitschädigung. Behandlungsziel ist die sichere Herdsanierung bei gleichzeitigem Wirbelwiederaufbau sowie die Korrektur der mit dem Wirbelzusammenbruch einhergehenden Kyphose im Herdbereich (Abb. 2).

Zum Defektersatz im vorderen Wirbelsäulenpfeiler stehen autogene, allogene oder alloplastische Trans- oder Implantate zur Verfügung. Ihre Verankerung geschieht je nach Erfordernis durch elastische Verklemmung mit zusätzlicher interner (z. B. Zielke-Brücke, Harrington-Stäbe, multisegmentale sublaminare Drahtcerclagen in der Luque-Technik) oder externer (z. B. Orthese, Fixateur externe, Halo-Yoke u. a.) Fixation. Autogene Transplantate finden zum Wirbelersatz in erster Linie an der Halswirbelsäule, seltener an der Brustwirbelsäule (Abb. 3) Verwendung. Bis zum soliden knöchernen Durchbau fixieren wir die Halswirbelsäule in einem Halo-Yoke-System. Im Brust- und Lendenbereich steht nach einer Wirbelkörperresektion autogenes Material zur Defektüberbrückung nicht in ausreichendem Maße zur Verfügung, so daß meist allogene oder alloplastische Implantate zur Anwendung kommen

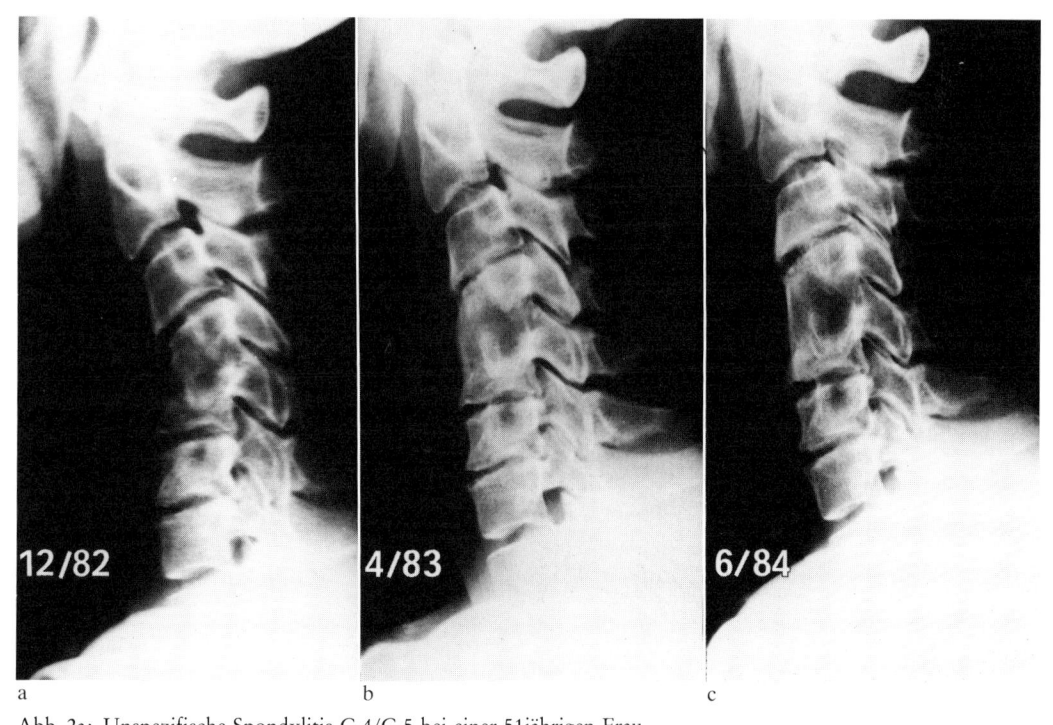

a   b   c

Abb. 2a: Unspezifische Spondylitis C 4/C 5 bei einer 51jährigen Frau.
Abb. 2b, c: Zustand nach Resektion des Herdes, Korrektur der Kyphosierung und autogenem Wirbelwiederaufbau.

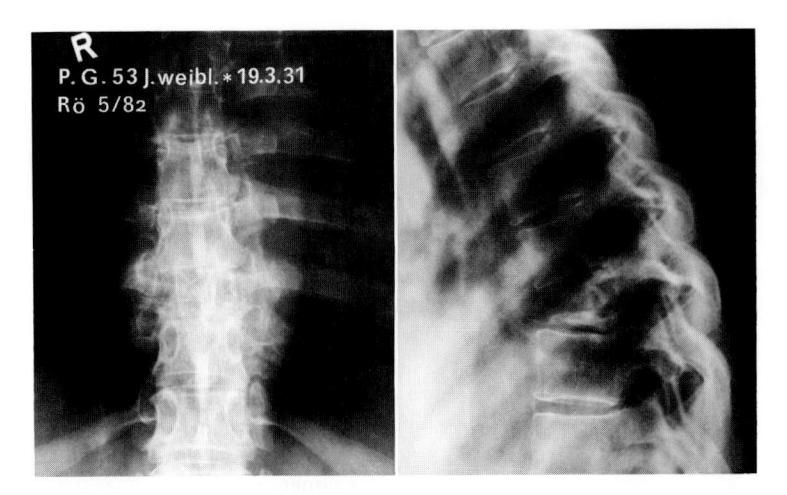

Abb. 3a: Solitärmetastase eines Mammakarzinoms bei Th 8 bei einer 53jährigen Patientin.

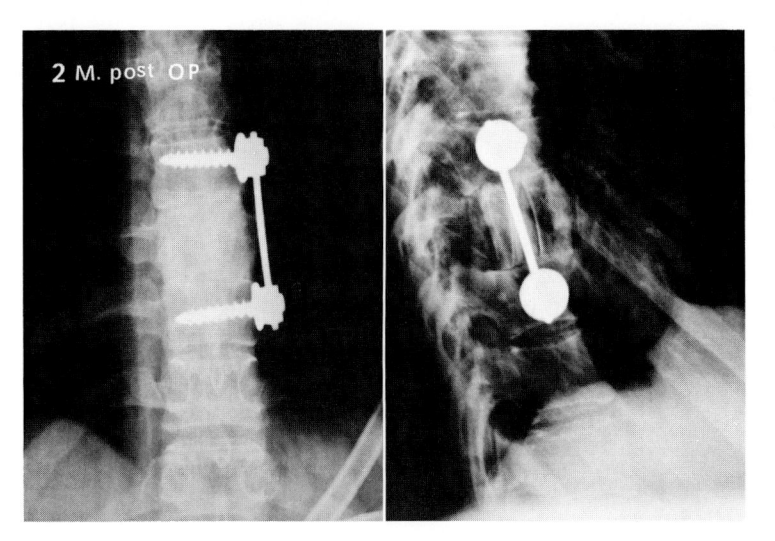

Abb. 3b: Zustand nach Wirbelkörperresektion, autogenem Wiederaufbau und Zielke-Brückenstabilisierung.

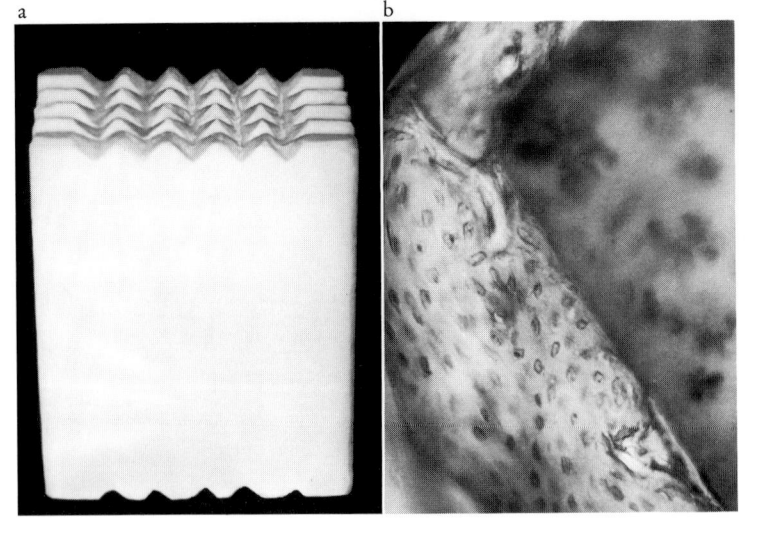

Abb. 4a: Bioaktiver maschinell bearbeitbarer Keramikblock zum Wirbelersatz. Im Tierexperiment (Tibiakopf adulter Meerschweinchen) zeigt sich nach 16 Wochen eine solide Verbundosteogenese mit unmittelbarem Kontakt zwischen Implantat und reifen Knochen.

Abb. 4b: Gefäßanschnitte unmittelbar am Implantatrand als Zeichen der sehr guten Biokompatibilität.

müssen. Wir bevorzugen dazu im allgemeinen tiefgefrorene Femora aus der Knochenbank, welche je nach erforderlicher Größe zurechtgesägt werden. Diese kortikalen Materialien werden tischlermäßig zwischen den Endplatten der den Resektionsbereichen benachbarten Wirbelkörper eingepaßt, elastisch verklemmt und zusätzlich mit einer Zielke-Brückenverschraubung gesichert. Die allogenen Implantate gewährleisten nicht nur eine hohe Stabilität. Sie induzieren offenbar auch die Knochenneubildung und werden, wie langfristige Nachbeobachtungen zeigen, durch allmählichen Umbau in den sich bildenden Wirbelblock einbezogen.

Seit über einem Jahr steht uns außerdem eine in Zusammenarbeit mit der Sektion Glaschemie der Universität Jena entwickelte bioaktive Glaskeramik als Ersatzmaterial zur Verfügung, welche die Nachteile der bisherigen bioaktiven Gläser und Glaskeramiken wie unkontrollierte Oberflächenlöslichkeit, mangelhafte Festigkeit und fehlende Bearbeitbarkeit vermissen läßt. Durch ihre kristalline Zusammensetzung aus Apatit und Phlogopit ermöglicht diese bioaktive Glaskeramik – wie tierexperimentelle Studien ergaben – sowohl eine Verbundosteogenese *(Abb. 4)*, als auch die maschinelle Bearbeitbarkeit.

Ihre hohe Druckfestigkeit ($\geq$ 300 MPa) und zeitlich wie räumlich begrenzte Oberflächenlöslichkeit (maximal 16 Wochen und $\leq$ 10 µm) lassen sie als Dauerimplantat geeignet erscheinen. Auch die in unterschiedlicher Größe zur Verfügung stehenden Keramikwirbelprothesen werden zusätzlich mit einer Zielke-Brücke fixiert *(Abb. 5)*.

Bei Wirbeltumoren oder sogenannten tumor-like-lesions mit bevorzugtem Befall von Wirbelbogen und der dorsalen Wirbelkörperpartien führen wir eine Teilresektion über einen dorsalen Zugang durch. Nach Entfernung des Tumorgewebes wird der entstandene Defekt mit autogenen Knochenchips oder bei topographischer Möglichkeit mit einem allogenen kortikospongiösen Knochenblock aufgefüllt und die Wirbelsäule zusätzlich mit Harrington-Stäben intern stabilisiert.

Bei Tumordestruktionen mit Rückenmarkbeteiligung erfolgt in erster Sitzung eine dorsale Dekompression mit anschließender Spondylodese – zwei bis vier Wochen später werden Spondylektomie und Wirbelersatz über einen vorderen Zugang durchgeführt.

Entzündliche Destruktionsherde werden unter Antibiotikaschutz im Bereich der unversehrt erscheinenden Wirbelkörperabschnitte von ventral reseziert. Die Defektüberbrückung erfolgt im Regelfalle mit autogenen kortikospongiösen Beckenkammtransplantaten ohne zusätzliche interne Fixationen.

Im Zeitraum von 1981 bis 1985 haben wir an der Klinik und Poliklinik für Orthopädie des Bereichs Medizin (Charité) der Humboldt-Universität zu Berlin/DDR 89 Wirbelteil- oder -totalresektionen durchgeführt. Das Alter der

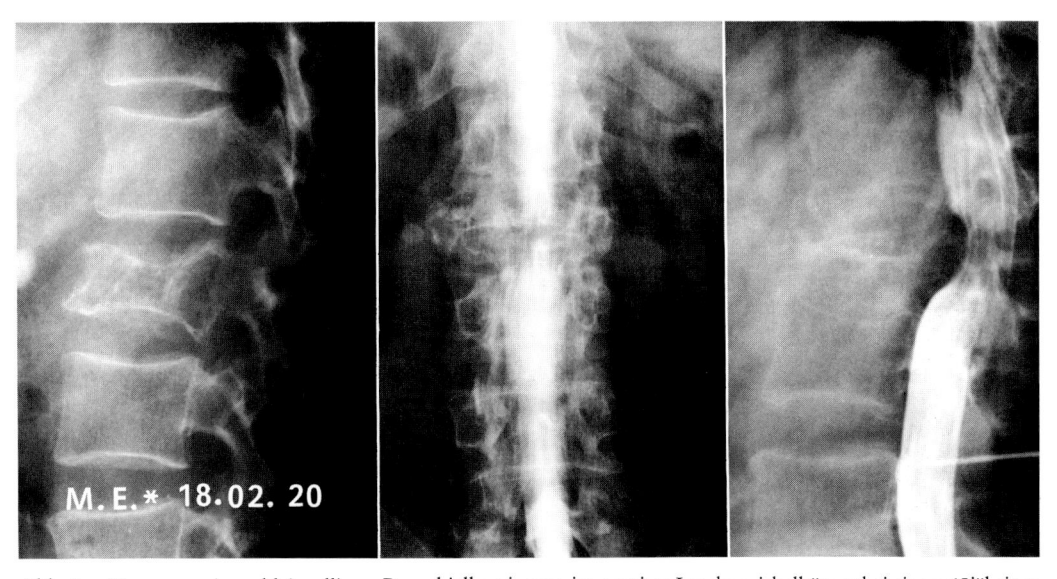

Abb. 5a: Metastase eines kleinzelligen Bronchialkarzinoms im zweiten Lendenwirbelkörper bei einem 65jährigen Patienten.

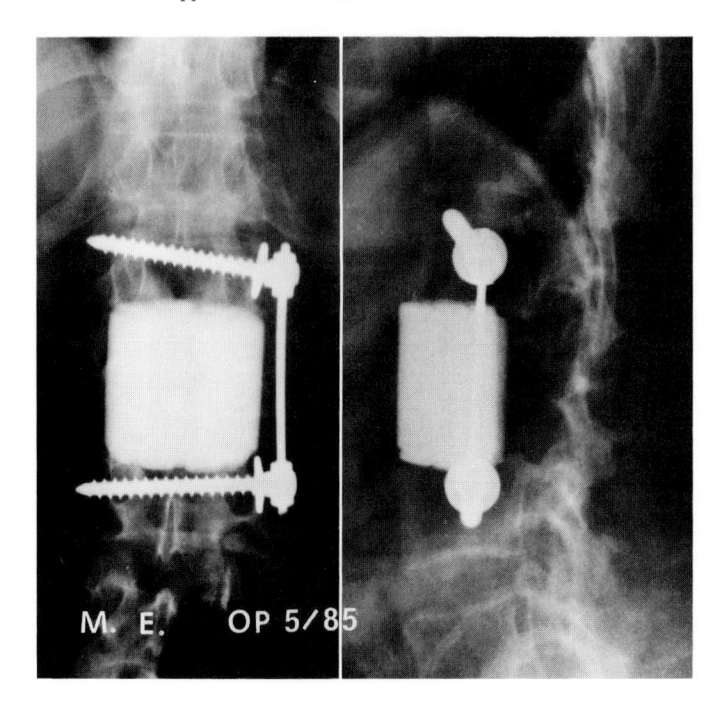

Abb. 5b: Zustand nach Wirbelresektion, biokeramischem Wirbelersatz und Zielke-Brückenverschraubung.

Tab. 2 Wirbelresektion und Wirbelersatz (1981–1985)

	Tumoren tumor-like-lesions	Frakturen	Spondylitis	Gesamt
Halswirbelsäule	6	4	3	13
Brustwirbelsäule	20	5	4	29
Lendenwirbelsäule	20	20	4	44
Kreuzbein	3	–	–	3
Gesamt	49	29	11	89

Operierten lag zwischen acht und 67 Jahren. Indikationen waren 49mal Tumoren oder sogenannte tumor-like-lesions, 29mal Frakturen und elfmal Spondylitiden. Die Wirbelresektion erfolgte 13mal im Bereich der Halswirbelsäule, 29mal an der Brust und 44mal an der Lendenwirbelsäule. In drei Fällen war eine unterschiedlich ausgedehnte Kreuzbeinresektion erforderlich (Tab. 2). An unmittelbaren postoperativen Komplikationen haben wir dabei eine passagere voll zurückgebildete Monoparese, zwei Infektionen und einen letalen Ausgang beobachtet. In einem Fall kam es bei einer aneurysmatischen Knochenzyste infolge unzureichender Radikalität des Ersteingriffes zum Rezidiv, welches eine erneute operative Intervention erforderlich machte. In keinem Fall, auch nicht bei den tumorbedingten Destruktionen, sahen wir eine Insuffizienz des Implantates.

Auch trat keine Verschlechterung der neurologischen Schäden auf. Im Gegenteil: das neurologische Defizit war bei inkompletten Läsionen bis hin zur vollständigen Remission stets rückläufig. Bei den kompletten Querschnittlähmungen war allerdings keine Befundänderung zu verzeichnen. Bezüglich der malignen Tumoren (n = 35) (Tab. 3) sind nach einer durchschnittlichen Überlebensdauer von sieben Monaten 14 Patienten verstorben, davon elf an generalisierter Tumorausbreitung, ein Patient verstarb an einer Lungenembolie, einer an einer Urämie und einer an einem apoplektischen Insult mit letaler Ateminsuffizienz. Hervorzuheben ist, daß auch bei diesen Patienten in keinem Fall eine finale Querschnittlähmung auftrat. Bei den restlichen 21 Patienten beträgt die durchschnittliche Überlebenszeit bisher 15 Monate.

Tab. 3 Wirbelresektion und Wirbelersatz
Malignome (n = 35)

primär (n = 19)		sekundär (n = 16)	
Myelom	8	Bronchialkarzinom	4
Chondrosarkom	3	Mammakarzinom	4
Ewing-Sarkom	3	Hypernephrom	3
malig. Riesenzelltumor	2	Schilddrüsenkarzinom	1
Lymphosarkom	1	Leberkarzinom	1
Ependymom	1	Nierenkarzinom	1
Retikulumzellsarkom	1	Rektumkarzinom	1
		Rhabdomyosarkom	1
	19		16

Damit kann zusammenfassend festgestellt werden:
Bei ausreichender Radikalität des Resektionsbezirkes lassen sich benigne Wirbeltumoren, tumor-like-lesions und Spondylitiden mit hoher Sicherheit rezidivfrei entfernen bzw. sanieren und nach knöchernem Wiederaufbau in relativ kurzer Zeit zu einer der Norm angenäherten bzw. gleichzusetzenden Belastbarkeit des Achsenorgans führen. Durch das Grundleiden und bereits eingetretene Wirbelzusammenbrüche hervorgerufene pathologische Kyphosen bzw. Gibbusbildungen können durch den Eingriff weitgehend der anatomischen Norm angepaßt, korrigiert werden. Diese Aussage gilt auch für traumatische Wirbelzerstörungen. Bei bereits präoperativ bestehenden neurologischen Ausfällen, Paresen oder Querschnittlähmungen hängt die Wiederherstellungsprognose des Lähmungsbildes entscheidend vom Zeitfaktor bzw. vom Ausmaß der primären Verletzung ab. Die stabilisierte Wirbelsäule bringt jedoch auch für den Paraplegiker wesentliche Pflegeerleichterungen, die Möglichkeit der frühzeitigen Mobilisierung und Rehabilitation sowie bei andauernder kompletter Lähmung die Voraussetzung für eine problemarme Sitzposition im Rollstuhl.
Bei primären oder sekundären malignen Wirbelgeschwülsten läßt sich durch die Wirbelresektion einschließlich kombinierter Radio- oder Chemotherapie die allgemeine Lebenserwartung bisher nicht wesentlich verlängern. Wohl aber erfährt die Lebensqualität eine entscheidende Verbesserung, weil den Patienten die allgemeine Mobilität erhalten, die drohende Plegie verhindert oder wesentlich hinausgezögert und für den Lebensrest eine relative Schmerzfreiheit oder -armut gesichert werden kann.

Literatur

(1) *Apuzzo, M. L, M. H. Weiss, J. S. Herden:* Transoral exposure of the atlantoaxial region. Neurosurgery ^{3}(1978) 201
(2) *Atkins, H. J. B.:* Sympathectomy by the axillary approach. Lancet 266 (1954) 538
(3) *Bohlman, H. H.:* Pathology and current treatment concepts of cervical spine injuries. In: Instructional course lectures, Bd. XXI, ed. by American Academy of Orthopaedic Surgeons. Mosby, St. Louis, 1972, p. 108
(4) *Burrington, J. D., C. Brown:* Anterior approach to the thoracolumbar spine. Arch. Surg. 11 (1976) 456
(5) *Cauchoix, J., J. P. Binet, J. Evrard:* Les voies d'abord inhabituelles dans l'abord des corps vertébraux, cervicaux et dorsaux. Ann. Chir. 74 (1957) 1463
(6) *Cloward, R. B.:* The anterior approach for removal of ruptured cervical discs. J. Neurosurg. 15 (1958) 602
(7) *Cloward, R. B.:* Vertebral body fusion for ruptured cervical discs. Description of instruments and operative technique Amed. J. Surg. 98 (1959) 722
(8) *Cloward, R. B.:* Complications of anterior cervical disc operation and their treatment. Surgery 69 (1971) 175
(9) *Dwyer, A. F., N. C. Newton, A. A. Sherwood:* An anterior approach to scoliosis. Clin. Orthop. 62 (1969) 192
(10) *Dwyer, A. F.:* Experience of anterior correction of scoliosis. Clin. Orthop. 93 (1973) 191
(11) *Fang, H. S. Y., G. B. Ong:* Direct anterior approach to the upper cervical spine. J. Bone Jt. Surg. 44-A (1962) 1588
(12) *Fang, H. S. Y., G. B. Ong, A. R. Hodgson:* Anterior spinal fusion: The operative approaches. Clin. Orthop. 35 (1964)
(13) *Fielding, J., R. N. Pyle, V. G. Fietti:* Anterior cervical vertebral body resection and bone-grafting for benign and malignant tumors. J. Bone Jt. Surg. 61-B (1979) 251
(14) *Henry, A. K.:* Extensive Exposure. G. u. S. Livingstone, Edinburgh 1957, p. 53
(15) *Hodgson, A. R., F. E. Stock:* Anterior spinal fusion, a preliminary communication on the radical treat-

ment of Pott's disease and Pott's paraplegia. Br. J. Surg. 44 (1956) 266
(16) *Hodgson, A. R., A. C. M. C. Yau:* Anterior surgical approaches to the spine in: Recent Advances in Orthopaedics, Williams und Wilkins, Baltimore 1964, p. 289
(17) *Hodgson, A. R.:* Correction of fixed spinal curves. J. Bone Jt. Surg. 47-A (1965) 122
(18) *Hughes, J.:* Surgical approach to the lumbar spine. Urology 61 (1949) 159
(19) *Judet, R.:* Inégalités des membres intérieurs – chirurgie du rachis. Masson, Paris 1969
(20) *Jung, A.:* Resection of the unco-vertebral articulation and opening of the intervertebral foramen by an anterior approach in the treatment of the cervicobrachial neuralgin. Mém. Acad. Chir. (Paris) 89 (1963) 361
(21) *Louis, R.:* Surgery of the spine. Springer, Berlin/Heidelberg/New York 1983
(22) *MacCarty, C. S., J. M. Waugh, C. W. Mago, M. B. Coventry:* The surgical treatment of presacral tumors: a combined problem. Proc. Staff. Meet., Mayo-Clin. 27 (1952) 73
(23) *MacCarty, C. S., J. M. Waugh, M. B. Coventry, W. F. Cope:* Surgical treatment of sacral and presacral tumors other than sacrococcygeal chordoma. J. Neurosurg. 22 (1965) 458
(24) *Mirbaha, M. M.:* Anterior approach to the thoracolumbar junction of the spine by a retroperitoneal-extrapleural technic. Clin. Orthop. 91 (1973) 41
(25) *Mirbaha, M. M.:* Exposure of the vertebral bodies of the proximal lumbar segments. Spine 3 (1978) 329
(26) *Morscher, E.:* Operationen an den Wirbelkörpern der Brustwirbelsäule. Arch. Orthop. Unfall-Chir. 87 (1977) 185
(27) *Nanson, E. M.:* The anterior approach to upper dorsal sympathectomy. Surg. Gynecol. Obstet. 104 (1957) 118
(28) *Perry, J., V. L. Nickel:* Total cervical spine fusion for neck paralysis. J. Bone Jt. Surg. 41-A (1959) 37
(29) *Riseborough, F. J.:* The anterior approach to the spine for correction of deformities of the axial skeleton. Clin. Orthop. 93 (1973) 207
(30) *Robinson, R. A., W. O. Southwick:* Surgical approaches to the vertebral bodies in the cervical and lumbar regions. J. Bone and Jt. Surg., 39-A (1957) 631
(31) *Robinson, R. A., G. W. Smith:* The treatment of certain cervical-spine disorders by anterior removal of the intervertebral disc and interbody fusion. J. Bone Jt. Surg. 40-A (1958) 613
(32) *Robinson, R. A., W. O. Southwick:* Surgical approaches to the cervical spine. In: Instructional Course Lectures, Bd. XXVII, ed by American Academy of Orthopaedic Surgeons. Mosby, St. Louis 1960, p. 299
(33) *Robinson, R. A., A. E. Walker, D. C. Ferlic, D. K. Wiecking:* The results of anterior interbody fusion of the cervical spine. J. Bone Jt. Surg. 44-A (1962) 1569
(34) *Smith, G. W., R. A. Robinson:* The treatment of certain cervical-spine disorders by anterior removal of the intervertebral disc and interbody fusion. J. Bone Jt. Surg. 40-A (1958) 613
(35) *Southwick, W. O., R. A. Robinson:* Surgical approaches to the vertebral bodies in the cervical and lumbar regions. J. Bone Jt. Surg. 39-A (1957) 631
(36) *Spetzler, R. F., W. R. Selman, C. L. Nash, R. H. Brown:* Transoral microsurgical odontoid resection and spinal cord monitoring. Spine 4 (1979) 506
(37) *Stener, B., B. Gunterberg:* High amputation of the sacrum for exstirpation of tumors. Spine 3 (1978) 351
(38) *Verbiest, H.:* A lateral approach to the cervical spine. Technique and indications J. Neurosurg. 28 (1968) 191
(39) *Verbiest, H.:* Anterolateral operations for fractures and dislocations in the middle and lower parts of the cervical spine. J. Bone Jt. Surg. 51-A (1969) 1489
(40) *Zielke, K., R. Stunkat:* Ergebnisse der ventralen Derotationsspondylodese. Wirbelsäule in Forschung und Praxis, Bd. 72 (1978) 42

Die dorsale Stabilisierung im Rahmen der Behandlung von Wirbelsäulenmetastasen

W. Winkelmann, K.-P. Schulitz, Düsseldorf

Bei Patienten mit Wirbelsäulenmetastasen stellt sich grundsätzlich die Frage, ob man konservativ-orthetisch oder operativ behandeln soll. Bekanntermaßen ist ein Großteil der Patienten bereits schwer krank und mehr als zwei Drittel von ihnen kommen im Spätstadium, also mit drohender oder bestehender Instabilität sowie mit Lähmungen in die Behandlung. Man weiß weiterhin, daß die verbleibende durchschnittliche Überlebenszeit in Monaten zu zählen ist und sie kann durch die Operation nicht signifikant verlängert werden.

Wir versuchen dennoch alles zur Verbesserung der Lebensqualität in der verbleibenden Überlebenszeit.

Bei vielen Patienten wird man mit konservativen Maßnahmen auskommen. Häufig ist aber eine Korsettversorgung nicht ausreichend schmerzbeeinflussend und die drohende oder bereits eingetretene Instabilität mit oder ohne begleitende neurologische Symptomatik zwingt zu einer Operation.

Überblickt man die Literatur (1, 3, 4), so sieht man seine eigenen deprimierenden Erfahrungen bestätigt, daß schwere neurologische Störungen, also der Querschnitt, insbesondere wenn er plötzlich eingetreten ist, oder wenn er bereits mehrere Tage besteht und mit Blasen- und Mastdarmlähmung einhergeht, weder durch eine ventrale noch dorsale Dekompression entscheidend zu verbessern ist.

Im Hinblick auf die Schmerzen profitiert der Patient am meisten von der internen Stabilisierung, wobei gleichzeitig dekomprimiert werden kann. Die Dekompression des Rückenmarks läßt sich am besten von ventral, die der Nervenwurzeln von dorsal durchführen.

Zahlreiche ventrale und dorsale Stabilisierungs-

Abb. 1: 53jährige Patientin mit multiplen BWS-Metastasen eines Mammakarzinoms. Durch orthetische und medikamentöse Maßnahmen nur unzureichende Schmerzbeeinflussung. Diese konnte durch die lange interne Stabilisierung in SDS-Technik erreicht werden.

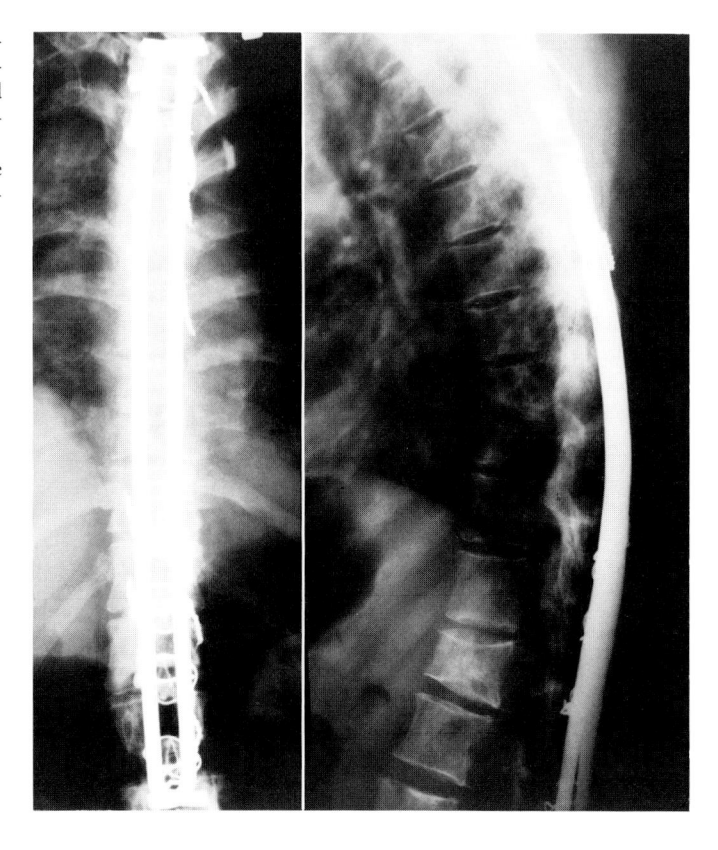

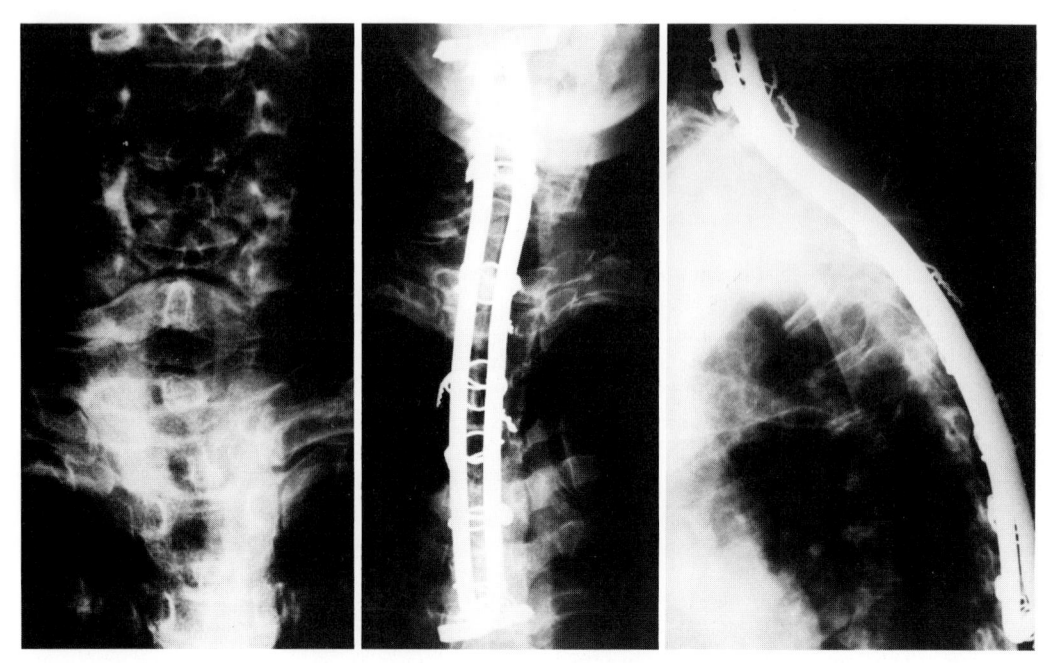

Abb. 2: 60jähriger Patient mit multiplen Metastasen eines Bronchialkarzinoms im Bereich der unteren HWS und oberen BWS.
C7- und C8-Syndrom.
Rückgang der radikulären Symptomatik und korsettfreie Mobilisierung nach dorsaler Dekompression und Stabilisierung in SDS-Technik.

verfahren sind heute gebräuchlich. Bei Metastasenpatienten sollten aber nur die angewandt werden, die postoperativ sofort stabil sind, d. h. der Patient ohne äußere Stütze mobilisiert werden kann.

Primär in 20% liegen bereits multiple Wirbelsäulenmetastasen unterschiedlicher Höhenlokalisation vor und speziell bei diesen Patienten steht meist nicht die neurologische Symptomatik sondern der Schmerz im Vordergrund.

Die dorsale segmentale Stabverdrahtung, entweder in der Originaltechnik nach LUQUE (2) oder in der hier von uns dargestellten Technik bietet die Möglichkeit, auch große Wirbelsäulenabschnitte fest zu stabilisieren (Abb. 1 u. Abb. 2).

Beide Techniken haben jedoch den Nachteil, daß sie nicht ausreichend die axiale Stabilität gewährleisten. Voraussetzung für ihre Anwendung ist deshalb, daß der Wirbelkörper oder zumindest die vorderen zwei Drittel noch nicht von Tumor befallen sind. Bei komplettem Befall eines Wirbels ist sowohl von ventral als auch von dorsal zu stabilisieren (Abb. 3).

Wir haben seit 1983 32 Patienten mit Wirbelsäulenmetastasen ausschließlich von dorsal operiert, d. h. bei Fehlen neurologischer Symptome entweder nur stabilisiert mit unserer Technik der segmentalen Dornfortsatz-Stabverdrahtung oder bei Vorliegen neurologischer Symptome zusätzlich dekomprimiert.

Bei 32 Patienten handelte es sich um 22 Frauen und zehn Männer. Das durchschnittliche Erkrankungsalter lag bei 58,4 Jahren. Die Lokalisationsverteilung entspricht dem bekannten Verteilungsmuster, mit hauptsächlichem Betroffensein der Brustwirbelsäule, im einzelnen sechsmal die HWS, 13mal die BWS, achtmal die LWS, bei fünf Patienten sowohl die BWS und LWS. 15mal handelte es sich um eine solitäre Metastase, 12mal waren zwei Wirbel und fünfmal drei und mehr Wirbel befallen.

Auch bezüglich des Primärtumors war unser Patientengut von den Literaturangaben nicht abweichend, d. h. bei den Männern war der Primärtumor hauptsächlich das Bronchialkarzinom und bei den Frauen das Mammakarzinom. Neben den Schmerzen bei allen Patienten bestanden bei 14 neurologische Symptome aufgrund einer ein- bzw. mehrsegmentalen Wurzelkompression, drei von ihnen boten einen inkompletten und zwei einen kompletten Querschnitt. 18 Patienten sind bisher verstorben mit einer mittleren Überlebenszeit von 11,4 Monaten.

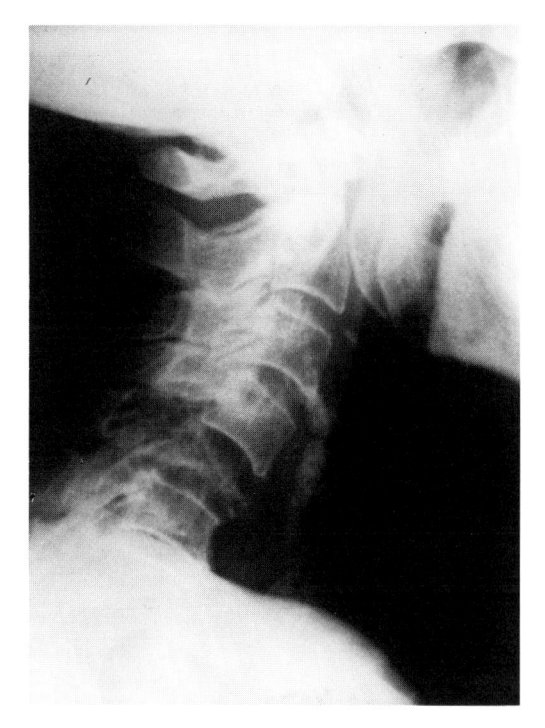

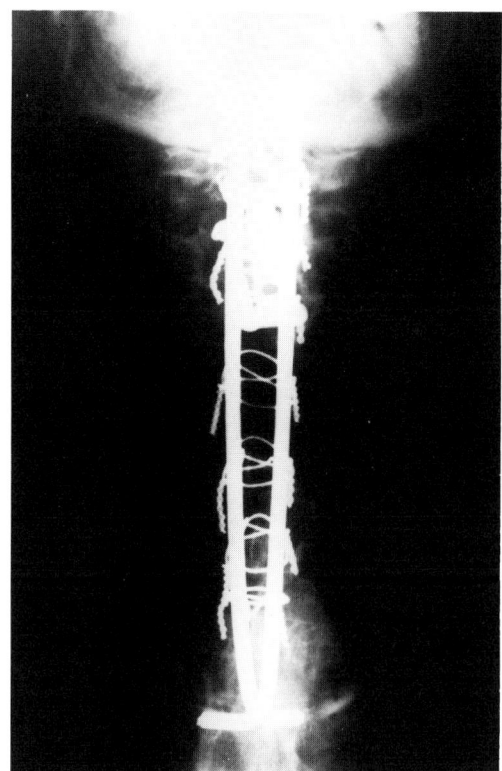

Durch die segmentale Dornfortsatz-Stabverdrahtung mit oder ohne Dekompression konnte bei allen Patienten eine positive Schmerzbeeinflussung, in den meisten Fällen sogar eine Schmerzfreiheit erzielt werden.

30 von 32 Patienten konnten ohne zusätzliche externe Fixation sofort postoperativ mobilisiert werden, und – bei den bisher verstorbenen – war dies auch bis zu ihrem Tod möglich.

Von den 14 Patienten mit primär neurologischer Symptomatik ließ sich bei den neun mit mono- bzw. mehrsegmentaler Wurzelkompression in sieben Fällen eine deutliche Besserung erzielen, ebenso bei zwei oder drei Patienten mit imkomplettem Querschnitt. Bei den zwei Patienten mit komplettem Querschnitt ließ sich keine Besserung erreichen.

Zusammengefaßt besteht für die dorsale Stabilisierung die Indikation Schmerz im Vordergrund. Die gleichzeitige Möglichkeit der ein- oder mehrsegmentalen Dekompression der Nervenwurzeln ist gegeben, die des Rückenmarks durch ventrale Kompression hingegen nur unzureichend. Hier ist neben dem dorsalen auch der ventrale Eingriff notwendig.

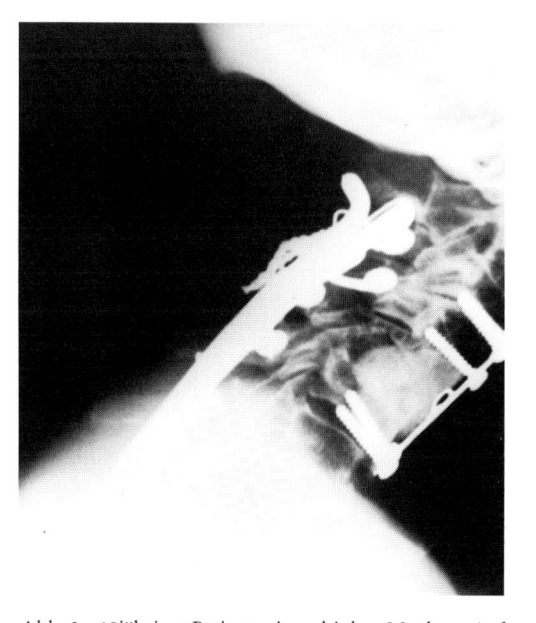

Abb. 3: 68jähriger Patient mit multiplem Myelom. Aufgrund völliger Destruierung des fünften Halswirbels beginnende Querschnittsymptomatik. Dorsale Dekompression und Stabilisierung in SDS-Technik, ventrale Dekompression und Stabilisierung mittels Palacos und HWS-Platte. Völliger Rückgang der Querschnittsymptomatik, korsettfreie Mobilisierung.

Literatur

(1) *Barwick, K. W., A. G. Huvos, J. Smith:* Primary Osteogenic Sarcoma of the Vertebral Column. A Clinicopathologic Correlation of Ten Patients. Cancer 46 (1980) 595

(2) *Luque, E. R.:* The Anatomic Basis and Development of Segmental Spinal Instrumentation. Spine 7 (1982) 256

(3) *Shives, T. C., D. C. Dalin, F. H. Sim, D. J. Pritchard, J. D. Earle:* Osteosarcoma of the Spine. J. of Bone and Joint Surg. 68A (1986) 660

(4) *Schmitt, E.:* Tumoren der Wirbelsäule. (Die Wirbelsäule in Forschung und Praxis Bd. 103). Hippokrates, Stuttgart 1984

Sachverzeichnis

Anatomie
- Costovertebral-Gelenke 17
- Gelenkkapsel 17
- Halswirbelsäule 78
- hinteres Längsband 17
- lig. flava 17
- lig. transversum 17
- proc. uncinatus 17

Aneurysma 162
Articular-Orthogonal-Triangulation-Theory 18
Autokompressionsplatte 63

Balgrist distraction-compression device 153
Bandscheibe, Biomechanik 52
- Druckwirkung 18
- Zugwirkung 18

Beckenfixation, operativ 122, 130
Biegestabilität der LWS, Biomechanik 32
Biegestabilität ventraler Stabilisierungsverfahren, Biomechanik 26
Biomechanik
- Drucklast 39
- Dunn 157
- Jacobs 157

Charcot-WS 139
Cobb-Winkel 73
Computer-Simulations-Modell
- Elastizitätsmodul 50
- Steifigkeit 50
- Wirbelfusionen 49

Cotrel-Dubousset-System 98, 102
CT-Scan 97, 123

Daniaux-Technik 139
Degenerative Veränderungen 116, 139
- Operation 66
- Retrolisthese 13
- Spondylolisthese 13
- Translationsdeformität 13

Dekompression 96
- dorsal 93, 131, 175, 179
- HWS 169
- operativ 129
- posterolateral 158
- ventral 93, 98, 106, 111, 115, 123, 172

Denis-classification 97
Diskoligamentäre Läsion 118
Diskoligamentäre Verletzung 94
Diskushernie-Rezidiv 154
Distraktion, interkorporale, Biomechanik 51
Distraktion, interspinale, Biomechanik 51
Distraktionsspondylodese 66
Distraktionssystem nach Jacobs, Biomechanik 26
Dorsale Plattenosteosynthese nach Roy-Camille, Biomechanik 26
Dorsale Stabilisationsverfahren, Biomechanik 26
Drahtcerclage, HWS 169

Drehpunkt, Biomechanik 53
Drei-Säulen-Konzept 15

Elkameter nach Hackethal 85
Ermüdungsbruch, Corticalisschraube 156

Fixateur externe 93, 135, 142
- Biomechanik 28, 33, 34
Fixateur externe nach Magerl 145
- Biomechanik 26, 30
Fixateur interne 33, 90, 93, 106, 135, 141
- Biomechanik 28, 33, 34
- nach Dick 26, 30
- nach Dunn 157
- nach Kluger 70, 145
- Winkelstabilität 136

Fixateur transverse 113
Fixationssysteme, Biomechanik 28
Flexionsdistraktionsfraktur 97
Frakturen 154
- Autokompressionsplatte 60
- Berstungsfraktur 96, 97, 103, 106, 158
- Biomechanik 39
- Chance-Fraktur 71, 73, 106
- Crush-Cleavage-Frakturen 12
- Crutchfield-Extension 55
- dynamische Stabilität 60
- Flexionsfrakturen 55
- Geschichte der 106
- Häufigkeitsverteilung 71
- Indikation zur Operation 55, 60
- instabile 12
- instabile HWS-Verletzungen 55
- – Caspar-Platte 56
- – dorsales Vorgehen 56
- – H-Platte 57
- – Operationstechnik 56
- – Operationsziel 56
- – Orosco-(H)-Platte 56
- – ventrale Spondylodese 57
- – ventrales Vorgehen 56
- Kerbplatten 73
- Kleinfragmentschrauben 73
- Komplikationen 58
- Kompressionsfraktur 55, 103, 119
- Korrekturverlust 73
- Luxationen mit Zerreißungen 55
- Luxationsfraktur 103, 106, 119, 158
- paraspinale Osteosynthese 73
- postoperative Versorgung 58
- posttraumatische Skoliose 71
- Pseudarthrose 73
- Reposition 96, 106
- Roy-Camille-Platte 84
- Rückenmarksdekompression 64
- segmentale Stabilisierung 60
- Spondylodese
- – kurzstreckige 74

- stabile 12
- statische Stabilität 60
- Tear-Drop-Fractures 80
- thoracolumbal 97, 113, 124
- veraltet 94, 120
- Verletzungsursachen 58

Frühmobilisation 90
Fusion
- anteriore 54
- degenerativer Erkrankungen 50
- interkorporal-ventrale 51, 52, 121, 139, 154, 164
- posteriore 52
- ventral + dorsal 117
- ventrolateral 118

Galveston-Technik 130
Gefäßschutz, Teflon-Zwischenstück 162
Glaskeramik, Implantat 175

Haematothorax 111
Hakenausriß 124
Halswirbelsäule, Plattenosteosynthese 78
Harrington-Distraktionssystem, Biomechanik 29, 33, 34, 36
- Haken 122
- Instrumentarium 93, 96, 106, 118
- Instrumentation, Tierversuche 128
Horner-Syndrom 111
Hyperlordose, posttraumatisch 161
Hypotensive Anästhesie 128

Immobilisierung
- Gips 138
- Korsett 138
- - 3-Punkte 165
- postoperativ 119, 130
- Rumpfgips 121
Infektion 90, 99
Instabilität
- Biomechanik 33
- degenerative Veränderungen 21
- Harrington-Stab 12
- Implantatwahl 12
- lumbo-sakrale 81
- Luque-Stab 12
- Postlaminektomie 172
- posttraumatisch 128
- rotatorische 33
- - Biomechanik 33
- Score 20
- Theorie 20

Jacobs-System 29, 96
Junghanns'sches Bewegungssegment 49

Keramik, Wirbelsatz 175
Knochenbank, heterologer Span 175
Knodt-Stab, Biomechanik 51, 53
Komplikationen, Drahtbrüche 131
Kompression, axial 128
Kompressionsspondylodese 94
Kongenitale Anomalien, Arthrose 20
- Hyperlordose 20
- Skoliose 20

- zervikale Uncarthrose 20
Korporektomie 94, 171
Korrekturverlust 92
Korrekturwirkung, Biomechanik 37
Korsett
- Ortholen 98, 103
- postoperativ 90
Kortikospongiöser Knochen 118
Kortikospongiöser Span 106
- HWS 173
Kostuik-System 106
Kyphose 113, 161, 77
- kongenital 112
- Operation 66
- pathologische 179
- posttraumatisch 97, 99, 103, 110
- progrediente 96
- veraltete 103
- versteift 112
- Winkel 86

Laminektomie 118, 154, 172
Lendenwirbelsäule
- dislozierte Läsionen 70
- Indikation zur Notoperation 70
- Spondylektomie 70
Ligamentäre Läsion 128
Ligamentotaxis, peroperativ 146
Locking-hook-device 122
Lumbosakrale Veränderungen 154
Luque-Cerclage, Biomechanik 33
- Instrumentarium 93, 98, 128
- segmental fixation, Biomechanik 39
- Stäbe 96, 131
Luxation 128

Materiallockerung 90
Memory Implantate 164
Memory-Metall
- Biomechanik 51
- Tierversuche 165
Metastasen, dorsale WS 179
Mittelsegment 93
Mobilisierung, postoperativ 65
Moe-Haken 118, 122
Monoplegie, transient 133
Myelographie 148
Myelopathie 118

Neuromuskuläre WS-Leiden 130
Neutralisationsplatte, ventrale, Biomechanik 51

Osteochondrose 154
Osteoporose 161

Paraplegie 96, 138
Pedikelschrauben 124, 137
Platte, dorsale, Biomechanik 54
Platte, ventrale, Biomechanik 52
Plattenosteosynthese, Schlitzloch 90
Plattenspondylodese, anterolaterale, Biomechanik 33
PMMA 161
- Palacosplombe 169

Polysegmentale Dornfortsatz-Stabverdrahtung, Biomechanik 43
Polysegmentale Stabverdrahtung, Biomechanik 46
Postdiskotomiesyndrom 53
Postlaminektomiesyndrom 154
Postoperative Stabilität, Biomechanik 51
Pseudarthrose 97, 98, 99, 108, 115, 124
– Biomechanik 54

Querfortsatzosteotomie 139
Querschnittslähmung 90
– inkomplett 146
– komplett 170

Retrograde Ejakulation 99
Rhizotomie 108
Roy-Camille-Platte 84, 96
– Berstungsfrakturen 84
– degenerative Instabilität 60
– Eigenschaften 76
– facet joint fracture 80
– Instrumentation 76
– Komplikationen 77, 86
– LWS 79
– operatives Vorgehen 76, 78
– postoperative Nachsorge 80
– – Minerva Gips 77
– Pseudarthrose 83
– Schraubenbrüche 86
– Schraubenplatten 75
– Spongiosatransplantationen 86
– Technik 75

Sakrale Fixation, Fixateur interne 141
Sakralstab
– Harrington 131, 142
– Zielke 142
Schanz-Schrauben 135, 141
Schmerz, OP-Indikation 181
Schrauben, corticalis 153
– transpedikulär 153
Schraubenosteosynthese, Dens 90
Seat-belt-Fraktur 103
Segmental wiring 124, 130
Segmentale Stabverdrahtung 43
– Biomechanik 48
– Winkelmann 180
Segmentale Osteosynthese 67
Seit- und Rotationsstabilität, Biomechanik 46
Shear injury 106
Skoliose
– Biomechanik 38
– Operation 66
Slot, Distraktor 96
Spinale Stenose 111, 154
– posttraumatisch 97, 107, 118
Spondylektomie 175
Spondylitis 171, 173

Spondylodese, interkorporelle = ventrale Biomechanik 26, 33
– interkorporelle = ventrale LWS 70
– paraspinale kurzstreckige 70
Spondylolisthesis 139, 146, 154
– Operation 64
Spondyloptosis 139
Spongiosa 139
– autolog 94, 96
– transpedikulär 90, 148, 149
– ventral 90
Spongiosaplastik, transpedikuläre, LWS 70
SSEPM 129
Statik
– Gelenkfacette 15
– Instabilität 15
– posterior vertebral body wall 15
– Stabilität 15

Torsionsstabilität, Biomechanik 26, 32
Transpedikuläre Fixation 141, 145, 160
Trauma 97, 101
Tumoren 12, 139, 166, 175
– Berstungsbrüche 23
– Bronchial-Ca 180
– Enneking-staging 22
– flache Kompression 24
– HWS 169
– Implantate 13
– Instabilität 22
– Klassifikation 22
– Kyphose 23
– Lähmung 169
– Lokalisationstyp 22
– Metastasen 22
– pathologische Frakturen 24
– Wirbeldeformierung 23

Überbrückungsmieder 65
Unterlegscheibe, Polyethylen 153
USI-System 93

VDS-Distraktor 94
VDS-System 93
Vegetative Funktionen 99
Ventrale Abstützung 94
Ventrale Stabilisierung, Biomechanik 26
Verbundosteosynthese, HWS 169
Verdrahtung, segmental, nach Luque 124, 130, 180
Vierpunkt-Verspannungen, Biomechanik 27

Wirbelkörperersatz 166, 172
Wirbelsäulenwachstum 19

Zielke-Schrauben 96
Zielke-System 175
Zweiteingriff 92

Hippokrates

M. Eder/H. Tilscher

Schmerzsyndrome der Wirbelsäule

Grundlagen, Diagnostik, Therapie
Band 81 der Reihe
»Die Wirbelsäule in Forschung und Praxis«

4., neu bearb. Auflage
1988. 148 Seiten,
66 Abb.,
17,8 × 26,5 cm,
geb. DM 89,–
ISBN 3-7773-0887-0

Schmerzsyndrome der Wirbelsäule beschäftigen nicht nur Orthopäden und Chiropraktiker, sondern auch Allgemeinmediziner, Internisten, Neurologen, Unfallärzte, Werksärzte und Ärzte für physikalische Therapie. Dieser Band behandelt praxisnah die Schmerzsyndrome der einzelnen Wirbelsäulenregionen systematisch in Pathogenese, Diagnostik und Therapie. Dabei wird der manuellen Medizin ein bevorzugter, jedoch keineswegs einseitiger Stellenwert eingeräumt. Besondere Kapitel sind dem Fokalgeschehen sowie den Grundlagen der manual-medizinischen Untersuchung und Therapie gewidmet. Eine krankengymnastische Propädeutik und kurze Hinweise auf den Fragenkomplex Achsenorgan und Sport schließen das Buch ab.

M. Eder/H. Tilscher

Chirotherapie

Vom Befund zur Behandlung

1987. 240 Seiten,
167 Abb.,
19,5 × 27,5 cm,
geb. DM 98,–
ISBN 3-7773-0838-2

Die Monographie stellt das Gebiet der Chirotherapie so dar, daß es auf die täglichen Erfordernisse bei der Untersuchung und Behandlung von Patienten ausgerichtet bleibt. Hauptaugenmerk wird dabei darauf gerichtet, Untersuchungsausgang und sich daraus ergebende therapeutische Konsequenzen ineinanderfließen zu lassen. Demzufolge gibt es keine Trennung in einen diagnostischen und therapeutischen Teil, sondern stets den unmittelbaren Übergang von den einzelnen diagnostischen Vorgangsweisen und solcherart erhaltenen Befunden in die Behandlungsphase.
Selbstverständlich werden einleitend auch die Grundlagen der Chirotherapie berücksichtigt und sowohl strukturelle als auch neurophysiologische und biomechanische Aspekte vorgestellt.
Zusammenfassend ausgedrückt, stellt die Monographie die Materie so vor, wie sie von den Autoren bei der Abwicklung des manualmedizinischen Ausbildungsprogrammes in ihren Kursen vorgetragen sowie demonstriert und bei der eigenen praktischen Arbeit ausgeführt wird.

Preisänderungen vorbehalten!

Hippokrates

H.-H. Schrömbgens (Hrsg.)

Die Fehldiagnose in der Praxis

1987. 268 Seiten,
12 Abb., 5 Tab.,
15,5 × 23 cm,
geb. DM 64,–
ISBN 3-7773-0834-X

Die Ursachen für Fehldiagnosen in der Praxis sind häufig situationsbedingt. Weiterhin spielt das persönlichkeitstypische Verhalten des allein entscheidenden Arztes eine Rolle. An 150 Patientenbeispielen beschreiben die Autoren Entstehung, Verlauf und Konsequenzen diagnostischer Fehlschlüsse.

U. Thoden

Neurogene Schmerzsyndrome

1987. 172 Seiten,
48 Abb., 53 Tab.,
17 × 24 cm,
geb. DM 69,–
ISBN 3-7773-0762-9

Das Buch gibt dem praktizierenden Arzt diagnostische und therapeutische Hilfe bei Patienten mit Nervenschmerzen. Daher werden typische Schmerzsyndrome und ihre Therapie in differentialdiagn. Abgrenzung zu nicht neurogen bedingten Schmerzsyndromen beschrieben und, wenn möglich, auf einen Schädigungsort bezogen. Die Gliederung der Schmerzsyndrome nach versch. Körperregionen gestaltet das Buch als praktische Hilfe und Nachschlagewerk für den Einzelfall.

H. Tilscher/M. Eder

Lehrbuch der Reflextherapie

1986. 168 Seiten,
107 Abb., 3 Tab.,
17 × 24 cm,
geb. DM 79,–
ISBN 3-7773-0759-9

Hier werden alle Teilaspekte der Reflextherapie, also die Methoden der physikalischen Medizin, die therapeutischen Lokal- und artikulären Anästhesien, die therapeutischen Blockaden, die Akupunktur, und nicht zuletzt die Chirotherapie, dargestellt, z. T. entmystifiziert und an den der Methode zustehenden Platz in der Therapie gestellt.

Preisänderungen vorbehalten!